$$\log p(\mathbf{r}|\mathbf{s}) = -\frac{1}{2\sigma^2}\left(\mathbf{r} - \bar{r}\mathbf{S}^\top\mathbf{s}\right)^\top \Sigma^{-1}\left(\mathbf{r} - \bar{r}\mathbf{S}^\top\mathbf{s}\right) + \text{const.}$$

$$\ell_n(\theta) = \frac{1}{n}\log L_n(\theta) = \frac{1}{n}\sum_{i=1}^{n}\log p(\mathbf{x}_i|\theta)$$

計算論的
神経科学

脳の運動制御・感覚処理機構の理論的理解へ

田中 宏和

［著］

$$\Delta \mathbf{W} = -\eta\frac{\partial l(\mathbf{W})}{\partial \mathbf{W}} = \eta\left(\mathbf{W} - \langle\varphi(\mathbf{y})\mathbf{x}^\top\rangle_{\mathbf{x}}\right)$$

$$
\begin{aligned}
J_t(\mathbf{x}_t) &= \min_{\mathbf{u}_t}\left[g(\mathbf{x}_t, \mathbf{u}_t) + \min_{\mathbf{u}_{t+1:T-1}}\left\{\sum_{t'=t+1}^{T-1} g(\mathbf{x}_{t'}, \mathbf{u}_{t'}) + g_T(\mathbf{x}_T)\right\}\right] \\
&= \min_{\mathbf{u}_t}\left\{g(\mathbf{x}_t, \mathbf{u}_t) + J_{t+1}(\mathbf{x}_{t+1})\right\} \\
&= \min_{\mathbf{u}_t}\left\{g(\mathbf{x}_t, \mathbf{u}_t) + J_{t+1}(\mathbf{f}(\mathbf{x}_t, \mathbf{u}_t))\right\}
\end{aligned}
$$

森北出版

●本書のサポート情報を当社Webサイトに掲載する場合があります．
下記のURLにアクセスし，サポートの案内をご覧ください．

https://www.morikita.co.jp/support/

●本書の内容に関するご質問は，森北出版 出版部「（書名を明記）」係宛
に書面にて，もしくは下記のe-mailアドレスまでお願いします．なお，
電話でのご質問には応じかねますので，あらかじめご了承ください．

editor@morikita.co.jp

●本書により得られた情報の使用から生じるいかなる損害についても，
当社および本書の著者は責任を負わないものとします．

■本書に記載している製品名，商標および登録商標は，各権利者に帰属
します．

■本書を無断で複写複製（電子化を含む）することは，著作権法上での
例外を除き，禁じられています．複写される場合は，そのつど事前に
（一社）出版者著作権管理機構（電話03-5244-5088，FAX03-5244-5089，
e-mail：info@jcopy.or.jp）の許諾を得てください．また本書を代行業者
等の第三者に依頼してスキャンやデジタル化することは，たとえ個人や
家庭内での利用であっても一切認められておりません．

まえがき

「自然は数学という言語で書かれている」という言葉を遺したのは，かのガリレイである．本書は，脳科学の理論的アプローチである計算論的神経科学，特に身体制御と感覚処理に関する計算理論の入門書である．ガリレイにならって本書の内容を標語的に言うなら，「脳は制御理論という言語で書かれている」ということになろう．制御理論は，ロケットや航空機といった人工物を制御するために発展した工学の一分野である．その人工物を制御するための制御理論が，生物の一器官である脳の理解に有用であるとは，一見不思議に思われるかもしれない．しかし，限られた観測情報から不確実な外界の様子を推定し，与えられた目的を達成するために適切に行動を制御することは，人工物と生物の区別なく，重要なことであろう．特に，与えられた評価関数を最適化する最適制御と最適推定は，行動を最適化することで生存確率を上げる生物の戦略ともみなせよう．本書を一読されて，制御理論が脳の理解に不可欠であることを理解いただけるとしたら，本書の目的は達成されたと言える．

計算論的神経科学は神経活動と行動のモデル化を通して，(1) 脳の計算理論（脳の計算すべき目的は何か），(2) 表現とアルゴリズム（計算のためにどのような表現とアルゴリズムを用いているか），そして (3) 実装（神経系にどのように実装しているか）を理解することを目的とする．この脳の理論的アプローチは人工知能の研究に端を発し，デビッド・マーによって開拓された非常に若い分野である．その証拠に，どの教科書も同じようなことを同じような順番で説明している多くの数学や物理学の教科書に比べ，計算論的神経科学の教科書はそれぞれの筆者の研究を反映して，多種多様である．多くの計算論的神経科学の教科書に書いてある，単一細胞のホジキン–ハクスリー方程式やニューラルネットワークの逆伝播学習法などは，本書にはほとんど出てこない．代わりに，制御理論と推定理論，その背後にある考え方，そして身体制御問題のモデル化に関して詳しく説明した点が本書の特色である．計算論的神経科学では，「なぜこの変数をこのように導入するのか」や「何を目的にこの数式を解くのか」といった，数式を使って何をしたいのかを理解することが重要である．数式の記法や式変形の煩雑さは見掛け上の技術的な難しさにすぎない．ぜひ，数式と脳の現象をいかに対応させるのかという点に留意して読み進めてほしい．計算論モデルにより現象を定量的に定式化することで，脳の理解を深めることが本書の目的である．

本書は計算論的神経科学に興味をもつ大学学部生または大学院生を対象とする．計算論的神経科学を初めて学ぶ際の難点は，必要な知識がさまざまな分野に散らばり，どれ

一つとっても大部の教科書を学ばないといけない点である．神経科学の実験的アプローチでは神経生物学，神経解剖学，電気生理実験，心理物理学，脳機能イメージング，臨床観察などを，理論的アプローチでは制御理論，統計科学，最適化数学，ニューラルネットワーク，信号解析法などを勉強する必要がある．たとえば，制御理論の教科書は工学部の学生向けに書いてあるため，生物系や心理系の学生には少々数学的に敷居が高く感じられる．これらさまざまな分野の教科書を独学するのは大変である．したがって本書では，運動制御に関連する計算論とその理解のために必要な制御理論に焦点を絞り，必要に応じて神経解剖学，神経生理学，心理物理学，脳機能イメージングの解説を加える形をとった．第 0 章で詳しく述べるように，運動制御は計算論的神経科学の考え方と手法を学ぶのに，最も適切な問題である．また，本書で紹介するモデルや実験は，我々が日々行う運動と行動に基づいているため，数式の意味を直感的に理解しやすいという利点もある．したがって，独自の視点からの制御理論の入門書としても読んでいただけるのではないかと密かに期待する．

　本書の構成は以下のとおりである．第 0 章では，脳の理論的アプローチである計算論的神経科学が脳を理解するためにどのように役立つかに関して，筆者の私論を述べる．先に述べたように計算論的神経科学は新しい分野であるため，どのような思想で脳の理解に取り組むかという背景を明確にしておく．第 1 章から第 10 章は具体的な研究内容に関する章である．本書では，それぞれの話題に関して，まず必要な数学的枠組みを説明し，それらが脳と行動のモデル化にどのように適用できるかを説明する．具体例を伴わない数式の説明は退屈であるし，また数式なしの説明では浅い理解しか得られないからである．第 1 章から第 5 章までは，身体の動力学から最適制御まで，身体制御の計算論的神経科学に関する 1980 年代から 2000 年代までの研究をほぼ歴史的順序で紹介している．よい研究はある日突然出てくるのではなく，必ずそれ以前の研究の流れを汲んでいる．この部分は本書の根幹となる部分なので，通して読んで一連の研究を理解されたい．第 6 章から第 9 章では，強化学習，システム同定，次元縮約，デコーディングといった，少々進んだ話題を扱う．これらの章の内容は独立なので，必要に応じて興味のある章を参照いただければと思う．第 1 章から第 5 章までの内容を理解していれば，これらの内容は理解できるだろう．最後の第 10 章では研究の具体例として，小脳の計算論モデルを詳しく説明する．

＊

　本書執筆のきっかけは，筆者が 10 年前に書いた解説論文「計算論的神経科学のすすめ」を読んでいただいた森北出版の丸山隆一さんから，計算論的神経科学の本を書きませんかと誘っていただいたことである．解説論文を書いた時点で筆者の理解が不十分だった

ところや，その後の研究の進展したところなどをまとめたいと思っていた矢先だったので，ありがたいお誘いであった．特に丸山さんからは，計算論的神経科学の単なる研究紹介だけではなく，計算論的神経科学の背後にある考えを説明してほしいという宿題をいただいた．これはなかなかの難問である．個々の研究の紹介であれば素直に内容を説明すればよいだけだが，では「どうして脳科学に理論が必要なのか」という視点は普段意識して考える機会がないからである．実験だけでは到達できない脳の理解とは何か？　この問いに対する筆者の回答が第 0 章である．もしこの章を読んで計算論的神経科学の必要性を理解してもらえたら，それは丸山さんが筆者を導いてくれたおかげである．昨今のオブジェクト指向の風潮からか，入力と出力がわかれば中身がわからなくても十分と言わんばかりの薄い教科書が増えている印象を受ける．そんな世相のなか，筆者の書いた原稿を一文も削られることなく，そのままの内容で世に送り出せることに感謝したい．

　一般に名著と言われる教科書の多くは，高度な内容を平易な表現で説明しているものが多い．自分で書いた文章を読み返してみると，表現が画一的で硬い文章であることに気づき，自己の文才のなさを恥じ入るのである．名著には「筆の軽さ」というべき流れるリズムがあるのだが，本書の執筆では鉄球で繋がれた筆の重みを何度も感じた．退屈な文章のせいで読者を飽きさせてしまったとしたら申し訳なく思う．本書を執筆するにあたって，頭のなかにある自分の理解を文章として言語化する作業は，予想以上に大変だったことを告白しなければならない．日頃からまとまりのない話に付き合っていただき，筆者の勘違いや思い違いを質してくださった共同研究者の方々に感謝したい．本書の執筆を通して多くの方々に支えられて生きていると実感できたのは幸せなことであった．本書の草稿を読んで数多くの誤植や勘違いを指摘していただき，また励ましの言葉をくださった，太田順，北澤茂，今水寛，筧慎治，宮腰誠，神原裕行，石川享宏，鈴木隆文，則武厚，平島雅也，池上剛，廣瀬智士，横井惇，海住太郎の先生方に心からのお礼を申し上げる．最後に，筆者の恩師である二宮正夫，Ning Qian，Terry Sejnowski の先生方には，不肖の弟子に常に激励のお言葉をいただいたことに感謝申し上げたい．特に二宮先生からは，いまでも折にふれ理論物理をお教えいただき，学生時代の不勉強さをいまさらながら挽回する敗者復活戦の機会をいただいている．物性理論から宇宙論まで，いまもなお先生の新しいアイディアを拝聴するたびに，師匠の背中はまだまだ遠いと恐れ入るのである．

　令和元年 5 月　新緑の白山麓にて

田中宏和

目次

★マーク：制御工学や確率論や最適化数学についての入門的な解説を含む節．
その項目の既修者は読み飛ばしていただいてかまわない．

まえがき ……………………………………………………………………………………… i

第 0 章　計算論的神経科学 —なぜ脳科学に計算論が必要なのか— 　1

0.1　神経科学における実験的アプローチ　1
0.2　実験的アプローチの限界と定量的アプローチの重要性　2
0.3　マーの計算レベル　7
0.4　神経科学は脳をどこまで理解したか —物理学との対比—　10
0.5　運動制御と運動学習，感覚処理の計算論的神経科学　14

第 1 章　身体運動の基礎
　—キネマティクス・ダイナミクス・座標変換，それらの脳内表現— 　18

1.1★　キネマティクス —外部座標と内部座標による身体姿勢の記述—　18
1.2★　ダイナミクス —外部座標と内部座標による身体運動の記述—　20
1.3　内部順モデルと内部逆モデル —脳のなかの身体モデル—　25
1.4　脳のなかの座標系と座標変換　28
1.5　脳は運動方程式を解いているか？ —平衡点制御仮説—　32
1.6　第一次運動野の表現論　34

第 2 章　決定論的最適制御 —運動の背後に潜む最適化の計算原理— 　43

2.1　身体運動の法則性　43
2.2　キネマティクスの滑らかさ —躍度最小モデル—　46
2.3　ダイナミクスの滑らかさ —トルク変化最小モデル—　52
2.4　到達運動の座標系　54

第 3 章　状態空間モデル —運動過程と観測過程のモデル化— 　59

3.1★　状態空間モデルとは　59
3.2★　状態空間モデルの可制御性と可観測性　63

目次　v

3.3★ 状態空間モデルの柔軟性　67
3.4★ 確率論的状態空間モデルと隠れマルコフモデルとの関係　69
3.5　状態空間モデルによる運動適応のモデル化　69
3.6　状態空間モデルの神経基盤　84

第 4 章　最適推定 —感覚入力からの外界再構成—　　90

4.1★ 古典推定とベイズ推定　91
4.2★ 最尤推定法　92
4.3　最尤法による視覚と触覚の多感覚統合　94
4.4★ ベイズの定理とベイズ推定　97
4.5　最大事後確率法と最適推定としての錯視　98
4.6　運動中のベイズ推定　101
4.7　因果推定と情報統合　103
4.8★ カルマンフィルタ　105
4.9　外界の統計性を反映した運動適応　111
4.10★ カルマン平滑化　114
4.11　ニューラルネットワークモデルによる最適推定　117

第 5 章　確率論的最適制御 —ノイズ下でも正確な運動を可能にする制御—　　122

5.1★ フィードフォワード制御とフィードバック制御　122
5.2　最小分散モデル　123
5.3★ ダイナミックプログラミング　126
5.4★ ベルマン最適方程式（決定論的システムの場合）　127
5.5★ 線形二次レギュレータ（LQR）制御　129
5.6★ ベルマン最適方程式（確率論的システムの場合）　132
5.7★ 最適制御と最適推定　134
5.8　ヒト運動制御モデルとしての最適フィードバックモデル　137
5.9　最適フィードバックモデルによるヒト運動制御・運動学習のモデル化　139
5.10　無限時間最適制御　143
5.11　最適フィードバックモデルと計算論的神経解剖学　147

第 6 章　強化学習 —報酬に基づく運動学習—　　153

6.1★ ダイナミックプログラミングの復習と強化学習の問題設定　154
6.2★ 価値関数と割引報酬和　156
6.3★ Actor-Critic 学習　158
6.4★ Q 学習　160

vi 目次

6.5 ドーパミン細胞と脳内報酬表現　161
6.6 成功と失敗に基づく運動適応　164
6.7 再び最適制御　165

第 7 章 システム同定 —運動適応過程のリバースエンジニアリング—　173

7.1★ システム同定と状態空間モデルの不定性　173
7.2 予測誤差法　174
7.3 Expectation-Maximization 法　177
7.4 部分空間同定法　182

第 8 章 次元縮約と成分分解 —脳のなかの真の自由度—　192

8.1 主成分分析　193
8.2 独立成分分析　196
8.3 非負値行列因子分解　203
8.4 状態空間モデルの次元縮約法　207
8.5 因子分析　211

第 9 章 デコーディングとブレイン・コンピュータ・インターフェイス —脳の情報表現を読み取る—　218

9.1 エンコーディングとデコーディング　218
9.2 ポピュレーションベクトルと最尤推定　220
9.3 デコーディングと認知神経科学　223
9.4 ウィーナーフィルタを用いた時系列の再構成　225
9.5 ベイズ推定を用いた運動軌道の再構成　227
9.6 遅延期間中の神経活動からの運動標的の判別問題　232

第 10 章 小脳の計算論モデル　237

10.1 小脳の神経回路　237
10.2 小脳皮質の計算論モデル　239
10.3 内部順モデルと内部逆モデルに関する論争再考　246
10.4 小脳のカルマンフィルタモデル　251
10.5 なぜ脳は大脳皮質と小脳という異なる構造を必要としたか　255

目次 vii

付録

Appendix A	変分法入門	267
Appendix B	拘束条件のある場合の最適化問題	268
Appendix C	力学的拘束条件のある場合の最適化：ポントリャーギンの最小原理	271
Appendix D	クラメール–ラオの下限	277
Appendix E	カルマンフィルタの連続時間極限	279
Appendix F	連続時間のハミルトン–ヤコビ–ベルマン方程式	280
Appendix G	ダイナミックプログラミングとポントリャーギンの最小値原理の等価性	281
Appendix H	確率的力学のもとでのハミルトン–ヤコビ–ベルマン方程式	283
Appendix I	ハミルトン–ヤコビ–ベルマン方程式の線形化	284
Appendix J	行列のクロネッカー積と関連する公式	286

コラム

コラム 1：ガレノスのブタと神経科学の誕生　16
コラム 2：ガルヴァーニのカエルと電気生理学の誕生　41
コラム 3：活動電位を初めて見たのは誰か　57
コラム 4：イカの巨大軸索とホジキン–ハクスリー方程式　88
コラム 5：脳刺激と機能局在論 —運動野の発見—　120
コラム 6：視覚野からの単一細胞記録　151
コラム 7：運動野からの単一細胞記録　172
コラム 8：誰が最初に神経細胞を見たのか　190
コラム 9：臨床観察 —壊れて初めてわかるもの—　216
コラム 10：心理物理 —脳のシステム同定—　235
コラム 11：脳機能イメージング　262
コラム 12：認知神経科学 —神経活動から心を測る—　264

英語索引 288

日本語索引 290

第 **0** 章

計算論的神経科学
―なぜ脳科学に計算論が必要なのか―

> 理論だけやっている研究者が重要で後世に残る理論的貢献をした例を，私は
> まだ知らない．
>
> ――C. G. グロス（1999）

本書は，運動制御と運動学習に関する**計算論的神経科学**（computational neuroscience）の解説書である．その理論や実験の説明に入る前に，本章では実験的アプローチの限界は何か，そしてなぜ計算論的アプローチが必要かを問うてみよう．科学の方法論という広い観点から出発し，脳を理解するというのはどういうことか，そして脳の理解のために計算論がどのように貢献できるかを考えてみよう．

0.1 神経科学における実験的アプローチ

自然科学は実験と理論の両輪によって成立する．実験で得られるデータを背後に潜む計算原理に昇華し，なるべく少ない仮定からなるべく多くの実験データを説明するのが理論の果たす役割である．一方，理論から導かれる予言を具体的な実験系で実現し検証することで，その理論が正しいか否かの審判を下すのが実験の果たす役割である．実験と理論が互助関係にあるとき，自然科学の健全な発展が望まれる．もちろん神経科学も例外ではない．神経科学において両者がどのような関係にあるかを理解することは，今後どのように研究していけばよいかの指針となる．

神経科学は動物実験や臨床観察を主として発展した学問である．神経科学の歴史は神経科学そのものと同じくらい興味深い．教科書に載っている事実は，先駆者たちの奇想天外な発想，一生を捧げた実験，そしてセレンディピティの産物である．そのような発見がどのようになされたのかを知ることは，将来自分たちが未知の問題にどのように取り組むべきかの指針となる．最新の研究成果を追うことに汲々としているだけでは新たな視点は得られない．「脳が身体を制御することを実験的に示したのは誰か」，「神経の活

動電位を初めて記録したのは誰か」,「神経細胞の形を初めて観察したのは誰か」,「運動野を発見したのは誰か」,「視覚野を発見したのは誰か」などが標準的な神経科学の教科書に書かれていないのは残念である.原典には発見や発想に至るまでの時代背景と紆余曲折が読み取れることがあるが,多くの教科書ではもともとの問題意識が抜け落ちて,単なる実験結果や法則の記述に終始している.神経科学の発見の歴史はそれ自体興味深い.神経科学の歴史の詳細は他の代表的な本に譲るとして,本書ではコラムとして話題提供することにする.

神経科学,特に神経活動と行動の関係を調べる**システム神経科学**(systems neuroscience)の実験的アプローチは,

(1) 行動中の動物から記録された神経活動と行動量の相関を見る
(2) 特定部位の損傷により障害を受ける機能を調べる
(3) 特定部位を刺激することで生じる行動を記述する

に大別される.このような研究手法を用いて,脳が各部位ごとに異なる機能をもつこと,感覚処理や運動制御には複数の脳部位の階層的処理があること,そして感覚信号や運動指令が多様な神経活動として表現されていること,などが明らかにされてきたのである.神経科学の歴史一般に関しては Wickens(2014),電気生理学に関しては McComas(2011),また読み物としては Gross(2012)を参照されたい.また,伊藤正男(1980)は40年近く前に出版されたものだが,毎回読み返すたびに発見のある名著である.

0.2 実験的アプローチの限界と定量的アプローチの重要性

神経科学の王道は実験的アプローチである.さまざまな手法を駆使して,脳構造と機能に関して多くのことがわかってきた.しかし,闇雲にデータを蓄積するだけでは脳の本質を掴むことはできないだろう.では,これから先に進むためには何をしたらいいか.「脳を理解する」ということは一体どういうことか.以下では実験的アプローチだけではどうして脳の理解にたどり着けないか,そして実験データを統一的に捉える方法としての理論的アプローチの重要性を議論する.

実験的アプローチの限界

先に述べたように,システム神経科学の実験的アプローチは(1)神経活動と行動量の相関,(2)特定部位の損傷と損傷を受ける行動の因果関係,そして(3)刺激を用いた行動の誘発,に大別される.では,これらの実験的アプローチで脳の理解にたどり着けるであろうか.一つの検証法は,実験的アプローチを用いて人工物が理解できるか試して

みることであろう．実験的アプローチの限界を示すため，（2）のアプローチでラジオの機能が理解できるかという思考実験を行った"Can a biologist fix a radio?"という示唆的な論文がある（Lazebnik, 2002）．生物学者はある特定の部位，タンパク質，遺伝子などの働きを止めた際，どのような機能障害が起きるかを調べることで，障害を受けた要素の機能的な役割を同定する．たとえば，臨床観察で明らかになった後頭葉の障害と視野欠損の関係から，レチノトピー（視野内位置と皮質位置の対応関係）が見つけられた例が挙げられる．このような実験を繰り返していけば，要素と機能のカタログができるだろう．しかしこのようなアプローチはラジオの修理に役立つだろうか，とラゼブニックは問う．電源のついているラジオのさまざまな部品から電位を測ったり，一つずつ部品を壊してどのような故障が起こるか調べてみたりすることで，修理ができるほどラジオが理解できるかという問いである．

　ラゼブニックのシナリオでは，ある研究員が長い金属の線状の物体を切った途端，ラジオの音が鳴らなくなることを発見する．線状の物体はいくつかあるが，長ければ長いほど，音が鳴らなくなる確率が高くなることも発見する．そしてその線状の物体をMost Important Component（MIC）と名付ける．MICの研究は瞬く間に大流行となり，その性質を調べた論文が多数出版される．そのような状況で，別の研究員がグラファイトでできた物体が実はMICよりも重要で，その物体の長さに関係なく，ラジオの音が鳴らなくなることを報告する．新しく報告された部品はReally Important Component（RIC）と名付けられる．そしてそのような実験を繰り返すことで，部品とその故障が引き起こす機能障害のカタログが出来上がるだろう．しかし，そもそもの問題であった，「ラジオを修理できるか」という問題にこのカタログはどれくらい役に立つであろうか．ラゼブニックは生物学の問題点を，定性的なダイヤグラム（図）と用語の使い方にあると指摘している．むしろラジオの修理に必要なのは，回路図であり，少々訓練を受けたエンジニアならすぐに理解できるものである．このエッセイは，生物学に工学の定量的な手法を導入する重要性を説いている．

　面白いことに，上記の思考実験を神経科学で実際に行った"Can a neuroscientist understand a microprocessor?"という論文がある（Jonas & Körding, 2017）．脳のすべての神経細胞を記録する技術は未だ開発されていないが，マイクロプロセッサであればすべての電気活動を記録することは可能である．この論文では，主に（1）のアプローチを用いて，トランジスタ活動と行動（この場合画面上のピクセルの輝度）との相関を調べている．現在広く使われている神経科学の解析法をマイクロプロセッサの全トランジスタ活動に適用することで，マイクロプロセッサの働きが理解できるか，という問いである．彼らはApple Iやアタリビデオゲームシステムなどに広く使われたプロセッサMOS6502をすべてのトランジスタのレベルでシミュレートし，スペースインベーダー，

ドンキーコング，ピットフォールの3種のゲームを処理しているときのトランジスタ活動を記録した．課題選択性解析・相関解析・因果解析・グラフ理論・次元縮約など，神経科学の標準的な解析法を適用したところ，統計的に興味深い性質を見出すことはできた．一方，見出された性質は統計的な相関関係にすぎず，プロセッサの入出力，演算ユニット，記憶領域といったマクロな理解や，トランジスタの論理演算といったミクロな理解に繋がるものではなかった．彼らの解析は測定部位の選択や課題の統制などが少々粗いと感じられるところもあるが，それでも神経科学の手法の限界を具体的に示したという点で評価できる．

定量的アプローチの重要性

カタログ作りを補完する定量的方法の一例として，単一細胞における活動電位のメカニズムを解明したホジキンとハクスリーの仕事がある．第3章末の「コラム4：イカの巨大軸索とホジキン–ハクスリー方程式」で書いたように，彼らはイカの巨大軸索から膜電位に依存したイオン透過度の変化を計測し，ナトリウムイオンとカリウムイオンの流れによって活動電位が発生するメカニズムを解明した．細胞膜のコンダクタンスが電位によって変化するのは，当時はまだ存在が確かめられていなかったイオンチャネルが膜電位に依存して開閉するからだと考えた．イカの巨大軸索はミエリン鞘により被膜されておらず，髄鞘化された哺乳類の神経細胞の軸索に比べて伝導速度が遅くなる（Young, 1938）．その欠点を補うため，軸索自体を太くして伝導速度を高めているのである．この太い軸索が彼らの実験にとって好都合だった．軸索の内部に電極を挿入して軸索内外の電位差を自由に操作できる電位固定法（voltage clamp）が使えたからである．そのため，任意の電位差におけるイオン透過性を計測することができたのである（Cole, 1982）．

ホジキンとハクスリーの恐るべきところは，膜電位に依存して変化するイオン透過性をイオンチャネルという未知のメカニズムで説明しただけではなく，4変数の非線形常微分方程式でモデル化したことである（Hodgkin & Huxley, 1952）．彼らの導いた非線形の方程式には，カリウムの活性化変数（n）が4乗の冪で，ナトリウムの活性化変数（m）が3乗の冪で，そして不活性化変数（h）が線形で入っている．これらの冪乗の項は電位固定法で得られたイオン透過性を説明するために導入されたものであるが，後年にイオンチャネルの分子的構造が解明された際に活性化ゲートと不活性化ゲートの個数と一致していることが実際に見出されたのである（Doyle et al., 1998）．物理学者のウィグナーは数学が自然界を驚くほどよく記述することを「自然界における数学の理不尽な有効性」(unreasonable effectiveness of mathematics in the natural sciences)と表現した．まさに，ホジキン–ハクスリー方程式とそれに対応するイオンチャネルの構造の例においても，数式を用いた定量化が，その数式を導いた者さえも予見し得なかっ

た発見に繋がるのである．上記で述べた実験的アプローチの限界を超えるためには，このように現象を数式で定量化し，その数式が予言する新たな現象を検証することが重要である．

神経計算と収斂進化

　計算論的神経科学は神経活動に見られる規則性や法則性を定量化するアプローチである．そのためには，定量化の前提としての規則性や法則性が存在しなくてはならない．実際，そのような規則性や法則性は単一種にとどまらず複数種にまたがって存在している．この事実は進化論において**収斂進化**（convergent evolution）と呼ばれる．以下では，神経系の行う情報処理（神経計算）において収斂進化が起きていることを議論しよう．

　計算論的神経科学の目的の一つは，動物が環境のなかで行うべき処理や計算を見出すことである．一例を挙げれば，飛行する動物であれば衝突を防ぐために，視覚入力から障害物への衝突の時間を計算して，回避行動をとるかどうかを決める必要があるだろう．バッタの視葉（optic lobe）とハトの円形核（nucleus rotundus）の神経細胞は，どちらも向かってくる視覚刺激に対して反応することが知られており，衝突までの時間に関係する計算を行っていると考えられている（図 0.1）．網膜における視覚刺激の大きさを θ，その時間変化を $\dot{\theta}$ とすると，どちらの神経細胞の発火頻度も $\dot{\theta}\exp(-\alpha\theta)$ という関数

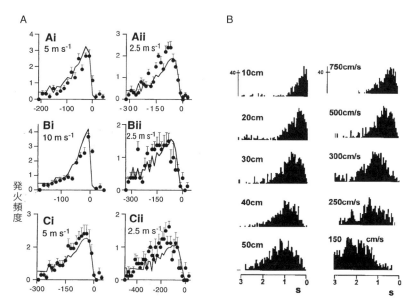

図 0.1　(A) バッタ視葉の神経活動．上から 3 cm, 4 cm, 6 cm の大きさの物体を近づけた際の神経活動である．(B) ハト円形核の神経活動．Hatsopoulos et al.（1995）および Sun & Frost（1998）より許諾を得て転載．

形でよく近似できることが示された（Hatsopoulos et al., 1995; Sun & Frost, 1998）．
この関数形が最大値をとる時刻から，物体が衝突する時刻を予測できるため，これらの
神経活動を用いて衝突回避行動を開始することができる．バッタとハトはまったく異な
る視覚処理系をもっていることに注目しよう．両者は，進化の上でも住んでいる環境も
大きく異なる．その違いにもかかわらず，生き残り戦略のため同じ計算をする神経回路
を作り出したというわけである．

　もう一つの例として，ミツバチと霊長類の報酬予測が知られている．古典的条件づけ
（またはパブロフ型条件づけ[†]）とは，無条件刺激（unconditioned stimulus）と条件刺
激（conditioned stimulus）を対として提示することで，条件刺激のみで無条件反射を
引き起こす連合学習のことである．ミツバチでは食道下神経節のオクトパミン作動性神
経細胞，サルでは大脳基底核のドーパミン作動性神経細胞が，条件づけの後に報酬を予
測する活動を示す（Hammer, 1993; Schultz et al., 1997）．これは，ミツバチとサル
の神経系は，条件づけられた条件刺激の感覚入力から期待される報酬を予測する計算を
行っている証拠である．また，歩行・飛行・咀嚼といった周期的運動のリズムを生成す
る神経回路（中枢リズム生成器）が，脊椎動物の脊髄神経回路，バッタの中胸神経節と後
胸神経節，甲殻類の胃神経節に存在していることが報告されている（Katz, 2016）．視
覚に関しても，視覚刺激のある特定方向への運動に活動を増加させ，反対方向への運動
へは逆に活動を抑制する神経活動は，ネコやサルの第一次視覚野やハエの視葉に見られ
る（Borst & Egelhaaf, 1989）．生態も解剖構造も異なるさまざまな種で同様の神経活
動が見られるという事実は，動物行動学上で必要とされる計算を行う神経回路は動物種
を超えて普遍的に存在するということを示している．

　進化論では，類縁関係の遠い生物間で，器官の形状や機能が似ることを前述のように
収斂進化と呼ぶ．タコやイカなど頭足類と脊椎動物で光学的に似た眼をもつこと（Land
& Nilsson, 2012），ハチドリとホウジャク（スズメガの一種）で飛び方や花の蜜の吸い
方が似ていることは収斂進化のよく知られた例である．バッタとハトでの衝突時間の計
算やミツバチとサルでの報酬予測の計算によく似た神経活動が見られるのは，収斂進化
が神経系でも起きている証拠である．ここでの教訓は，生物が環境のなかで生き抜くた
めにどのような処理を行うべきか，そしてその処理がどのように神経系で表現され計算
されているかを定式化することは，生物種固有の特性を超えた普遍的な理解をもたらす
ということだ．

　計算論的神経科学が目指すものは，（1）神経系での情報処理における普遍的な原理を
見出し，（2）その計算原理を解くのに適切な表現とアルゴリズムを定式化し，（3）その
表現とアルゴリズムがどのように神経活動や神経回路として実装されているかを解明す

[†] パブロフの実験室で採取されたイヌの胃液は，大阪大学医学部の医学資料展示室で見ることができる．

ることで，「脳を理解する」ことである．

0.3　マーの計算レベル

　前項で述べたような計算論的神経科学のアプローチを確立したのは，デビッド・マー（David Marr, 1945–1980）である．マーは，若くして白血病で没したイギリスの天才で，計算論的神経科学という分野の創設者と言ってよい人物である．彼は小脳皮質・海馬・視覚処理において先駆的な仕事を矢継ぎ早に発表し，後の計算論的神経科学を方向づけた（Vaina & Passingham, 2017）．彼の仕事は当時の限られた知識に基づいていたため，その詳細は現在では覆されているものもある．しかし，神経科学の膨大な実験データから本質をモデル化し，当時独立に発展していた機械学習やコンピュータ科学との統合を目指した点で，マーの仕事は時代を先取りしていた．マーの最大の業績は，彼が35歳の若さで白血病により亡くなった後に出版された著書"Vision"だろう（Marr, 1982）．タイトルのとおり視覚系の計算論に関する著作であるが，第1章で計算論的神経科学の思想を述べている．そこで，神経科学の理論的理解の枠組みとして，**計算理論，表現とアルゴリズム，実装**の三レベル（three levels of analysis）を提唱した．

　計算理論のレベル（level of computational theory）では，

　「脳が計算で果たすべき目的とは何か，そして外界の物理的な拘束条件が与えられたときにその目的を果たすためにはどのような計算が必要か」

を議論する．

　次に**表現とアルゴリズムのレベル**（level of representation and algorithm）では，

　「計算理論のレベルで定められた計算を遂行するためには，どのような表現を用いるべきか．またその表現のもとでの具体的な計算方法（アルゴリズム）は何か」

を議論する．

　そして**実装のレベル**（level of hardware implementation）では，

　「計算理論のレベルで定められた計算の目的，そして表現・アルゴリズムのレベルで定められた具体的な計算方法をハードウェア（神経細胞でもコンピュータでも）上で実現するにはどのようにすればよいか」

を議論する．　実装のレベルの制限により表現や計算理論のレベルが制約を受けるといったように，これらの三レベルは必ずしも独立に議論できるものではない．しかし，このようにレベルを区別することで，見通しがよくなることも事実である．これは，解くべ

き問題を細分化して解く分割統治（divide-and-conquer）の精神に則ったアプローチである.

マーの三レベルの例─強化学習と大脳基底核─

　マーの三レベルで計算を捉えるプログラムはもともと視覚系の研究と関連して提唱されたものだが, そのプログラムを最も忠実に体現したものは, 強化学習と大脳基底核ドーパミン神経細胞に関する一連の研究である. 強化学習は環境と相互作用しながら報酬を最大化するような学習アルゴリズムの総称であり, もともとは動物行動実験のモデル化や機械学習の分野で発展されてきた. 一方, 大脳基底核のドーパミン細胞は報酬に関連する活動を示すことが知られていた. これらがマーのプログラムにより計算理論・表現・実装のレベルで理解できることを見ていこう. 強化学習の詳細は第6章で解説するが, ここでは細かい話は省き, マーのプログラムの一つの具体例として見ていこう（表0.1）.

● **計算理論のレベル**　動物がある実験課題を与えられて, 課題に成功すればジュースや餌といった報酬をもらえるとしよう. 与えられた課題は簡単ではなく手順の込み入ったものであるとすると, 報酬を得るためには動物は労力を払わなくてはならない. いまサボって何もしないよりは, 少々頑張って将来なるべく多くの報酬をもらいたいであろう. 動物は将来もらえる報酬を最大化するように行動を学習すると仮定して, 計算理論のレベルでは動物の行動学習を報酬最大化問題として設定するのが適切となる. 時刻を t として, いま貰える報酬 r_t に加えて, 今後貰えるであろう報酬 $r_{t+1}, r_{t+2}, \cdots$ も考慮して, 期待される報酬の重み付け和 $V_t = \sum_{k=0}^{\infty} \gamma^k r_{t+k}$

表 0.1　計算論におけるマーの三レベルと強化学習における対応例

マーのレベル	マーによる定義	強化学習における例
計算理論のレベル	脳が計算で果たすべき目的とは何か, そして外界の物理的な拘束条件が与えられたときにその目的を果たすためにはどのような計算が必要か	報酬の重み付け和（価値関数）を最大化するように, 行動を学習する
表現・アルゴリズムのレベル	計算理論のレベルで定められた計算を遂行するためには, どのような表現を用いるべきか. またその表現のもとで具体的な計算方法（アルゴリズム）は何か	実際の報酬と予測された報酬の差（時間差分誤差）に基づき, 評価関数を効率的に最適化する
実装のレベル	計算理論のレベルで定められた計算の目的, そして表現・アルゴリズムのレベルで定められた具体的な計算方法をハードウェア（神経細胞でもコンピュータでも）上で実現するにはどのようにすればよいか	強化学習の計算過程（価値関数, 時間差分誤差, 行動決定など）やメタパラメタと神経活動を対応付ける

を最大にする．ここで γ は将来の報酬を割り引く因子で，時間割引率と呼ばれる定数である．この報酬の重み付け和は現在の状態の関数であり，強化学習では価値関数と呼ばれる．このように計算理論のレベルでは，「**どのような評価関数が行動の観点から生存に有利に働くか**」という問題を議論する．

● **表現とアルゴリズムのレベル**　この報酬の重み付け和をどのように学習するかに関して，表現とアルゴリズムのレベルでの理解が必要となる．計算理論のレベルで導入した評価関数を真面目に評価しようとすると，無限未来の報酬を計算することが必要となるため，学習にかかる時間とコストが大きくなりすぎる．したがって動物がそのような計算を行っているとは考えにくい．そこで，サットン（Richard S. Sutton）とバート（Andrew G. Barto）は時間差分（temporal difference, 略して TD）誤差と呼ばれる量，現時刻での報酬とその予測誤差のみで計算できる $\delta_t = r_t - (V_t - \gamma V_{t+1})$ を導入し，TD 誤差で価値関数を学習できることを示した（Sutton, 1988）．TD 誤差はざっくり言って報酬の重み付け和の微分のようなものである．ある関数を学習する際，その関数の局所的な情報である微分係数を用いて学習するようなものと考えたらよい．したがって，無限未来の重み付け和を現在もっている TD 誤差で学習できるのである．現在の TD 誤差を用いて効率的に無限未来の報酬和を計算できることから，動物は TD 誤差を用いて報酬最大化問題を解いていると考えることもできるだろう．表現とアルゴリズムのレベルにおいて，神経系は TD 誤差を表現して報酬最大化のための学習を行うと理解できる．このように表現とアルゴリズムのレベルでは，計算理論のレベルで設定した評価関数を最適化するために，「**神経細胞で可能な表現は何か**」，「**その表現を用いて評価関数を効率的に最適化するアルゴリズムは何か**」という問題を議論する．

● **実装のレベル**　強化学習と神経科学を結び付けるためには，計算理論のレベルでの評価関数や表現・アルゴリズムでの TD 誤差が神経細胞の活動やマクロな神経回路としてどのように実装されているかを理解する必要がある．その解明の契機となったのが，大脳基底核ドーパミン細胞が TD 誤差信号を表現しているとするシュルツらの発見である（Schultz et al., 1997）．それ以来，大脳基底核の神経回路のどの部位で強化学習のどの計算（価値関数・TD 誤差・行動決定）が行われているかに関する理解が飛躍的に進んだ．また，強化学習のメタパラメタ（学習速度，報酬割引率，行動探索）と神経修飾物質（アセチルコリン，セロトニン，ノルアドレナリン）の対応が提案された（Doya, 2002）．シュルツらから始まった強化学習と神経科学を結び付ける試みは，計算論モデルから大脳基底核の機能全体を理解する大きな流れを作った．以上の例のように，実装のレベルでは，神経科学の知識に基づき，

「表現とアルゴリズムが脳のどの部位の神経活動と対応しているか」という問題を議論する.

強化学習と大脳基底核の研究の歴史は決して一筋縄ではなく，TD誤差や価値関数がどの脳部位でどのように表現されているかなど，いまでも幾多の論争がある．しかし振り返ってみると，一連の研究はマーの三レベルとして分類し理解することができるのである．時々立ち止まって，自他の研究がどのレベルを対象としているのかを考えるのは，研究戦略を考えるうえで重要なことである.

0.4　神経科学は脳をどこまで理解したか —物理学との対比—

神経科学で脳をどのように理解していけばよいかを考えるうえで，より古くから成功を収めてきた科学との比較は有用である．ここでは，物理学との対比で考えてみよう.

観測から法則へ，そして法則から原理へ

どの科学分野でもまずは実験事実の観測から始まる．力学の歴史を例にとれば，ティコ・ブラーエの観測データの蓄積，ケプラーによる天体運動の法則の発見，そしてニュートンによる重力の逆二乗則の発見と力学の定式化へと進んだ．このように科学は，(1) 実験と観測，(2) 法則（規則性）の発見，(3) 一般原理の順で発展する．デンマークのティコ・ブラーエ（Tycho Brahe, 1546–1601）は望遠鏡の発明以前に四分儀なる測量機器を用い，彗星や超新星を発見した．これは自然の素直な観測の段階と言える．観測の次に来るのは，その観測のなかに潜む規則性を見出す段階である．ティコの遺した膨大な天体運動のデータをもとに，弟子のケプラー（Johannes Kepler, 1571–1630）は有名な惑星運動の三法則（楕円運動の法則，面積速度一定の法則，調和の法則）を見出した．ケプラーがこれらの法則性を見出すことができたのは，古代ギリシャ以来暗黙に仮定されてきた，天体運動は完全な円運動であるという思い込みから踏み出して，実は楕円運動であることに気づいたからである．この法則により，地動説は天動説に対する優位性を確立することができた．ケプラーにとって，そして我々にとって幸運だったのは，空間が三次元だったということである．もし空間が二次元であれば重力は強すぎて地球は太陽に衝突してしまうし，逆に空間が四次元以上であれば重力は弱すぎて地球は太陽の重力に束縛されず無限遠方に飛び立ってしまうだろう．空間が三次元であることで安定な閉軌道をなすというのはベルトランの定理の結果であり，地球が太陽の周りを何十億年も安定して回り続けることで，知的生命体が進化することができたのである．もし空間が三次元でなければ，天体運動に規則性を見出すのは難しいだろうし，そもそ

も生命が進化したかどうかもわからない.

　ここまではデータから得られた規則性であり，天体運動以外の運動は考慮されていない. そしてクライマックスは，天体運動の法則からより一般的な力学の原理を導くことである. ケプラーが確立した地動説から，ニュートン (Isaac Newton, 1642–1726) は物体間の距離の逆二乗に比例する万有引力の法則を提案し，これもニュートンの発見である運動の法則と組み合わせて，ケプラーの三法則を説明することができた. ニュートンが天才たる所以は，天体運動から産まれた彼の力学が，天体運動を超えて万物の運動を記述する普遍的なものであったことである. 優れた理論は，もともとその理論が説明すべき適用範囲を超えた普遍性をもつものである.

ミクロの理解とマクロの理解

　ある系を理解する方法は一つではなく，少なくともミクロ的観点とマクロ的観点からの理解がありうる. 物理学で言えば，物質に対して分子論的な記述（ミクロな記述）と熱力学的な記述（マクロな記述）が可能であり，ミクロとマクロを繋げる理論として統計力学がある. 物理学は経験科学であるから，単純で扱いやすく，かつ物理の本質を豊かに含む系を調べることが有益である. 熱力学や統計力学では，そうしたモデル系として理想気体がよく取り上げられる. 理想気体は，熱機関の理論的な効率を求めるためのカルノーサイクルの解析などに用いられてきた. 理想気体を構成するすべての気体分子の運動と衝突を記述すれば，理想気体の振る舞いを捉えることができる. これはミクロな記述であり分子運動学と呼ばれる. 一方で，気圧，体積，温度といったマクロな観測量を用い，それらのあいだに成り立つ熱力学的な状態方程式で記述することもできる.

　ミクロ的記述とマクロ的記述は，どちらも同じ物理現象を記述する以上，同じ答えを出すはずである. 一方，現象の理解という観点では，熱力学的な（マクロな）記述が優れている. 熱力学は，分子の大きさや分子間の相互作用などといったミクロな詳細を知ることなく，気体の体積・圧力・温度といったマクロに観測可能な量を用いて，気体の振る舞いを記述できる. また熱力学では，たとえば気体に熱や仕事を与えたり，ある一つのマクロな変数を変化させたりしたときに，気体がどのような平衡状態に移行するかを記述できる. 実際，量子力学の発見により，ミクロなレベルでの物質の理解が革命的変更を受けた後も，熱力学はまったく変更の必要がなかったのである.

　もちろん，ミクロな記述において，膨大な数（アボガドロ数オーダー）の分子の運動を数値計算で解けば，熱力学と同じ答えが計算できるだろう. しかし，計算できることと理解できることは必ずしも同じでない. ある分子運動に摂動を与えた際の系の変化を予測するためには，ミクロなアプローチでは初期条件を変えた数値計算を繰り返す必要がある. しかしこれは計算機による現象の再現であり，それがうまくいったからといっ

て，人間が理解できたとは言えない．理解したと言えるためには，「摂動を与えた際の系の応答が予言できること」だけでなく，「系の物理的振る舞いにとって本質的な変数を見出すこと」が必要である．物理現象をミクロな法則から説明できるという還元主義の立場もありうるかもしれないが，理解という観点ではマクロな法則のほうが優れているのである．

神経科学で足りないところはどこか？

物理学と比較した際に，神経科学の理論的アプローチで不足しているのは，理論の普遍性と予言能力である．大脳皮質・小脳・大脳基底核それぞれで確立した計算論モデルが提案されている一方，それらの理論が説明すべき守備範囲を超えた他の現象を説明する普遍性に欠けている．大脳皮質の計算モデルに限っても，感覚処理や運動制御の計算論モデルは多数存在するが，それらを俯瞰するような観点に欠けているのが現状である．この批判はもちろん筆者自身の研究にも当てはまる．何をどう研究すれば，「脳がわかった」という実感が得られるのだろうか．筆者自身，決定的な回答は持ち合わせていない．本書で提示するのは，あくまで一つの可能なアプローチである．どの教科書にも同じような筋書きで同じような公式が書いてある物理学の教科書とは違い，神経科学の教科書は視点も内容もさまざまである．これは「脳を理解する」ことの意味が研究者一人一人で異なることを反映しているのだろう．「脳を理解する」とは何か，そのためにはどのような研究をすべきか，自分なりの考えをもつべきである．

物理学では19世紀半ばにマクロ的視点の熱力学が確立し，その後20世紀初頭にかけてミクロ的視点の統計力学が発展した（図0.2）[†]．幸運だったのは，多数の均一な気体分子が希薄に相互作用する系では，大数の法則や中心極限定理といった漸近法則が成り立ち，ミクロな分子の力学的性質の詳細がマクロな物理に効かないことである．そのため，ミクロの詳細がマクロの系には残らず，マクロな系の振る舞いが普遍性をもつ．もしミクロな詳細がマクロの系を大きく作用するような世界に住んでいたとすると，気体分子の種類に依存してマクロな性質が変わることになり，熱力学は普遍性をもたなかったであろう．自然は人間に理解できるような法則を用意してくれていたのである．

興味深い対比として神経科学では，まず神経興奮現象やホジキン－ハクスリー方程式といったミクロ的な視点での単一神経細胞に関する理解が進んだ．しかし，一つの気体分子の特定の運動が気体全体の振る舞いに影響を与えないのと同じように，一つの神経細胞の特定の発火が神経系全体に影響を与えないであろう．神経系全体にとって何が本質的な変数なのか，そしてどのような計算を行っているのかというマクロ的な視点に関

[†] 言うまでもなく，統計力学と熱力学の関係はここに書いたほど単純ではない．田崎晴明『熱力学』（2000年，培風館）を参照のこと．

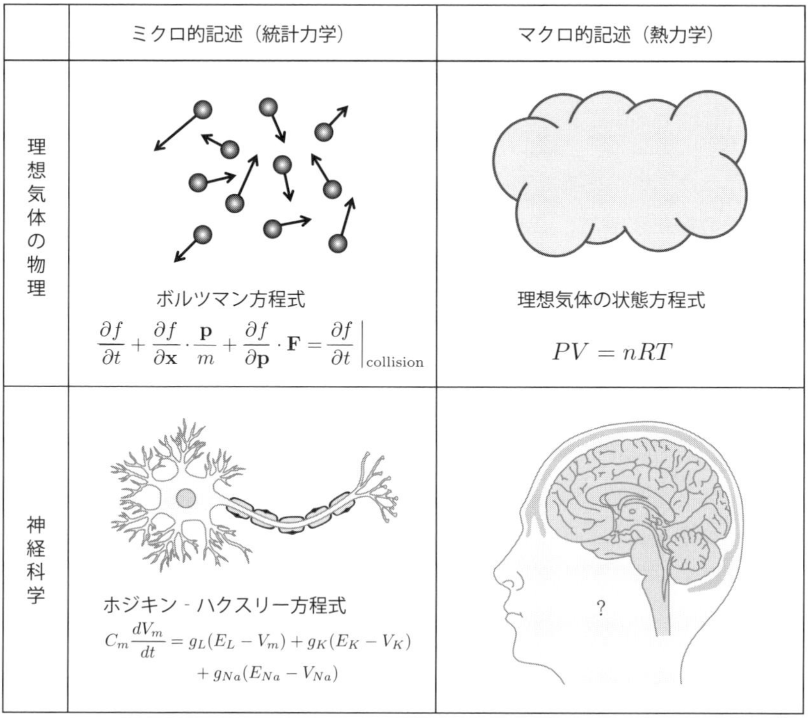

	ミクロ的記述（統計力学）	マクロ的記述（熱力学）
理想気体の物理	ボルツマン方程式 $$\frac{\partial f}{\partial t} + \frac{\partial f}{\partial \mathbf{x}} \cdot \frac{\mathbf{p}}{m} + \frac{\partial f}{\partial \mathbf{p}} \cdot \mathbf{F} = \frac{\partial f}{\partial t}\bigg|_{\text{collision}}$$	理想気体の状態方程式 $$PV = nRT$$
神経科学	ホジキン‐ハクスリー方程式 $$C_m \frac{dV_m}{dt} = g_L(E_L - V_m) + g_K(E_K - V_K)$$ $$+ g_{Na}(E_{Na} - V_{Na})$$	?

図 0.2　物理学（特に分子運動論）と神経科学におけるミクロ的記述とマクロ的記述.

して理解が進んでいないのが現状である．ラゼブニックのラジオの例で見たように，還元的なアプローチでは，特定の神経伝達物質や遺伝子などといったよりミクロで詳細なメカニズムの研究に進むことが多い．しかし不幸なことに，神経細胞の間の多種多様な相互作用のもとでは一般論として漸近法則が成り立たず，物理学のようにミクロの法則からマクロの法則を導くのが難しいのである．したがって数値的手法に頼るほかなく，たとえばヒューマン・ブレイン・プロジェクト（Human Brain Project）では，現在知られている解剖学的構造や神経細胞の形状や生理学的性質をすべて考慮に入れたヒト全脳神経系のシミュレーションを目指している（Markram, 2012）．この種のシミュレーションは計算機の能力が向上した今日だからこそ可能になりつつあるものである．しかし，詳細なシミュレーションは脳の理解に繋がるだろうか．それは単なる計算機上の現象の再現にすぎないのではないだろうか．先ほどの気体分子運動論におけるアボガドロ数程度の分子運動のシミュレーションと同様に，脳の理解にはさほど役に立たないのではないだろうか（田中宏和, 2009）．本書では，全脳シミュレーションなどのアプローチとは異なる，神経科学のマクロ的記述を目指す理論的試みについて見ていきたい．

0.5 運動制御と運動学習，感覚処理の計算論的神経科学

本書では運動制御と運動学習，そして感覚処理を中心とした計算論的神経科学研究をまとめる．計算論でモデル化するうえで，身体運動を対象とすることには

(1) 運動には法則性があること
(2) 運動は最適化問題として定式化できること
(3) 制御工学で発展してきた制御理論や推定理論の枠組みが利用できること

という三つの利点が挙げられる．

自然科学における原理の理解のためには，その第一歩として，実験データから演繹される規則性や法則性の発見が不可欠である．日常我々が行う運動は多種多様で複雑であり，さらには個人的特性を多く含んでいるため，そのような運動の観察から一般性のある法則を見出すことは難しい．一方，適切な統制の条件下では，ヒトの上腕運動や眼球運動は物理系で見られるような普遍的な法則性を示すのである．また，運動学習においても，試行を重ねるごとに運動がどのように向上するかを表す学習曲線は，多くの場合，指数関数に近い関数形を示す．これらの例はヒトの運動には定量的な法則性があることを示している．

第二点目は，運動には目的性があり，最適化問題として定式化できることである．たとえば，目標に手を伸ばす到達運動であれば，始点から目標への運動のうち，より正確に，より速く，そしてより少ないエネルギーを消費する運動が選ばれるべきである．運動制御を，始点から目標へと到達するという拘束条件のもと，何らかの評価関数を最適化する問題として定式化できる．その評価関数をどう定義するかは，マーの計算理論のレベルの問題である．したがって運動制御の計算原理とは，「運動制御でどのような評価関数が最適化されているか」ということである．ある計算原理が正しいかどうかは，その計算原理（＝最適化問題）の解が実験的に見出された運動の法則性をうまく説明するかどうかで検証することができる．また，ある計算原理から導かれる運動の予言を実験的に検証することで，実験から理論の改良を促すこともでき，理論と実験の閉ループ的な関係が構築できるという利点がある．これは運動制御が法則性と最適性を備えているからである．一方，他の分野，たとえば「感情」や「意識」といった分野には定量化された法則性や明確な最適性が見出せない．したがってこれらの分野は運動制御に比べて定式化が難しく，計算論モデルを構築するのが難しいと思われる．法則性と最適性を備えた運動制御は，計算論的神経科学と最も相性がよく，行動データや神経活動のモデル化を学ぶ題材として適している．

最後に，最適化問題としての運動制御のための枠組みとして，最適制御・最適推定理

論が確立しており，それらを利用できることが挙げられる．身体運動における問題の多くは物理学，ロボティクス，制御理論，統計推定理論の枠組みで議論できるものである．これから見ていくように，最適制御ではポントリャーギンの最小化原理やベルマンの最適性，最適推定では最尤法やベイズ推定といった理論が整備されている．車輪の再発明の必要はない．最適制御や最適推定の理論からは，与えられた拘束条件と評価関数のもとでの最適なパフォーマンスの理論値がわかるので，その最適解とヒトの運動を定量的に比較することで，ヒトの運動がどれくらい最適かを系統的に調べることができる．

　運動制御と感覚処理の計算論には，制御理論や統計推定理論に加え，物理学やロボティクスの基礎知識も必要となる．本書では，それらを既習としていなくても読めるよう，適宜解説を行う．これらの理論については多くの教科書で解説されているものの，一からすべてを勉強するのは大変だし，標準的な教科書では各理論が抽象的に定式化されており，初学者には敷居が高いのも事実だろう．一方，身体運動に関しては，我々は日々経験しており，それについての優れた直感をもっている．運動制御と感覚処理の計算論は，制御理論や統計推定理論を直感的に学ぶ題材としても適している．

　本書は上記の理由で運動制御と感覚処理の計算論的神経科学を議論する．運動制御の実験を研究している読者には，実験データをどのように現象をモデル化するかに関して，また物理や制御理論の背景をもつ読者は，最小化原理がどのように運動制御や感覚処理を説明するかに関して興味があるであろう．二兎を追う者は一兎をも得ずとも言うが，一石二鳥とも言う．本書がどちらであるかは，読者の判断に委ねたい．

参考文献

Borst, A., & Egelhaaf, M. (1989). Principles of visual motion detection. *Trends in Neurosciences, 12*(8), 297–306.

Cole, K. S. (1982). Squid axon membrane: impedance decrease to voltage clamp. *Annual Review of Neuroscience, 5*, 305–323. doi:10.1146/annurev.ne.05.030182.001513

Doya, K. (2002). Metalearning and neuromodulation. *Neural Networks, 15*(4–6), 495–506.

Doyle, D. A., Morais Cabral, J., Pfuetzner, R. A., Kuo, A., Gulbis, J. M., Cohen, S. L., ... MacKinnon, R. (1998). The structure of the potassium channel: molecular basis of K+ conduction and selectivity. *Science, 280*(5360), 69–77.

Gross, C. G. (1999). *Brain, Vision, Memory: Tales in the History of Neuroscience*. MIT Press.

Gross, C. G. (2012). *A Hole in the Head: More Tales in the History of Neuroscience*. MIT Press.

Hammer, M. (1993). An identified neuron mediates the unconditioned stimulus in associative olfactory learning in honeybees. *Nature, 366*, 59–63.

Hatsopoulos, N., Gabbiani, F., & Laurent, G. (1995). Elementary computation of object approach by wide-field visual neuron. *Science, 270*(5238), 1000–1003.

Hodgkin, A. L., & Huxley, A. F. (1952). A quantitative description of membrane current and its application to conduction and excitation in nerve. *The Journal of Physiology, 117*(4), 500–544.

Jonas, E., & Körding, K. P. (2017). Could a Neuroscientist Understand a Microprocessor? *PLoS Computational Biology, 13*(1), e1005268. doi:10.1371/journal.pcbi.1005268

Katz, P. S. (2016). Evolution of central pattern generators and rhythmic behaviours. *Philos Trans R Soc Lond B Biol Sci, 371*(1685), 20150057. doi:10.1098/rstb.2015.0057

Land, M. F., & Nilsson, D.-E. (2012). *Animal Eyes.* Oxford University Press.

Lazebnik, Y. (2002). Can a biologist fix a radio?–Or, what I learned while studying apoptosis. *Cancer Cell, 2*(3), 179–182.

Markram, H. (2012). The human brain project. *Scientific American, 306*(6), 50–55.

Marr, D. (1982). *Vision: A Computational Investigation into the Human Representation and Processing of Visual Information.* WH Freeman.

McComas, A. (2011). *Galvani's Spark: The Story of the Nerve Impulse.* Oxford University Press.

Schultz, W., Dayan, P., & Montague, P. R. (1997). A neural substrate of prediction and reward. *Science, 275*(5306), 1593–1599.

Sun, H., & Frost, B. J. (1998). Computation of different optical variables of looming objects in pigeon nucleus rotundus neurons. *Nature Neuroscience, 1*(4), 296–303. doi:10.1038/1110

Sutton, R. S. (1988). Learning to predict by the methods of temporal differences. *Machine Learning, 3*(1), 9–44.

Vaina, L. M., & Passingham, R. E. (2017). *Computational Theories and Their Implementation in the Brain: The Legacy of David Marr.* Oxford University Press.

Wickens, A. P. (2014). *A History of the Brain: From Stone Age Surgery to Modern Neuroscience.* Psychology Press.

Young, J. Z. (1938). The functioning of the giant nerve fibres of the squid. *Journal of Experimental Biology, 15*(2), 170–185.

伊藤正男（1980）『脳の設計図』，中央公論社.

田中宏和（2009）「計算論的神経科学のすすめ：脳機能の理解に向けた最適化理論のアプローチ」，物性研究.

コラム1：ガレノスのブタと神経科学の誕生

　　脳が初めて文献に現れるのは，19世紀のアメリカ人のエジプト学者スミス（Edwin Smith, 1822-1906）が見つけた紀元前17世紀頃のパピルスであり，ここには脳を表す象形文字が見られる．ちなみにこれは，神経科学の標準的な教科書である"Principles of Neural Science"（邦訳『カンデル神経科学』）の最初のページに掲載されている．紀元前4世紀頃，古代ギリシャの哲学者アリストテレス（Aristotle）は，カタツムリ，カメ，カメレオン，ゾウなどの解剖を行ったにもかかわらず，感覚処理と運動制御の中心が脳ではなく心臓にあると考えていたらしい（Gross, 1995）．アレキサンドロスのヘロフィロス（Herophilus）は初めて科学的な目的でヒトの解剖を行い，大脳と小脳を正しく区別し，後脳にある第4脳室が感覚・思考・運動の中心であるとした．

　　脳が身体を制御することを実験的に初めて示したのは，紀元2世紀のローマ時代のペルガモンの医師ガレノス（Aelius Galenus）である（Pasipoularides, 2014）．ガレノスは

現在知られている 12 の神経束のうち九つの神経束，交感神経幹，そして感覚神経と運動神経の区別を初めて報告した．また，中枢神経系の損傷と生じる障害の関係を系統的に調べ，脊髄を損傷することで損傷部位より遠位の体側の運動・感覚機能が障害を受けることを見出した（Gross, 1998）．

ガレノスが損傷実験によく使った動物はブタである．彼はブタの実験を通して，喉頭神経が迷走神経から分枝することを見出し，手術台に拘束されて鳴いているブタにおいて，その脳から声帯へ繋がる喉頭神経束を切った途端，鳴くことができなくなるのを示した．1800 年程前とは思えない，見事で決定的な実験である．これは生理学における最も重要な実験と考えられており，後にルネサンス時代のダヴィンチ（Leonardo da Vinci）やヴェサリウス（Andreas Vesalius）に影響を与えた．

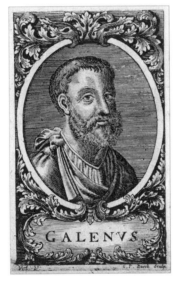 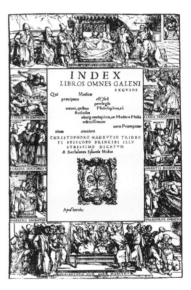

図 0.3 ガレノスの肖像画（左，Georg Paul Busch 作，18 世紀）と 1541 年に出版された Gallen's Work の表紙（右，出典：Wickens, A. P. (2014). *A History of the Brain: From Stone Age Surgery to Modern Neuroscience.* Psychology Press）．一番下には，中央のガレノスがブタの解剖をしているのを聴衆が見入っているのが描かれている．

Gross, C. G. (1995). Aristotle on the brain. *The Neuroscientist*, 1(4), 245–250.
Gross, C. G. (1998). Galen and the squealing pig. *The Neuroscientist*, 4(3), 216–221.
Pasipoularides, A. (2014). Galen, father of systematic medicine. An essay on the evolution of modern medicine and cardiology. *International Journal of Cardiology*, 172(1), 47–58.

第 1 章

身体運動の基礎
—キネマティクス・ダイナミクス・座標変換，それらの脳内表現—

> われわれの思考器官と外界の相互作用との間に起こる相互作用は，普通，それ自体が或る一定度の物理的秩序をもっていなければなりません．すなわち，この相互作用自身もまた一定の精度まで，厳密な物理的法則に従わなければなりません．
>
> ——エルヴィン・シュレーディンガー（1944）[†]

　身体運動を記述するためには，身体姿勢を外部座標と内部座標で記述するキネマティクス（運動学），そして力を加えることで身体がどのように時間的変化するかを記述するダイナミクス（動力学）を理解する必要がある．シュレーディンガーが述べたように，それは外界と相互作用する身体の物理である．本章ではまずロボット工学で発展してきた概念に基づき，内部座標もしくは外部座標で姿勢を記述することを考える．次に，力が加わった際の身体の変化，すなわち身体運動に関する運動方程式の導出を詳しく見る．また，複数の座標系がどのように関連し，一方から他方へどのように座標変換されるかを，脳の表現に基づき議論する．最後に，脳のなかで身体の運動方程式に基づく制御が本当に行われているか，また第一次運動野が身体制御でどのような役割を果たしているかに関する論争を紹介する．

　なお，本書では，制御工学や確率論や最適化数学についての入門的な解説をしている節・項に★マークをつけている．その項目の既修者は適宜読み飛ばしていただきたい．

1.1★　キネマティクス —外部座標と内部座標による身体姿勢の記述—

　身体制御においてまずはじめに行うことは，姿勢を記述する座標系を定義することである．身体などの対象の位置を座標系で記述し，その運動を解析することをキネマティクス（kinematics，運動学）と言う．姿勢を記述する方法は唯一ではなく，たとえば外部座標系（空間における身体の姿勢・手先の位置など）や内部座標系（関節角など身体

[†]　岡小天・鎮目恭夫共訳（1951）『生命とは何か 物理学者のみた生細胞』，岩波書店 より引用．

に基づく記述)といった記述法が考えられる (Atkeson, 1989). 具体的に2リンクのモデルを考えてみよう (図1.1). これは平面上に制限された肩・肘からなる上腕のモデルとみなせる. 外部座標系では手先位置をデカルト座標で表して (x, y) と, 内部座標系では肩の関節 θ_1 と肘の関節 θ_2 を用いて (θ_1, θ_2) と書くことができる. これら二つの座標系は上腕姿勢を記述することができるという点で同等である. 一方, どの座標系を用いるべきかは, 脳がどのような感覚器官を用いて上腕姿勢を感じているかに依存する. 視覚系からの入力では外部座標系 (もしくは網膜中心座標系) を, 筋肉からの入力を受ける固有受容入力では関節座標系を用いるのが適切である.

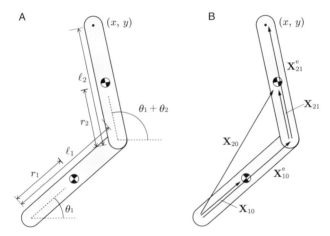

図 1.1 (A) 2リンクモデルの関節角表現. θ_1 と $\theta_1 + \theta_2$ はそれぞれ肩と肘の関節角, ℓ_1 と ℓ_2 はリンク1と2の全体の長さ, r_1 と r_2 はリンク1と2の関節から重心までの距離を表す. (B) 2リンクモデルの空間ベクトル表現. $\mathbf{X}_{10}$ と $\mathbf{X}_{20}$ は肩からリンク1と2の重心に向けたベクトル, $\mathbf{X}_{21}$ は肘からリンク2の重心に向けたベクトル, そして $\mathbf{X}_{10}^{\mathrm{e}}$ と $\mathbf{X}_{21}^{\mathrm{e}}$ はリンク1と2の始点から終点に向けたベクトルである.

与えられた内部座標系の点を対応する外部座標系の点へ移す変換を**順キネマティクス** (forward kinematics) と呼ぶ. 上腕を模式化した2リンクモデルの場合を具体的に書き下すと, 関節角 (θ_1, θ_2) が与えられた際のデカルト座標の位置 (x, y) は

$$\begin{aligned} x &= \ell_1 \cos \theta_1 + \ell_2 \cos(\theta_1 + \theta_2) \\ y &= \ell_1 \sin \theta_1 + \ell_2 \sin(\theta_1 + \theta_2) \end{aligned} \tag{1.1}$$

となる. 関節角 (θ_1, θ_2) が与えられれば, 手先の位置 (x, y) は一意に決まる. ここで ℓ_1 と ℓ_2 は各リンクの長さである. 一方, 与えられた外部座標 (x, y) から関節角座標 (θ_1, θ_2) を計算すると,

$$\theta_2 = \cos^{-1} \frac{x^2 + y^2 - \ell_1^2 - \ell_2^2}{2\ell_1 \ell_2}$$

$$\theta_1 = \tan^{-1} \frac{y}{x} - \tan^{-1} \frac{\ell_2 \sin \theta_2}{\ell_1 + \ell_2 \cos \theta_2} \tag{1.2}$$

となり，この逆変換を**逆キネマティクス**（inverse kinematics）と呼ぶ．$\cos^{-1}$ や $\tan^{-1}$ は多値関数であり，式 (1.2) において，肘関節 θ_2 には符号が逆の二つの解，それに対応して θ_1 にも二つの解があることがわかるだろう．

　上記の問題では外部座標系の自由度と内部座標系の自由度がたまたま同じであったため逆変換を定義することができたが，一般には自由度が異なるため，逆変換を一意に定義することができない．上腕の姿勢を平面上に制限せず一般の三次元空間で考えると，手先の位置を一定にしたまま肘の位置を回転できるように，手先の位置を決めても姿勢は一意に決まらない．解が一意に決まらない問題を**不良設定問題**（ill-posed problem）と呼ぶが，一般に逆キネマティクスは自由度の相違により不良設定問題となる．

1.2★　ダイナミクス —外部座標と内部座標による身体運動の記述—

　外力を考慮せず運動を記述するキネマティクスに対し，**ダイナミクス**（dynamics，動力学）は外力を受けた系がどのように時間発展するかを記述する動的なものである．微分方程式の形で書けば，ダイナミクスは運動方程式のことに他ならない．定義からして運動とは時間変化するものであるから，ダイナミクスの理解なくして運動は理解できない．

　ここでは筋骨格系を単純化したモデルとして，開 n リンク系の運動方程式を考える．内部座標系である関節角を変数とする**オイラー–ラグランジュ法**（Euler-Lagrange method）と，外部座標系である身体の位置ベクトルを変数とする**ニュートン–オイラー法**（Newton-Euler method）を解説する．記号と計算が煩雑になるが，到達運動の教科書には必ず出てくる式なので，導出を理解されたい．

オイラー–ラグランジュ法：関節角表現

　まずオイラー–ラグランジュ法では，関節角 $\theta = (\theta_1\ \theta_2)^\top$ とその一階微分 $\dot{\theta} = (\dot{\theta}_1\ \dot{\theta}_2)^\top$ を引数とする**ラグランジュ関数**（Lagrangian）と呼ばれる関数を定義する．ラグランジュ関数は一般に系の運動エネルギー $K(\theta, \dot{\theta})$ と位置エネルギー $V(\theta)$ の差，すなわち $L(\theta, \dot{\theta}) = K(\theta, \dot{\theta}) - V(\theta)$ で与えられる．例として，平面内運動の 2 リンクモデルの運動方程式を導出してみよう．運動エネルギーは並進運動と回転運動の項からなり，また平面内の運動では位置エネルギーはないので，ラグランジュ関数は

$$L(\boldsymbol{\theta},\,\dot{\boldsymbol{\theta}}) = \frac{1}{2}(m_1\|\dot{\mathbf{x}}_1\|^2 + m_2\|\dot{\mathbf{x}}_2\|^2) + \frac{1}{2}\{I_1\dot{\theta}_1^2 + I_2(\dot{\theta}_1 + \dot{\theta}_2)^2\} \tag{1.3}$$

となる．ここで，$m_i,\,I_i,\,\ell_i$ はそれぞれリンク $i\,(i=1,2)$ の質量，慣性モーメント，長さであり，$\mathbf{x}_1 = (r_1\cos\theta_1\ \ r_1\sin\theta_1)^\top$ と $\mathbf{x}_2 = (\ell_1\cos\theta_1 + r_1\cos(\theta_1 + \theta_2)\ \ \ell_1\sin\theta_1 + r_1\sin(\theta_1 + \theta_2))^\top$ はリンク 1 と 2 の重心位置である（図 1.1）．ラグランジュ関数 (1.3) において，質量に比例する項は重心運動の並進運動から，慣性モーメントに比例する項は重心の周りの回転運動から生じている．このラグランジュ関数に対して，オイラー–ラグランジュ方程式

$$\tau_i = \frac{\mathrm{d}}{\mathrm{d}t}\left(\frac{\partial L(\boldsymbol{\theta},\,\dot{\boldsymbol{\theta}})}{\partial \dot{\theta}_i}\right) - \frac{\partial L(\boldsymbol{\theta},\,\dot{\boldsymbol{\theta}})}{\partial \theta_i} \quad (i=1,2) \tag{1.4}$$

を計算し，少々項をまとめると，以下の運動方程式

$$\begin{aligned}
\tau_1 &= (I_1 + I_2 + m_1 r_1^2 + m_2 r_2^2 + m_2 \ell_1^2 + 2m_2\ell_1 r_2\cos\theta_2)\ddot{\theta}_1 \\
&\quad + (I_2 + m_2 r_2^2 + m_2\ell_1^2 + m_2\ell_1 r_2\cos\theta_2)\ddot{\theta}_2 - m_2\ell_2 r_2(2\dot{\theta}_1 + \dot{\theta}_2)\dot{\theta}_2\sin\theta_2 \\
\tau_2 &= (I_2 + m_2 r_2^2 + m_2\ell_1 r_2\cos\theta_2)\ddot{\theta}_1 + (I_2 + m_2 r_2^2)\ddot{\theta}_2 \\
&\quad + m_2\ell_1 r_2\dot{\theta}_1^2\sin\theta_2
\end{aligned} \tag{1.5}$$

を得る．ここで $\tau_i(i=1,2)$ は肩と肘に作用する関節トルクである．この運動方程式では，角加速度 $\ddot{\theta}_1$ と $\ddot{\theta}_2$ に比例する慣性項に加えて，リンク 1 の回転運動がリンク 2 の回転運動に及ぼす効果として $\dot{\theta}_1^2$ を含む遠心力の項と $\dot{\theta}_1\dot{\theta}_2$ を含むコリオリ力の項がある．この式は煩雑なので，$\boldsymbol{\tau} = (\tau_1\ \ \tau_2)^\top$ や $\boldsymbol{\theta} = (\theta_1\ \ \theta_2)^\top$ などとして，

$$\boldsymbol{\tau} = \mathbf{I}(\boldsymbol{\theta})\ddot{\boldsymbol{\theta}} + \mathbf{B}(\boldsymbol{\theta},\,\dot{\boldsymbol{\theta}}) \tag{1.6}$$

と記号的に書くこともある．ここで $\mathbf{I}(\boldsymbol{\theta})$ は

$$\mathbf{I}(\boldsymbol{\theta}) = \begin{pmatrix} I_1 + I_2 + m_1 r_1^2 + m_2 r_2^2 & I_2 + m_2 r_2^2 + m_2\ell_1^2 \\ \quad + m_2\ell_1^2 + 2m_2\ell_1 r_2\cos\theta_2 & \quad + m_2\ell_1 r_2\cos\theta_2 \\ I_2 + m_2 r_2^2 + m_2\ell_1 r_2\cos\theta_2 & I_2 + m_2 r_2^2 \end{pmatrix} \tag{1.7}$$

となり，また $\mathbf{B}(\boldsymbol{\theta},\,\dot{\boldsymbol{\theta}})$ は

$$\mathbf{B}(\boldsymbol{\theta},\,\dot{\boldsymbol{\theta}}) = \begin{pmatrix} -m_2\ell_2 r_2(2\dot{\theta}_1 + \dot{\theta}_2)\dot{\theta}_2\sin\theta_2 \\ m_2\ell_1 r_2\dot{\theta}_1^2\sin\theta_2 \end{pmatrix} \tag{1.8}$$

と定義される．運動方程式 (1.6) において左辺がトルク，右辺第一項が角加速度 $\ddot{\theta}$ であるから，点粒子の運動方程式 $F = m\ddot{x}$ と形式的に似ているが，$\mathbf{B}(\theta, \dot{\theta})$ の項によるリンク間の相互作用がある点が異なっている．

運動方程式 (1.6) は右辺にある関節角 θ，角速度 $\dot{\theta}$ および角加速度 $\ddot{\theta}$ が与えられた際に，関節トルク τ を計算する式と解釈できる．望ましい運動 $(\theta, \dot{\theta}, \ddot{\theta})$ が与えられたとして，その運動を実現するような関節トルクを求める計算を逆ダイナミクス（inverse dynamics）と呼び，これは系をどのように制御すべきかという制御理論の問題になる．一方，運動方程式 (1.6) を少々書き換えて

$$\ddot{\theta} = \mathbf{I}^{-1}(\theta)(\tau - \mathbf{B}(\theta, \dot{\theta})) \tag{1.9}$$

とすると，関節角 θ，角速度 $\dot{\theta}$ そして関節トルク τ が与えられた際に，角加速度 $\ddot{\theta}$ を計算する式とも読める．この計算は順ダイナミクス（forward dynamics）と言い，現在の系の状態（関節角と角速度）と力（関節トルク）が与えられたときに系がどのような運動をするかという，物理の問題になる．いままで見てきたように，オイラー–ラグランジュ法では関節角を力学変数とする．したがって，逆キネマティクスによる関節角の計算を暗に仮定していることになる．

ニュートン–オイラー法：空間ベクトル表現

リンク系の運動方程式の導出のもう一つの方法として，ニュートン–オイラー法を見ていこう（Luh et al., 1980）．この方法では，まず肩関節から手先に向けて速度と加速度を関節ごとに解き（前向き計算），その速度と加速度を用いて手先から肩関節に向けて関節トルクを計算する（後ろ向き計算）．ここでは，速度と加速度が与えられたときの関節トルクの後ろ向き計算を見てみよう（Tanaka & Sejnowski, 2013）．i 番目のリンクに働く力とトルクをそれぞれ $\mathbf{F}_i$ と τ_i，質量と慣性モーメントをそれぞれ m_i と $\mathbf{I}_i$，角速度ベクトルと各加速度ベクトルをそれぞれ ω_i と α_i とすると，後ろ向き計算は

$$\begin{aligned}
\mathbf{F}_i &= \mathbf{F}_{i+1} + m_i\mathbf{A}_{i,0} \\
\tau_i &= \tau_{i+1} + m_i\mathbf{X}_{i,i-1}\times\mathbf{A}_{i,0} + \mathbf{X}^{\mathrm{e}}_{i,i-1}\times\mathbf{F}_{i+1} + \mathbf{I}_i\alpha_i + \omega_i\times(\mathbf{I}_i\omega_i)
\end{aligned} \tag{1.10}$$

と与えられる（図 1.2）．ここで $\mathbf{X}_{i,i-1}$ は $i-1$ 番目の関節から i 番目のリンク重心へのベクトル，$\mathbf{X}^{\mathrm{e}}_{i,i-1}$ は $i-1$ 番目の関節から i 番目の関節へのベクトル，そして $\mathbf{A}_{i,0}$ は i 番目のリンク重心の加速度ベクトルである．式 (1.10) の第一式はニュートンの力の釣り合いの式，第二式はオイラーの剛体の回転運動の式であるため，この方法はニュートン–オイラー法と呼ばれる．

具体的に 2 リンクモデルの例を計算してみよう．リンク 2 に関して，$i = 2$ として，

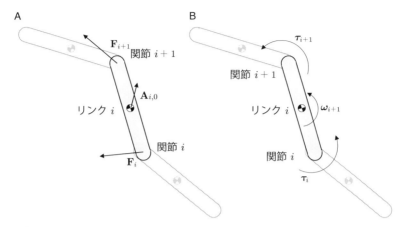

図 1.2 ニュートン–オイラー法の模式図．(A) 関節 i に作用する力 $\mathbf{F}_i$ は，関節 $i+1$ に働く力 $\mathbf{F}_{i+1}$ とリンク i の慣性力 $m_i \mathbf{A}_{i,0}$ の和，すなわち式 (1.10) の 1 番目の式として表される．(B) 関節 i に作用するトルク $\boldsymbol{\tau}_i$ は，関節 $i+1$ に作用するトルク $\boldsymbol{\tau}_{i+1}$ とリンク i 自身の回転による項の和，すなわち式 (1.10) の 2 番目の式として表される．

$$\begin{aligned}\mathbf{F}_2 &= m_2 \mathbf{A}_{20} \\ \boldsymbol{\tau}_2 &= m_2 \mathbf{X}_{21} \times \mathbf{A}_{20} + \mathbf{I}_2 \boldsymbol{\alpha}_2 + \boldsymbol{\omega}_2 \times (\mathbf{I}_2 \boldsymbol{\omega}_2)\end{aligned} \tag{1.11}$$

となる．ここで，手先に外力が働かない場合を考えて，リンク 2 は自由端として，$\mathbf{F}_3 = \mathbf{0}$ および $\boldsymbol{\tau}_3 = \mathbf{0}$ を用いた．リンク 1 に関しては

$$\begin{aligned}\mathbf{F}_1 &= \mathbf{F}_2 + m_1 \mathbf{A}_{10} \\ \boldsymbol{\tau}_1 &= \boldsymbol{\tau}_2 + m_1 \mathbf{X}_{10} \times \mathbf{A}_{10} + \mathbf{X}_{10}^{\mathrm{e}} \times \mathbf{F}_2 + \mathbf{I}_1 \boldsymbol{\alpha}_1 + \boldsymbol{\omega}_1 \times (\mathbf{I}_1 \boldsymbol{\omega}_1)\end{aligned} \tag{1.12}$$

となる．関節トルクの式をまとめると，

$$\begin{aligned}\boldsymbol{\tau}_2 &= m_2 \mathbf{X}_{21} \times \mathbf{A}_{20} + \mathbf{I}_2 \boldsymbol{\alpha}_2 + \boldsymbol{\omega}_2 \times (\mathbf{I}_2 \boldsymbol{\omega}_2) \\ \boldsymbol{\tau}_1 &= m_1 \mathbf{X}_{10} \times \mathbf{A}_{10} + m_2 \mathbf{X}_{20} \times \mathbf{A}_{20} + \mathbf{I}_1 \boldsymbol{\alpha}_1 + \boldsymbol{\omega}_1 \times (\mathbf{I}_1 \boldsymbol{\omega}_1) \\ &\quad + \mathbf{I}_2 \boldsymbol{\alpha}_2 + \boldsymbol{\omega}_2 \times (\mathbf{I}_2 \boldsymbol{\omega}_2)\end{aligned} \tag{1.13}$$

となる．特に (x, y) 平面運動に限れば，角速度と角加速度は

$$\begin{aligned}\boldsymbol{\omega}_i &= \frac{\mathbf{X}_{i,i-1} \times \mathbf{V}_{i,i-1}}{r_i^2} \\ \boldsymbol{\alpha}_i &= \frac{\mathbf{X}_{i,i-1} \times \mathbf{A}_{i,i-1}}{r_i^2}\end{aligned} \tag{1.14}$$

と書けることに注意すれば，式 (1.13) は

$$\tau_1 = \left[m_1 \mathbf{X}_{10} \times \mathbf{A}_{10} + \frac{I_1}{r_1^2} \mathbf{X}_{10} \times \mathbf{A}_{10} + m_2 \mathbf{X}_{20} \times \mathbf{A}_{20} + \frac{I_2}{r_2^2} \mathbf{X}_{20} \times \mathbf{A}_{20} \right]_Z$$

$$\tau_2 = \left[m_2 \mathbf{X}_{21} \times \mathbf{A}_{20} + \frac{I_2}{r_2^2} \mathbf{X}_{21} \times \mathbf{A}_{21} \right]_Z \tag{1.15}$$

と簡略化できる．ここで $[\cdots]_Z$ は，ベクトルの z 成分を取り出す記号とする．$\mathbf{X}_{10} = (r_1 \cos\theta_1 \ \ r_1 \sin\theta_1)^\top$，$\mathbf{X}_{21} = (r_2 \cos(\theta_1+\theta_2) \ \ r_2 \sin(\theta_1+\theta_2))^\top$ および $\mathbf{X}_{20} = (\ell_1 \cos\theta_1 + r_2 \cos(\theta_1+\theta_2) \ \ \ell_1 \sin\theta_1 + r_2 \sin(\theta_1+\theta_2))^\top$ であること（図 1.1 参照）と，これらの微分を計算することに注意すると，ニュートン–オイラー法で求めた運動方程式 (1.15) はオイラー–ラグランジュ法で求めた運動方程式 (1.5) と同じであることが示せる．一般に平面内の n リンクモデルの運動方程式は，i 番目の関節に働くトルクを τ_i として

$$\tau_i = \sum_{j(\geq i)}^{n} \left[m_j \mathbf{X}_{j,i-1} \times \mathbf{A}_{j,0} + \frac{I_j}{r_j^2} \mathbf{X}_{j,j-1} \times \mathbf{A}_{j,j-1} \right]_Z \tag{1.16}$$

と簡潔にまとめることができる（Tanaka & Sejnowski, 2013）．

　上記のオイラー–ラグランジュ法では運動方程式の右辺に関節角とその導関数を用いたのに対し，ニュートン–オイラー法では空間ベクトルとその導関数が用いられている．これは逆ダイナミクスを計算するのに二つの表現法があることを示している．まず，オイラー–ラグランジュ法では，それぞれの関節を規定する関節角を用い，リンクと同じ数の関節角で一意に姿勢を決められる．このように表現は簡潔である一方，関節角を計算するためには上記で説明した逆キネマティクス計算や，複雑な運動方程式 (1.5) を解く逆ダイナミクス計算をする必要がある．

　対してニュートン–オイラー法では，各リンクの原点もしくはより近位の関節からの位置ベクトルを必要とする．これらは n リンクの場合 $n(n+1)/2$ 個の冗長な（つまり独立ではない）ベクトル系である．したがって，これらがちゃんと上腕の姿勢を表しているように定めてやる必要がある．いったんこれらのベクトルが決まれば，運動方程式 (1.16) から関節トルクを計算するのは簡単である．

　まとめると，オイラー–ラグランジュ法は簡潔な関節角表現と複雑な運動方程式をもち，ニュートン–オイラー法は複雑なベクトル表現と簡潔な運動方程式をもつ．一般に，ある計算を行う際に，表現と計算はトレードオフの関係にあり，どちらかを単純化するともう片方は複雑になる．上記で見た運動方程式 (1.5) と (1.15) は等価なので，同じ上腕運動の物理を記述している．脳がどのような表現を用いて，どのような計算をしているかに関しては，理論だけでは決められず，実験結果から決めるべき問題である．この

問題に関しては，1.6 節「第一次運動野の表現論」で改めて議論することにする．

1.3 内部順モデルと内部逆モデル —脳のなかの身体モデル—

身体をうまく制御するためには，脳は身体の力学モデルをもつ必要がある．脳の内部にあると考えられる身体のモデルを**内部モデル**（internal model）と呼び，運動方程式をどちら方向に読むかで，二通りの内部モデルがある（Kawato, 1999; Wolpert et al., 1998）．先に見たように，外力が与えられた際に運動を計算する力学の見方か，運動が与えられた際に外力を計算する制御理論の見方か，という違いである（図 1.3）．

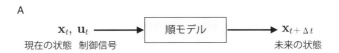

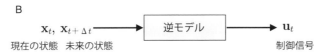

図 1.3 （A）内部順モデルは，現在の状態と制御信号を受けて未来の状態を予測する．（B）一方，内部逆モデルは現在と未来の状態が与えられたときにその運動を実現するために必要な制御信号を計算する．

一つ目は，関節トルクなどの制御信号と現在の状態が与えられた際に，次の状態を推定する計算を行う内部モデルである．これは力を与えて運動を予測する（力が加えられたらどちらに動くか）という因果的に順行性の計算であるから，**内部順モデル**（internal forward model）計算と呼ばれる（Wolpert et al., 1995; Miall & Wolpert, 1996）．式 (1.9) では，右辺の関節トルク τ_i ($i=1,2$) と現在の関節角 θ_i ($i=1,2$) と角速度 $\dot{\theta}_i$ ($i=1,2$) が与えられれば，左辺の角加速度 $\ddot{\theta}_i$ ($i=1,2$) を計算できることになる．角加速度は角速度の変化なので，ちょっと後の時刻の角速度が予測できることになる．つまり，順モデル計算では，運動方程式を時間の前向きに解いていることになる．一般論として，時刻 t での状態 $\mathbf{x}_t$ と制御信号 $\mathbf{u}_t$ が与えられたとき，時刻 $t+\Delta t$ での状態 $\mathbf{x}_{t+\Delta t}$ が決定論的に定まるとしたとき，あるベクトル関数 $\mathbf{f}$ を用いて

$$\mathbf{x}_{t+\Delta t} = \mathbf{f}(\mathbf{x}_t, \mathbf{u}_t) \tag{1.17}$$

により，順モデル計算が定義される．一方，運動方程式が確率論的である場合には，時刻 t での状態 $\mathbf{x}_t$ と制御信号 $\mathbf{u}_t$ で条件付けられた時刻 $t+\Delta t$ での状態 $\mathbf{x}_{t+\Delta t}$ の条件付き確率

$$p(\mathbf{x}_{t+\Delta t}|\mathbf{x}_t, \mathbf{u}_t) \tag{1.18}$$

により，順モデル計算が定義される．

もう一つは，現在の状態と目標とする運動を与えた際に，その運動を実現する制御信号を計算する内部モデルである．望ましい運動を実現するにはどのような力を加えたらよいかを求めるという，運動方程式の因果関係を逆にたどる計算なので，**内部逆モデル**（internal inverse model）計算と呼ばれる（Kawato, 1999）．具体的には，式 (1.5) において，現在の関節角 θ_i $(i = 1, 2)$ と角速度 $\dot{\theta}_i$ $(i = 1, 2)$ に加えて，望ましい運動角加速度 $\ddot{\theta}_i$ $(i = 1, 2)$ を与えた際に，それを実現する関節トルク τ_i $(i = 1, 2)$ を計算することである．これは運動方程式を右から左に解いている．決定論的な力学では，時刻 t での状態 $\mathbf{x}_t$ と時刻 $t + \Delta t$ での状態 $\mathbf{x}_{t+\Delta t}$ が与えられたとき，ある関数 $\mathbf{g}$ を用いて

$$\mathbf{u}_t = \mathbf{g}(\mathbf{x}_{t+\Delta t}, \mathbf{x}_t) \tag{1.19}$$

と，望ましい運動を実現するために必要な制御信号 $\mathbf{u}_t$ を計算するのが，逆モデル計算である．また，確率論的な力学では条件付き確率

$$p(\mathbf{u}_t|\mathbf{x}_{t+\Delta t}, \mathbf{x}_t) \tag{1.20}$$

を用いて，制御信号の確率分布を計算するのが逆モデル計算である．

脳が内部モデルを必要とする一つの理由は，時間的に遅れのある感覚入力をそのまま用いたのでは速い運動を安定的に制御できないからである．活動電位は神経線維上を毎秒数十メートル程度の有限の速度で伝わるため，末梢から中枢神経系に伝わる感覚入力には常に遅れが伴う．視覚では 50～100 ミリ秒程度，固有受容感覚では数十ミリ秒程度の伝導時間がある．すなわち，脳は常に過去の身体の状態を見ているのである．過去の状態を用いて制御を行うと，運動が振動的になり，目標点に滑らかに到達することができないという問題がある（詳しい議論は，10.3 節「内部順モデルと内部逆モデルに関する論争再考」を参照のこと）．

順モデルと逆モデルはそれぞれ異なる方法で，この時間遅れの問題を解く．内部順モデルでは，過去の状態と制御信号から現在の状態を推定し，その推定された現在の状態を用いて制御を行うことで，安定した運動を生成する．一方，内部逆モデルでは，理想的な運動が与えられているとして，過去の状態と現在の状態から理想的な運動（理想軌道と言う）を生成するために必要な制御信号を出力する．二つの制御の決定的な違いは，内部順モデル制御では状態は時々刻々推定するものであるのに対し，内部逆モデル制御では理想軌道があらかじめ表現されていないといけない点である．したがって，脳のなかでどちらの制御が行われているかを決める問題は，脳のなかで理想軌道に基づく運動

制御が行われているかどうかを調べる問題に帰着される（Osu et al., 2015）.

脳における内部モデル計算

　臨床観察・心理物理実験・脳機能イメージング研究から，小脳が内部モデル計算に関与しているとする**小脳内部モデル仮説**（internal-model hypothesis of the cerebellum）が一般に受け入れられている．その証拠として，小脳の障害に伴い，多関節運動の協調性が失われること，自己の運動予測ができなくなること（Nowak et al., 2007），小脳の磁気刺激で運動方向が変化すること（Miall et al., 2007），プリズム適応などの運動適応に障害が起こること（Martin et al., 1996），小脳の fMRI 信号と運動適応中の誤差に相関があること（Imamizu et al., 2000）などといった研究が報告されている.

　一方，小脳が順モデル計算（式 (1.17), (1.18)）または逆モデル計算（式 (1.19), (1.20)）のどちらの計算を行っているかに関しては，議論が続いているところである．たとえば小脳皮質の出力細胞（プルキンエ細胞）が何を表現しているかを電気生理学実験で調べて，順逆どちらの計算を行っているかの判定を試みた研究がある．図 1.3 のように，出力が身体の状態であるキネマティクスを表現していれば順モデル計算，そうではなく出力が制御信号であるダイナミクスを表現していれば逆モデル計算を行っていると解釈できる．上腕運動課題中のプルキンエ細胞活動が運動のキネマティクス（手先の位置）に相関しているとする報告（Pasalar et al., 2006）に対して，ダイナミクス（筋張力）に相関しているとする報告（Yamamoto et al., 2007）もなされており，小脳の計算が順モデルか逆モデルかという問題には決着がついていない．内部順モデルに関して予測する状態が身体のどのような状態に対応しているのか（たとえば外部座標系における身体の位置なのか，関節角座標系における関節角なのか），また内部逆モデルが出力する運動指令とはどのような座標系に対応しているのか（関節トルクなのか筋張力なのか），という基本的な問題も残されたままである.

　神経活動と運動のキネマティクスもしくはダイナミクスとの相関を調べることでは，小脳がどちらの内部モデル計算をしているかに関して決着はつかないと考えられる．なぜなら，順モデルと逆モデルのどちらもダイナミクスとキネマティクスの表現を含んでいるからである．マーの計算レベルで言えば，順モデルか逆モデルかの問題は表現の問題ではなく，アルゴリズムの問題である．したがって，小脳がどのようなアルゴリズムで計算を行っているかを考えるべきである．また，小脳がどのような計算をしているかを理解するためには，小脳がどの神経回路に出力しているかも重要である．姿勢保持と眼球運動を調節する前庭小脳では運動を直接制御する前庭神経核に投射するため，前庭小脳の出力は運動制御信号であるべきであり，逆モデル計算と考えられる．一方，大脳皮質と大脳小脳連関で閉ループ構造をなす大脳小脳は，視床を介して大脳皮質に出力す

る．そのため，直接の運動指令ではなく，状態の推定と考えられ，順モデル計算が期待される．大脳小脳が順モデル計算を行っていることのより直接的な検証は，小脳の現在の出力が小脳の未来の入力を予言できるかどうかを調べることであろう．第 10 章で詳しく見るように，筆者のグループは，手首運動中のサルの小脳入力（苔状線維）・小脳皮質出力（プルキンエ細胞）・小脳出力（小脳核細胞）の活動を調べ，小脳の現在の出力から小脳への未来の入力が予測できることを示した．これは，小脳が順モデル計算を行っていることの，直接的な神経活動からの証拠である（Tanaka et al., 2019）．

1.4 脳のなかの座標系と座標変換

キネマティクスや運動方程式の導出で見てきたように，ある一つの問題を複数の異なる座標系で表現することができる．ある問題が一つの座標系では簡単に解けるのに対し，別の座標系では解くのが難しくなることがある．実際，到達運動においても，脳は複数の異なる座標系間を変換して運動を行っている．まず視覚入力は網膜に投影される視覚情報であり，視線の方向に依存する**網膜中心座標系**（retinal coordinate）で表現されている．加えて，頭部を原点とする**頭部中心座標系**（head-centered coordinate），身体の重心を原点とする**身体中心座標系**（body-centered coordinate），手先を中心とする**手先中心座標系**（hand-centered coordinate），そして身体に依存しない**外界中心座標系**（external coordinate）など，さまざまな座標系が考えられる．ここでは，神経系がどのようにある座標から他の座標系に変換する計算を行うかの一例として，簡単なニューラルネットワークを使った変換を考えてみよう．

視線方向が ϕ であるとき，網膜上に物体の位置が θ であったとすると，頭部中心座標系ではこの物体は $\varphi = \theta + \phi$ 方向にある（図 1.4）．もし視線の方向や網膜上の物体位置が角度で表現されていたとすると，この座標変換は単なる足し算である．しかし，視覚野の神経細胞は視覚刺激が網膜上の特定の位置（受容野）にある際に活動する（すなわち，発火頻度を高める）．したがって，受容野表現を用いて座標変換が行えるかを議論しなくてはならない．以下では，簡単なニューラルネットワークを用いて，網膜中心座標系から頭部中心座標系への変換が行えることを見てみよう．

ある一つの神経細胞が網膜上の位置 θ_0 と視線方向 ϕ_0 に反応性をもつとしよう．視線方向が ϕ であったときに網膜上の θ に視覚刺激を呈示した際の発火頻度を $r(\theta, \phi; \theta_0, \phi_0)$ と書くと，

$$r(\theta, \phi; \theta_0, \phi_0) = f(\theta - \theta_0)g(\phi - \phi_0) \tag{1.21}$$

のように，網膜上の位置の反応性 $f(\theta - \theta_0)$ と視線方向の反応性 $g(\phi - \phi_0)$ の積として

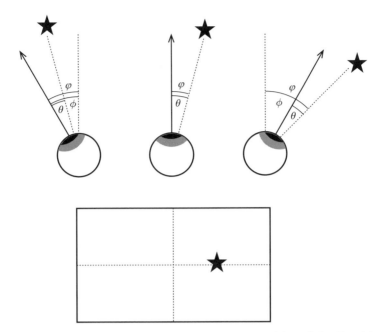

図 1.4 網膜中心座標系，視線方向，頭部中心座標系の関係．網膜上での物体の位置 (θ) は頭部に対する物体の位置 (φ) と視線方向 (ϕ) の差となる．網膜上の像が与えられても，頭部に対する物体の位置は一意に決まらない．したがって，網膜上の位置と視線方向から，頭部に対する物体の位置を計算する必要がある．上図の例のように頭部中心座標の位置と視線方向の異なる組み合わせでも，下図のように網膜上の画像が同一になることがある．

書けることが知られている（Andersen et al., 1985）．たくさんの神経細胞があって，それぞれが異なる方向に反応性をもつとすると，反応性を特徴づける (θ_0, ϕ_0) をその神経細胞のラベルと考えて，各細胞の活動を何らかの係数で重み付けして和をとればよいだろう．

$$\int \mathrm{d}\theta_0 \mathrm{d}\phi_0 w(\varphi_0, \theta_0, \phi_0) r(\theta, \phi; \theta_0, \phi_0)$$
$$= \int \mathrm{d}\theta_0 \mathrm{d}\phi_0 w(\varphi_0, \theta_0, \phi_0) f(\theta - \theta_0) g(\phi - \phi_0) \tag{1.22}$$

いま重み付け係数が

$$w(\varphi_0, \theta_0, \phi_0) = w(\varphi_0 + \theta_0 + \phi_0) \tag{1.23}$$

という関数形であったとすると，式 (1.22) で $\theta_0' = \theta_0 - \theta$, $\phi_0' = \phi_0 - \phi$ と変数変換すると，

$$\int \mathrm{d}\theta_0' \mathrm{d}\phi_0' w(\varphi_0 - \theta - \phi + \theta_0' + \phi_0') f(-\theta_0') g(-\phi_0') \tag{1.24}$$

となる．これは $\varphi_0 - \theta - \phi$ の関数，すなわち頭部中心座標系での物体の位置 $\theta + \phi$ を表す関数となっており，その反応性は φ_0 の位置となる．つまり，視線方向と網膜上の位置に反応特性をもつ神経活動 (1.21) の集団活動から，頭部中心座標系の位置に反応をもつ神経活動 (1.24) を作ることができる．このように，簡単なニューラルネットワークで座標変換ができるのである．

この座標変換では反応特性の式 (1.21) が網膜上の位置の関数と視線方向の関数の積になっていることが重要である．もし積ではなく，たとえば和の形

$$r(\theta, \phi; \theta_0, \phi_0) = f(\theta - \theta_0) + g(\phi - \phi_0) \tag{1.25}$$

であったとすると，どのように重み付け係数を選んでも式 (1.22) の形では頭部中心座標系の位置 $\theta + \phi$ の関数にならない．したがって，脳のどこかに網膜座標に対する反応と視線方向に対する反応が積になっている神経細胞群が見つかるかどうかが，上記の座標変換が実際に用いられているかの試金石となる．

この電気生理実験を行ったのが，アンダーセンのグループである（Andersen et al., 1985）．この実験では，サルの視線方向と網膜上の視覚刺激の位置をさまざまに変えた際に，下頭頂小葉（ブロードマン 7a 野）の視覚反応性を調べた．この領野の神経細胞は網膜中心座標系で規定される受容野をもつが，発火頻度は視線方向によって変調を受ける．この視線方向による変調は乗法的であるため，**ゲイン場**（gain field）と呼ばれる．すなわち 7a 野の神経細胞は，網膜座標と視線方向に対して式 (1.21) の形をしていることが報告された．7a 野の神経細胞は網膜中心座標系から頭部中心座標系の変換に必要とされる性質を備えているのである．この結果をモデル化するために，ジプサーとアンダーセンは 3 層のニューラルネットワークモデルを構築した（Zipser & Andersen, 1988）．入力層には網膜中心座標系 θ または視線方向 ϕ をコードするユニット，出力層には頭部中心座標系 φ をコードするユニットを配置し，$\varphi = \theta + \phi$ を満たすような訓練データを用いて教師あり学習でニューラルネットワークを訓練した．学習後に隠れ層のユニットの反応性を調べると，またしても網膜座標と視線方向の乗法的な関数形であることが見出された．これらアンダーセンの一連の研究は，ゲイン場を用いた網膜中心座標系から頭部中心座標系への座標変換が頭頂葉で行われていることを支持している．また，このような乗法的な関数形は基底として完全系をなすこと，すなわちどんな関数でも線形和で表現できることが示されている（Pouget & Sejnowski, 1997）．

電気生理学の分野では，さまざまな視線方向や手先位置に対して，視覚刺激の位置を系統的に変化させた際の神経活動を記録することで，脳の各部位でどのような座標系が

用いられているかに関する研究が行われてきた．たとえば，視線方向と視覚刺激の位置を固定したまま，手先の位置を左右に変化させる．このとき手先位置の変化に応じて神経活動が変化すれば，それは手先中心座標系で視覚刺激位置を表現しているということになる．いままで議論してきた網膜中心座標系や頭部中心座標系に加えて，身体座標系・外部座標系・手先座標系などが考えられる．視覚運動変換に関与するさまざまな脳部位から記録すると，各脳部位は異なる座標系を用いていることが明らかになってきた（図1.5）．たとえば到達運動では，後頭葉にある視覚野で処理された視覚入力が，頭頂葉を介して，前頭葉の運動前野・第一次運動野の運動制御信号として出力される．頭頂葉の到達関連野（parietal reach region, PRR）では網膜中心座標系であるが視線・手先位置のゲイン場により乗法的に変調を受けること（Buneo et al., 2002; Chang et al., 2009），頭頂葉の5野では網膜上の手先位置を原点とする座標系の表現があること（Bremner & Andersen, 2012），前頭葉の運動前野では身体部位（手先）中心座標系の表現があること（Graziano et al., 1994; Pesaran et al., 2006）などが報告されている．まとめると，頭頂葉では視覚野から受ける網膜中心座標系の表現に視線や手先位置のゲイン場を掛けることで，視覚入力と体性感覚が統合される．頭頂葉でのゲイン場を用いて，運動前野では手先中心座標系の表現が構成される．上記で見たように，座標変換のためにはゲイン場の乗法的な計算が本質的である．したがって，ゲイン場の存在は座標変換の計算のための十分条件ではあるが，他の非線形性でも同様の計算が可能である．では，なぜ神経系はゲイン場のような乗法的な非線形性を選んだのだろうか．

上記で述べた変換は，網膜中心座標系から頭部中心座標系へ，原点をずらす変換であっ

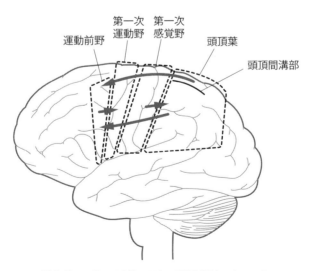

図1.5 視覚運動変換に関わる頭頂前頭ネットワーク．

た．一方，外部座標系から関節角座標系への変換は式 (1.1) や式 (1.2) のように非線形である．この変換が脳のどの部位でどのような神経メカニズムで行われているかの対応関係に関しては，さほど研究はされていないようである．順キネマティクスや逆キネマティクスが脳でどのように解かれているかは，未解決の問題として残されている．

1.5 脳は運動方程式を解いているか？ —平衡点制御仮説—

ここまで上腕の運動方程式を導いてきたが，果たして脳は本当に運動方程式に基づいて上腕を制御しているのだろうか？ この点に関して長年にわたる論争が続いている．一つの立場は「脳は複雑な運動方程式を解いていない」とする立場である．その代表例が「脳は運動方程式を解く計算をせず，目標点を指定するだけで，後は筋肉がもつバネの性質を利用して制御している」とする，**平衡点制御仮説**（equilibrium-point control hypothesis）である（Feldman, 1986）．運動方程式の知識を仮定しない平衡点制御仮説ではどのように手先を目標点にもっていくとするのかを，以下簡単な例で説明しよう．

平衡点制御仮説の基本的なアイディアは，筋肉がバネのような特性をもっていることに着目して，目標点が平衡点になるように釣り合いの筋活動のみを運動指令とすることである．話を簡単にするため，制御対象である効果器を天井からバネで吊るされた質量 m の質点としよう（図 1.6）．ここでの問題は時刻 0 で始点 x_0 にある質点に外力 $f(t)$ を加えて目標点 x_1 に運ぶことである．粘性係数と弾性係数をそれぞれ b と k とおけば，外力 $f(t)$ を加えた場合の運動方程式は

$$m\ddot{x}(t) + b\dot{x}(t) + kx(t) = f(t) \tag{1.26}$$

と書ける．どのような運動を実現させたいかが陽に与えられているとき，すなわち $x(t)$ が与えられているとき，運動方程式を用いて外力 $f(t)$ を計算することはできる．しかし

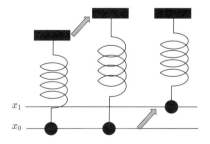

図 1.6 平衡点制御仮説に基づく運動制御．左図から中央図のようにバネの釣り合いの位置をずらすことで，中央図から右図のようにボールの位置もついてくる．平衡点制御仮説での制御則は，運動方程式を陽に解くことなく，釣り合いの位置だけを指定する．

そのためには運動方程式を真面目に計算する必要がある。もっと簡単な制御則は考えられないだろうか。ここで，第一項の慣性項 $m\ddot{x}$ が他の項に比べて小さいとみなせれば，

$$b\dot{x}(t) + kx(t) \simeq f(t) \tag{1.27}$$

と近似することできる。運動 $x(t)$ は外力 $f(t)$ の時定数 b/k のローパスフィルタ（低い周波数のみを抽出するフィルタ）である。$f(t)$ を時間の関数として与える代わりに，終点に比例するとして $f(t) = kx_1$ と定数にしたとすると，実現する運動は

$$x(t) = x_1 + (x_0 - x_1)e^{-\frac{k}{b}t} \tag{1.28}$$

と求められる。このように，慣性項が無視できるような場合は目標点を指定するだけで質点を終点に運ぶことができるわけで，制御則が簡単になる。脳がこのような運動制御を行っているとする仮説を「平衡点制御仮説」と言う。この仮説の利点は，脳が行う計算としては目標点が新たな平衡点となるように筋活動を設定するだけなので，運動方程式を知らなくても制御できることである。ここで紹介した平衡点制御仮説は固定した目標点を用いた制御則だが，これを拡張して平衡点を徐々に動かしてその平衡点に釣られるように制御する**仮想軌道制御仮説**（virtual trajectory control hypothesis）なる制御則も提案されている（Hogan, 1984）。これはあたかも，ウマの前にニンジンを吊して追わせるような制御則である。

では脳は身体を制御する際，運動方程式を解いて制御しているのか，それとも平衡点制御仮説の唱えるように終点のみを指定しているのか，どちらだろうか？もし平衡点制御仮説が正しいのであれば，上記のような近似が成り立つはずであり，式 (1.27) で仮定したように，粘性や弾性項が大きいはずである。手先を目標点に吸い寄せる弾性項と，振動を抑える弾性項のおかげで，始点から目標点をつなぐ直線的な軌道が実現できる。運動中の弾性係数を実験的に測定したのが，五味と川人（Gomi & Kawato, 1996）である。この論文では運動中の上腕に外力を加えた際の軌道の戻り具合を調べることで，上腕の弾性係数を測定することができた。その結果によると，弾性係数は平衡点制御仮説から期待されるほど大きくなく，平衡点制御仮説から実験で見られる滑らかな手先軌道を説明するのは難しかった。この結果から，終点のみを制御しているとする平衡点制御仮説は棄却されたと考えられている。したがって，脳の運動制御は平衡点制御仮説が唱えるように単純なものではなく，運動の力学を考慮したものなのでなくてはならない。では運動方程式を脳はどのように解いているのだろうか。次節ではこれを議論しよう。

1.6 第一次運動野の表現論

　第一次運動野は，脊髄運動回路に直接投射しており，大脳皮質における運動信号の出力部位である．大脳皮質のなかでも最も早くに機能分化が見出された部位であり，1870年にフリッシュとヒツィグによって発見された（コラム 5）．以来，感覚野・頭頂葉・高次運動野からの解剖学的投射や行動に伴う神経活動などが詳細に調べられてきたが，第一次運動野が運動制御においてどのような機能的役割を果たすかに関しては，意見の一致を見ていない．これまで外部座標表現→（逆キネマティクス）→内部座標表現→（逆ダイナミクス）→関節トルクという視覚運動変換の図式を示してきたが，この一連の変換のなかで，第一次運動野がどの計算を担っているかというのは未解決の問題である．運動野の神経活動が身体運動の何を表現しているかという点に関して，「外部空間での手先の運動方向を表現している」とする**キネマティクスの立場**と，「身体座標系での運動指令を表現している」とする**ダイナミクスの立場**で論争が続いている（Taylor & Gross, 2003; 廣瀬，2008）．キネマティクスの立場を支持する証拠として，運動野集団神経活動から手先の軌道を再構成（デコード）[†]した研究が挙げられる（Georgopoulos et al., 1986）．一方，ダイナミクスの立場を支持する証拠として，筋張力が再構成できる研究もある（Morrow & Miller, 2003）．どうやら，第一次運動野にはキネマティクスとダイナミクスの両方が表現されているようである．では，具体的に第一次運動野はどのような計算を行っているのだろうか．

　第一次運動野が図 1.7A に示すような計算に基づき身体制御を行っていると仮定してみよう（Kalaska & Crammond, 1992）．そうであれば，外部座標系から身体座標系（関節座標系）への逆キネマティクス計算，そして運動方程式を用いて身体座標系から

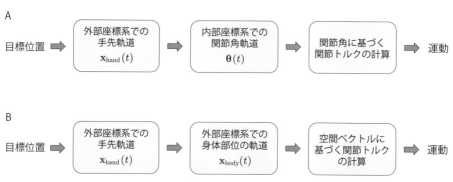

　図 1.7　視覚での目標位置から運動生成までの視覚運動変換．（A）関節角に基づく視覚運動変換と，（B）空間ベクトルに基づく視覚運動変換．

---

† 神経活動から運動パラメタを再構成する研究をデコーディング（復号化）と言い，第 9 章で解説する．

関節トルクなどの制御信号を計算する逆ダイナミクス計算が必要となる．2リンクモデルで見てきた逆キネマティクス・逆ダイナミクス計算は，さらに多くのリンクをもつモデルでは大変複雑なものとなる．本当に脳はこのような計算をしているのだろうか．カナダの著名な電気生理学者カラスカ（John F. Kalaska）は"Motor cortex does not solve Newtonian mechanics"と述べている（Kandel et al., 2012）．すなわち運動野は運動方程式に基づく運動制御を行っていないという立場である．しかし，前節で見たように，平衡点制御仮説のような運動方程式を陽に解かない制御では運動中の小さい弾性を説明できない．神経系が運動方程式を解けるか，もしそうだとしたらどのような表現を用いてどのような計算を行っているかを知るために，マーの三レベルにおける表現とアルゴリズムのレベルの議論をしなくてはならない．

　リンク系の運動方程式の導出では，関節角表現に基づくオイラー–ラグランジュ法と，空間ベクトル表現に基づくニュートン–オイラー法を学んだ．これらは異なる表現を用いて等価な計算をすることを見た．図 1.7B のように，第一次運動野が後者の空間ベクトル表現に基づく逆ダイナミクス計算を行っている可能性はないだろうか（Tanaka & Sejnowski, 2013）．運動方程式 (1.16) を見ると，左辺はダイナミクス量である関節トルクを，右辺はキネマティクス量である空間ベクトルを含んでいる．したがって，ダイナミクスとキネマティクスの立場は相反するものではなく，一つの等式で変換できるものである．また，運動方程式 (1.16) の右辺には，空間ベクトルがベクトル外積（$\mathbf{X} \times \mathbf{A}$）の形で入っている．関節トルクの計算の際に，関節角を陽に計算せず，ベクトル外積を計算する方法も考えられ，キネマティクス量である手先軌道とダイナミクス量である関節トルクを変換するうえでの中間変数とみなせる．

　もし第一次運動野がこのベクトル外積を表現しているとすると，運動方向選択性（コサインチューニング[†]），最適方向の非一様分布，最適方向の姿勢依存性，複数座標系の混在，ポピュレーションベクトル[‡]の時空間的特性，そして筋張力の効率的な計算といった，第一次運動野で知られている性質が統一的に説明できるのである（Tanaka & Sejnowski, 2013）．運動方向選択性を例にとってみよう．外積項は姿勢ベクトル $\mathbf{X}$ とその二階微分 $\mathbf{A}$ からなる．サルの実験でよく行われるように，それほど大きくない振幅の運動をさまざまな方向に行うとすると，姿勢ベクトル $\mathbf{X}$ はほぼ一定とみなしてよく，加速度ベクトル $\mathbf{A}$ はさまざまな方向をとる．すると，外積の性質から，運動方向に対して $\mathbf{X} \times \mathbf{A}$ は正弦曲線を描く．このように，第一次運動野の神経細胞が示す運動方向へのコサイン

[†] 運動方向選択性とは，手先の運動方向に依存して神経細胞の発火頻度が変化することである．特に運動方向の余弦関数として変化する神経活動の特性をコサインチューニングと呼び，第一次運動野・運動前野・頭頂葉などで広く見られる特性である（図 9.1 参照）．

[‡] ポピュレーションベクトルとは，神経細胞の集団活動から手先の運動を再構成する手法の一つである．第9章で詳しく説明する．

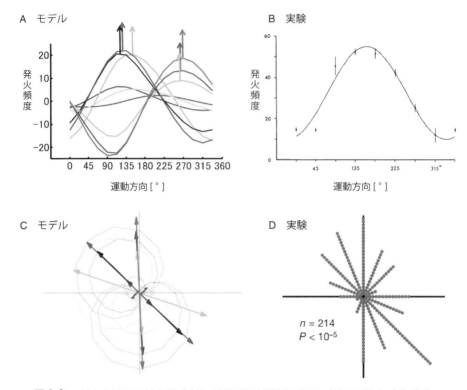

図 1.8 ベクトル外積モデルに基づく第一次運動野神経活動の説明．(A) モデルと (B) 実験：運動方向選択性のチューニングカーブ．横軸に運動方向をとった際の神経活動を縦軸に示す．A のモデル神経細胞のいくつかでは，最適方向（神経活動が最大になる運動方向）を矢印で示してある．(C) モデルと (D) 実験：水平面内での最適方向の分布．C はモデル神経細胞から，D は実際の神経細胞から求めた最適方向の分布であり，主に第二と第四象限に集中していることがわかる．

チューニングは外積の幾何学的性質から導かれるのである（図 1.8A，B）．また，第一次運動野の最適方向は平面内に一様に分布しているのではなく，偏りをもって分布していることが知られている．外積 $\mathbf{X} \times \mathbf{A}$ が最大になる方向は姿勢ベクトル $\mathbf{X}$ と直交する方向であるから，最適方向は姿勢ベクトルの分布によって決まる．姿勢ベクトルを決めると，最適方向の分布が計算できて，平面内の第二・第四象限に多く分布することが導かれるが，これは実験で報告されているのと同じである（図 1.8C，D）．

この空間ベクトル表現モデルでは，キネマティクス対ダイナミクス論争における異なる見解を以下のように説明する（図 1.9）．$\mathbf{X}$ がほぼ一定の場合には外積 $\mathbf{X} \times \mathbf{A}$ は加速度ベクトル $\mathbf{A}$ となり，キネマティクスを表現しているように見える．一方，外積 $\mathbf{X} \times \mathbf{A}$ の線形和は式 (1.16) から関節トルクになるため，ダイナミクスともみなせる量である．第一次運動野に関するキネマティクス対ダイナミクスの論争は，外積 $\mathbf{X} \times \mathbf{A}$ がキネマ

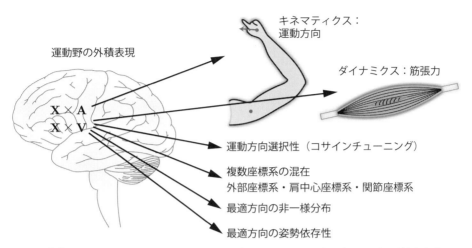

図 1.9　第一次運動野の神経活動がベクトル外積を表現していると仮定すると，さまざまな実験結果をベクトル外積の幾何学的な性質から説明することができる．Tanaka & Sejnowski (2013) より改変．

ティクスとダイナミクスの二面性をもっていたことに起因するのである．また，外積項はキネマティクス変数である姿勢ベクトルや加速度ベクトルからダイナミクス変数である関節トルクへ変換するための中間変数である．第一次視覚野の計算論的役割は，運動前野からキネマティクス変数を入力として受け取り，脊髄運動回路に筋張力や関節トルクなどのダイナミクス変数を出力することであり，その中間表現としてベクトル外積を用いているという描像が得られる．ここで提案した第一次運動野の計算論は，マーの三レベルを使って次のように整理できる．

- 計算理論のレベル　第一次運動野は運動のキネマティクスをダイナミクスに変換することを目的とする．

- 表現・アルゴリズムのレベル　運動のキネマティクスをベクトル外積として表現し，ニュートン–オイラー方程式でベクトル外積から関節トルクへの変換を行う．

- 実装のレベル　第一次運動野の神経活動として，ベクトル外積を実装する．

このように，一次運動野ではマーの三つのレベルの理解が一通りそろっており，計算論的理解が進んでいる脳部位であると言える．

ここで解説した運動野の空間ベクトル表現モデルは，数ある運動野のモデルの一つにすぎない (Omrani et al., 2016)．たとえば，チャーチランドのグループは状態空間モデルに基づく運動野モデル (Churchland et al., 2012) を，スコットのグループはバイオメカニクスに基づく最適化モデル (Lillicrap & Scott, 2013) を提案している．異な

る思想に基づくモデルがなぜどれも第一次運動野の神経活動を説明できるのかは謎である．これらのモデルはより一般的なモデルの粗い近似にすぎず，まだ第一次運動野の完全な理解には程遠いのかもしれない．実際，チャーチランドらのグループは第一次運動野の神経活動が単純なキネマティクスからかけ離れた複雑な時系列を示すことを報告しているし（Churchland & Shenoy, 2007），サッチは手首運動において「調べたすべての運動のパラメタに反応する神経細胞が，ほぼ同じ数ずつ見つかった」（"all the types of neuron that were looked for were found, in nearly equal numbers"）と述べている（Thach, 1978）．また，第一次運動野は決して一様な性質をもつ神経集団ではなく，筋肉に直接投射する皮質運動神経細胞は尾側にのみ存在することから，第一次運動野の吻側と尾側で異なる機能をもつことが示唆されている（Rathelot & Strick, 2006）．エヴァーツによって始められた第一次運動野の電気生理研究（コラム 7 参照）はすでに 50 年の歴史をもつが，第一次運動野の機能について謎は深まるばかりである．

まとめ

　身体運動における重要な概念として，キネマティクスとダイナミクスがある．キネマティクスは身体の姿勢を記述するものであり，その記述方法はデカルト座標を用いる外部座標系と関節角を用いる内部座標系に分かれる．内部座標系から外部座標系への座標変換は順キネマティクス，反対の変換は逆キネマティクスと呼ばれる．一方，ダイナミクスは外力による身体の時間変化を記述するもの，すなわち運動方程式である．運動方程式の導出には関節角表現に基づくオイラー–ラグランジュ法と，空間ベクトルに基づくニュートン–オイラー法がある．座標変換や運動方程式の計算を脳がどのように行っているかに関しては，さまざまなモデルが提案されているが，現在のところ研究者の間で意見の一致を見るモデルはない．特に，19 世紀に大脳皮質で最初に機能局在が見出された第一次運動野の機能的役割に関しては，複数の計算論モデルが提案されているが，どのモデルが正しいのか，もしくはまったく新しいモデルが必要なのか，未解決のまま残されている．

参考文献

Andersen, R. A., Essick, G. K., & Siegel, R. M. (1985). Encoding of spatial location by posterior parietal neurons. *Science, 230*(4724), 456–458.

Atkeson, C. G. (1989). Learning arm kinematics and dynamics. *Annual Review of Neuroscience, 12*, 157–183. doi:10.1146/annurev.ne.12.030189.001105

Bremner, L. R., & Andersen, R. A. (2012). Coding of the reach vector in parietal area 5d.

Neuron, 75(2), 342–351. doi:10.1016/j.neuron.2012.03.041

Buneo, C. A., Jarvis, M. R., Batista, A. P., & Andersen, R. A. (2002). Direct visuomotor transformations for reaching. *Nature, 416*(6881), 632–636. doi:10.1038/416632a

Chang, S. W., Papadimitriou, C., & Snyder, L. H. (2009). Using a compound gain field to compute a reach plan. *Neuron, 64*(5), 744–755. doi:10.1016/j.neuron.2009.11.005

Churchland, M. M., Cunningham, J. P., Kaufman, M. T., Foster, J. D., Nuyujukian, P., Ryu, S. I., & Shenoy, K. V. (2012). Neural population dynamics during reaching. *Nature, 487*(7405), 51–56. doi:10.1038/nature11129

Churchland, M. M., & Shenoy, K. V. (2007). Temporal complexity and heterogeneity of single-neuron activity in premotor and motor cortex. *Journal of Neurophysiology*, 97, 4235–4257.

Feldman, A. G. (1986). Once more on the equilibrium-point hypothesis (lambda model) for motor control. *Journal of Motor Behavior, 18*(1), 17–54.

Georgopoulos, A. P., Schwartz, A. B., & Kettner, R. E. (1986). Neuronal population coding of movement direction. *Science, 233*(4771), 1416–1419.

Gomi, H., & Kawato. (1996). Equilibrium-point control hypothesis examined by measured arm stiffness during multijoint movement. *Science, 272*(5258), 117–120.

Graziano, M. S., Yap, G. S., & Gross, C. G. (1994). Coding of visual space by premotor neurons. *Science, 266*(5187), 1054–1057.

Haggard, P. (2008). Human volition: towards a neuroscience of will. *Nature Reviews Neuroscience, 9*(12), 934–946. doi:10.1038/nrn2497

Hogan, N. (1984). An organizing principle for a class of voluntary movements. *Journal of Neuroscience, 4*(11), 2745–2754.

Imamizu, H., Miyauchi, S., Tamada, T., Sasaki, Y., Takino, R., Putz, B., ... Kawato, M. (2000). Human cerebellar activity reflecting an acquired internal model of a new tool. *Nature, 403*(6766), 192–195. doi:10.1038/35003194

Kalaska, J. F., & Crammond, D. J. (1992). Cerebral cortical mechanisms of reaching movements. *Science, 255*(5051), 1517–1523.

Kandel, E. R., Schwartz, J. H., Jessell, T. M., Siegelbaum, S. A., Hudspeth, A. J. (2012). *Principles of Neural Science, 5th ed.* McGraw-Hill.

Kawato, M. (1999). Internal models for motor control and trajectory planning. *Current Opinion in Neurobiology, 9*(6), 718–727.

Lillicrap, T. P., & Scott, S. H. (2013). Preference distributions of primary motor cortex neurons reflect control solutions optimized for limb biomechanics. *Neuron, 77*(1), 168–179. doi:10.1016/j.neuron.2012.10.041

Luh, J. Y., Walker, M. W., & Paul, R. P. (1980). On-line computational scheme for mechanical manipulators. *Journal of Dynamic Systems, Measurement, and Control, 102*(2), 69–76.

Martin, T. A., Keating, J. G., Goodkin, H. P., Bastian, A. J., & Thach, W. T. (1996). Throwing while looking through prisms. I. Focal olivocerebellar lesions impair adaptation. *Brain, 119 (Pt 4)*, 1183–1198.

Miall, R. C., Christensen, L. O., Cain, O., & Stanley, J. (2007). Disruption of state estimation in the human lateral cerebellum. *PLoS Biology, 5*(11), e316. doi:10.1371/journal.pbio.0050316

Miall, R. C., & Wolpert, D. M. (1996). Forward Models for Physiological Motor Control. *Neural Networks, 9*(8), 1265–1279.

Morrow, M. M., & Miller, L. E. (2003). Prediction of muscle activity by populations of sequentially recorded primary motor cortex neurons. *Journal of Neurophysiology, 89*(4), 2279–2288. doi:10.1152/jn.00632.2002

Nowak, D. A., Topka, H., Timmann, D., Boecker, H., & Hermsdorfer, J. (2007). The role of the cerebellum for predictive control of grasping. *Cerebellum, 6*(1), 7–17. doi:10.1080/

14734220600776379

Omrani, M., Kaufman, M. T., Hatsopoulos, N. G., & Cheney, P. D. (2017). Perspectives on classical controversies about the motor cortex. *Journal of Neurophysiology*, *118*(3), 1828–1848. doi:10.1152/jn.00795.2016

Osu, R., Morishige, K., Nakanishi, J., Miyamoto, H., & Kawato, M. (2015). Practice reduces task relevant variance modulation and forms nominal trajectory. *Scientific Reports*, *5*, 17659. doi:10.1038/srep17659

Pasalar, S., Roitman, A. V., Durfee, W. K., Ebner, T. J. Force field effects on cerebellar Purkinje cell discharge with implications for internal models. *Nature Neuroscience*. 2006;9(11):1404–11.

Pesaran, B., Nelson, M. J., & Andersen, R. A. (2006). Dorsal premotor neurons encode the relative position of the hand, eye, and goal during reach planning. *Neuron*, *51*(1), 125–134. doi:10.1016/j.neuron.2006.05.025

Pouget, A., & Sejnowski, T. J. (1997). Spatial transformations in the parietal cortex using basis functions. *Journal of Cognitive Neuroscience*, *9*(2), 222–237. doi:10.1162/jocn.1997.9.2.222

Rathelot, J. A., & Strick, P. L. (2006). Muscle representation in the macaque motor cortex: an anatomical perspective. *Proceedings of the National Academy of Sciences of the United States of America*, *103*(21), 8257–8262. doi:10.1073/pnas.0602933103

Schrödinger, E. (1944). *What Is Life? the Physical Aspect of the Living Cell and Mind*. Cambridge University Press.

Tanaka, H. (2016). Modeling the motor cortex: Optimality, recurrent neural networks, and spatial dynamics. *Neuroscience Research*, *104*, 64–71. doi:10.1016/j.neures.2015.10.012

Tanaka, H., & Sejnowski, T. J. (2013). Computing reaching dynamics in motor cortex with Cartesian spatial coordinates. *Journal of Neurophysiology*, *109*(4), 1182–1201. doi:10.1152/jn.00279.2012

Tanaka, H., Ishikawa, T., & Kakei, S. (2019). Neural Evidence of the Cerebellum as a State Predictor. *The Cerebellum*, 1–23.

Taylor, C. S., & Gross, C. G. (2003). Twitches versus movements: a story of motor cortex. *Neuroscientist*, *9*(5), 332–342. doi:10.1177/1073858403257037

Thach, W. T. (1978). Correlation of neural discharge with pattern and force of muscular activity, joint position, and direction of intended next movement in motor cortex and cerebellum. *Journal of Neurophysiology*, *41*(3), 654–676.

Wolpert, D. M., Ghahramani, Z., & Jordan, M. I. (1995). An internal model for sensorimotor integration. *Science*, *269*(5232), 1880–1882.

Wolpert, D. M., Miall, R. C., & Kawato, M. (1998). Internal models in the cerebellum. *Trends in Cognitive Sciences*, *2*(9), 338–347.

Yamamoto, K., Kawato, M., Kotosaka, S., & Kitazawa, S. (2007). Encoding of movement dynamics by Purkinje cell simple spike activity during fast arm movements under resistive and assistive force fields. *Journal of Neurophysiology*, *97*(2), 1588–1599. doi:10.1152/jn.00206.2006

Zipser, D., & Andersen, R. A. (1988). A back-propagation programmed network that simulates response properties of a subset of posterior parietal neurons. *Nature*, *331*(6158), 679–684. doi:10.1038/331679a0

シュレーディンガー（1951）『生命とは何か 物理学者のみた生細胞』岡小天・鎮目恭夫共訳，岩波書店.

廣瀬智士（2008）「運動生理実験超入門〜From Neuron to Newton〜 脳は $F = ma$ をどのように表現するか」. 日本神経回路学会誌, 15(2), 136–144.

コラム 2：**ガルヴァーニのカエルと電気生理学の誕生**

　ガレノスのブタの実験で脳が身体を制御していることがわかった（コラム 1）が，それでは脳がどのようなメカニズムで感覚を処理し身体を制御しているかという問題が残る．ガレノスの時代にはプネウマ（pneuma）と呼ばれる生気が脳室に蓄えられており，プネウマが神経によって全身に分配されることで筋肉を収縮し運動を行うものと考えられていたらしい．プネウマとはもともと呼吸や空気を意味するギリシャ語で，いまでも空気の作用を意味する英語の pneumatic という単語として残っている．このプネウマ説は近代まで生き残り，より現代的な理解は後の 18 世紀後半まで待たなくてはならない．

　一方，生体の電気現象自体は古代から知られていたようである．古代エジプトではデンキナマズ（*Malapterurus electricus*）は知られていたし，ガレノスは頭痛と癲癇の治療にシビレエイ（*Torpedo*）を用いていた．この生物電気の現象に科学的に取り組んだのは，イタリアのガルヴァーニ（図 1.10 上左）とヴォルタ（図 1.10 上右）である．1770 年頃，当時発明されたばかりのライデン瓶を用いて，ボローニャのガルヴァーニ（Luigi Galvani, 1737-1798）は静電気の放出によりカエルの下肢の筋肉の収縮が起きることを発見した（図 1.10 下）（McComas, 2011; 酒井，1996-1997）．彼は，脊柱と筋肉の閉電気回路を作る際，単一の金属よりも鉄と銅といった異種の金属を用いたほうが，筋収縮が強く起こることも報告している．また，放出された電荷量と筋収縮には相関がないため，ライデン瓶の静電気や異種金属の起電力自体が筋収縮を引き起こすのではなく，むしろ筋収縮の引き金のような働きをしているものと推察した．現代的に解釈すると，静電気は筋

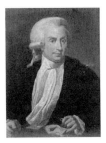
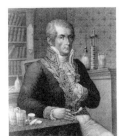
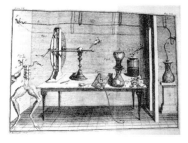

図 1.10　ガルヴァーニ（上左）とヴォルタ（上右）の肖像，およびガルヴァーニの実験室の様子（下）．机の左端には手回しの静電気発生器と，右端にはライデン瓶が見られる．出典：McComas（2011）．

肉を収縮させる脳からの運動指令の代わりを果たしたということになる．しかし，ガルヴァーニは外部から筋肉への方向ではなく，筋肉から外部への「動物電気」なるものが流れ出すことで筋収縮が起きると解釈していたらしい．単一の金属より異なる金属を用いたほうが強い筋収縮が起こることから，電流を生じるのは筋肉ではなく外部の金属であると考えるほうが自然だったのだろう．

　ガルヴァーニの実験を電気生理学的に正しく理解したのは，パヴィアのヴォルタ（Alessandro Volta, 1745-1827）であり，外部の電気が筋収縮を引き起こしたと推察した．この筋収縮の問題を研究するなかで，1800 年，銅と亜鉛の円盤を塩水に浸した布で何層にも挟んだ電池の発明に至った．これはシビレエイの発電器官の解剖学的構造と，ガルヴァーニが用いた 2 種の金属による筋肉刺激実験からヒントを得たものであった（Grundfest, 1960）．電磁気学は生体の電気生理学的性質を調べることから始まったのである．電気生理学が始まったボローニャの地には，カエルの後肢を持つガルヴァーニの像が建てられている（図 1.11）．

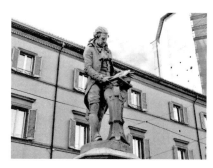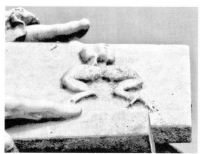

図 1.11　ボローニャの中心にあるマッジョーレ広場を南に抜けると，ガルヴァーニ広場の中心にガルヴァーニの像が建てられており（左），その両手にはカエル後肢が抱えられている（右）（いずれも著者撮影）．像の向かいには旧ボローニャ大学の解剖学教室や法学部講堂（現在は市立図書館）があるアルキジンナージオ宮が残っており，ガルヴァーニの時代を偲ぶことができる．

Grundfest, H. (1960). Electric fishes. *Scientific American*, 203(4), 115–127.
McComas, A. (2011). *Galvani's Spark: the Story of the Nerve Impulse*. Oxford University Press.
酒井正樹（1996）「動物精気の実体はこうしてつきとめられた—1. 導線なしの筋収縮—」．比較生理生化学, 13(3), 281–289.
酒井正樹（1996）「動物精気の実体はこうしてつきとめられた—2. 異種金属による筋収縮—」．比較生理生化学, 13(4), 407–415.
酒井正樹（1997）「動物精気の実体はこうしてつきとめられた—3. 金属なしの筋収縮—」．比較生理生化学, 14(1), 64–77.
酒井正樹（1997）「動物精気の実体はこうしてつきとめられた—4. 動物精気の実体—」．比較生理生化学, 14(2), 151–168.

第 **2** 章

決定論的最適制御
―運動の背後に潜む最適化の計算原理―

自然は何事も無駄には為さない.
――アリストテレス

　第1章では身体運動の基礎とその脳内表現を議論した.それらを踏まえ本章では,身体運動における規則性を説明する最適化モデルを見ていこう.身体運動はランダムに行われているのではなく,何らかの規則性を示すことが知られている.たとえば手を始点から終点に動かす到達運動において始点と終点を結ぶ可能な軌道は無数にありうるのに,実際の到達運動は始点と終点を結ぶ直線的な軌道上でなされる.この実験事実は運動制御の背後に何らかの最適化がなされていること,すなわち評価関数を最適化した結果として運動の規則性が生じていることを示唆している.自然に無駄がないと評したのはアリストテレスだが,評価関数に基づく最適制御は「脳は何事も無駄には為さない」ことの数学的定式化である.本章では,ノイズがない決定論的システムに対して,評価関数を最適化する定式化と関連する到達運動モデルに関してまとめる.ここでの「ノイズがない」とは,運動方程式が決定論的であるということである.数学的詳細に関しては,変分法（Appendix A）,拘束条件のある場合の最適化問題（Appendix B）,そしてポントリャーギンの最小原理（Appendix C）について付録にまとめたので,数式を追って理解していただきたい.

2.1　身体運動の法則性

　惑星運動に関するケプラーの法則がニュートンの力学法則を導いたように,観測データの法則性はその背後にある何らかの普遍的な原理を示唆する.ここでは,上腕の到達運動と眼球のサッカード（急速眼球運動）に対してなされた研究を取り上げたい.そこでまず,両者に関して知られている法則性をいくつかまとめよう.

　上腕の到達運動とは,始点（運動開始時の手先の位置）から終点（目標物の位置）に

向かって手先を動かす随意運動のことである．我々が何か物をとるときの運動と考えてよい．始点と終点のみが与えられる二点間到達運動のため，どのような運動時間でどのような軌道をとるかは一意に決まらない．この不定性は軌道の不定性と呼ばれる．一方，ヒト心理実験では，どの始点と終点の対に対しても，ほぼ直線の軌跡と釣鐘型の速度形状（つまり，始めと終わりがゆっくりで真ん中で最も速い）を示すことが知られている (Abend et al., 1982; Morasso, 1981)（図 2.1）．第 1 章で見たように，外部座標系で直線の軌跡は，内部座標すなわち関節角では一般に曲線となる．この外部座標系での性質は，脳が外部座標系で到達運動を計画・制御していることを示唆している．

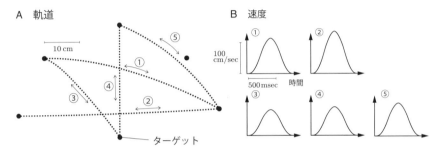

図 2.1 （A）二点到達運動の手先の軌跡および（B）速度形状．Uno et al.（1989）の実験のあらまし．

空間的には直線的で滑らかな軌道をとることがわかったが，運動時間に関してはフィッツの法則（Fitts' law）と呼ばれるスケーリング則が知られている（Fitts, 1954）．二点間到達運動において運動距離 d と標的の大きさ w を与えると，運動時間が

$$t_\mathrm{f} = t_0 + a \log_2 \frac{d}{w} \tag{2.1}$$

となる．この式から運動時間は運動距離と標的の大きさの比によって決まる，つまり遠くて小さい目標にはより時間を要するということがわかる（図 2.2A）．

上腕の描画運動とは，与えられた軌跡を手先でなぞる運動のことである．どこを通るかは実験者により規定されている一方，どのようなスピードで通るかは被験者に委ねられる．心理実験の結果では，曲率の大きい部分（きついカーブ）ではゆっくりと，曲率の小さい部分（緩やかなカーブ）では速く運動することが見出されている．定量的には，速さは曲率 κ の $-1/3$ 乗（曲率半径 R の 1/3 乗）として決まること，すなわち冪乗則

$$v \propto \kappa^{-\frac{1}{3}} = R^{\frac{1}{3}} \tag{2.2}$$

が知られている（Lacquaniti et al., 1983）（図 2.2B）．

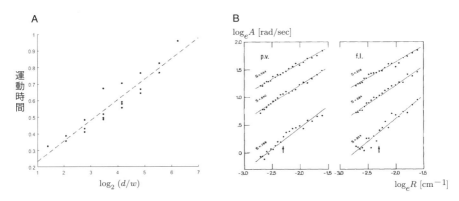

図 2.2 (A) Fitts (1954) のデータからプロットしたフィッツの法則. 横軸は $\log_2(d/w)$, 縦軸は運動時間 t_f である. (B) 冪乗則. 横軸は曲率半径 R, 縦軸は角速度 A である. Lacquaniti et al. (1983) より許諾を得て転載.

眼球運動において，ある一点から他の一点へ急速に視線方向を変える運動が知られている．我々は外界の情報を見回すため，1秒間に3回程度視線の向きを変える．この運動は**サッカード（急速眼球運動）**と呼ばれ，ヒトでは毎秒 600°，サルでは毎秒 900° を超える速さの眼球運動である．サッカードの運動時間はその振幅によりほぼ決まっており，その曲線を主系列と呼ぶ（Bahill et al., 1975）．振幅 d とサッカードの運動時間 t_f には

$$t_f = t_0 + ad \tag{2.3}$$

なる線形関係があり（図 2.3B），速度の最大値 V_{peak} は

$$V_{\text{peak}} = V_{\max}\left(1 - e^{-\frac{d}{d_0}}\right) \tag{2.4}$$

という頭打ちの関数となる（図 2.3A）（van der Geest & Frens, 2002）．

上記の到達運動と眼球運動の実験的法則は，ヒト随意運動は決してランダムではなく何らかの規則性をもっていること，さらにはその規則性を決める最適化原理が潜んでいることを示唆している．力学の発展を振り返ってみると，まずケプラーが惑星運動の法則を発見し，次にニュートンが力学を定式化した（第 0 章）が，さらにその続きとして，モーペルチュイ（Pierre-Louis Maupertuis, 1698–1759）は局所的なニュートン力学が大域的な最適化としてみなせるとした最小作用の原理を打ち出した．たとえば光は，二点を結ぶ無数の経路のうち，進むのに必要な時間が最小になる経路を通る．光学では，これをフェルマーの最小時間の原理と呼ぶ．同様にヒト随意運動に関しても，到達運動で報告された直線状の軌跡と釣鐘型の速度形状といった実験結果に見られる規則性は何ら

かの最適化から生じていると考えられる．問題はどのような評価関数を最適化しているかということである．評価関数を直接観測することはできないので，もっともらしい評価関数を用いて定式化した最適化モデルを作り，それが実験結果を説明できるかによって検証する．ここでは代表的なモデルとして，躍度最小モデル（Flash & Hogan, 1985）とトルク変化最小モデル（Uno et al., 1989）を紹介しよう．

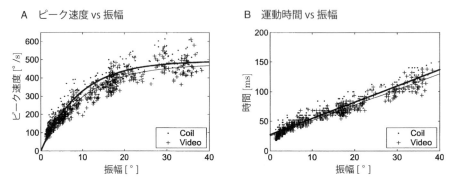

図 2.3 サッカードの振幅の関数としての（A）ピーク速度と（B）運動時間．このデータでは眼球運動を異なる二つの方法（コイルとビデオ）で計測している．van der Geest & Frens (2002) より許諾を得て転載．

2.2 キネマティクスの滑らかさ —躍度最小モデル—

心理物理実験で見出された滑らかな手先軌道からは，脳が運動の評価関数として何らかの滑らかさを用いていることが示唆される．軌道が滑らかであるとは，軌道の変化分である微分係数が小さいということである．たとえば，軌道の加速度成分を時間的に積分したものを最小にする評価関数が考えられる．このとき，水平面上の手先位置を (x, y) として，最小化すべき評価関数は

$$J[x, y] = \int_0^{t_\mathrm{f}} (\ddot{x}(t)^2 + \ddot{y}(t)^2)\mathrm{d}t \tag{2.5}$$

となる[†]．変分法（calculus of variation）を用いると，(x, y) の最適解は

$$\frac{\mathrm{d}^4 x(t)}{\mathrm{d}t^4} = \frac{\mathrm{d}^4 y(t)}{\mathrm{d}t^4} = 0 \tag{2.6}$$

[†] 以下ニュートンの記法を用いて，変数の上に・をつけて時間微分を表すことにする．高次の微分に関して，$n(\geq 4)$ 階の微分は $x^{(n)}$ のように，変数の右肩に次数を書くことにする．なお，ニュートン，ライプニッツ，ラグランジュらがどのような微分の記法を用いていたかに関して，Jardine & Shell-Gellasch (2011) の Montelle の章に詳しい記述がある．

の方程式を満たす必要があり，これから $x(t)$ と $y(t)$ は時刻 t の三次式となることがわかる（変分法に関しては Appendix A を参照のこと）．三次式は四つの未定係数を含むので，初期位置 $x(0) = x_i$ から終点位置 $x(t_f) = x_f$ に運動する際，始点と終点での速度が 0 であるとして，$\dot{x}(0) = \dot{x}(t_f) = 0$ という境界条件を課すと，

$$x(t) = x_0 + (x_f - x_0)\left\{3\left(\frac{t}{t_f}\right)^2 - 2\left(\frac{t}{t_f}\right)^3\right\} \quad (0 \le t \le t_f) \tag{2.7}$$

となり，$x(t)$ は時刻 t に関する三次関数として求められる．この解から速度は $v(t) = (x_f - x_0)\left(\dfrac{6t}{t_f^2} - \dfrac{6t^2}{t_f^3}\right)$ となり $v(0) = v(t_f) = 0$ を満たすが，加速度は $a(t) = (x_f - x_0)\left(\dfrac{6}{t_f^2} - \dfrac{12t}{t_f^3}\right)$ となり，端点で加速度は 0 でない値をとり，実験データと一致しない．したがって，加速度の二乗を最小にする式 (2.5) では不十分である．

そこでフラッシュとホーガンは三階微分である躍度を最小化する，**躍度最小モデル**（minimum-jerk model）を提案した（Flash & Hogan, 1985）．簡略化のため平面運動を考えて時刻 t における手先の位置を $(x(t),\ y(t))$ と書くと，躍度変化最小モデルの評価関数は

$$J_{\mathrm{MJ}}[x,\ y] = \int_0^{t_f} (\dddot{x}(t)^2 + \dddot{y}(t)^2)\mathrm{d}t \tag{2.8}$$

と書くことができる．運動開始時刻を 0，終了時刻を t_f とした．変分原理により $x(t)$ と $y(t)$ はオイラー–ポアソン方程式

$$\frac{\mathrm{d}^6 x(t)}{\mathrm{d}t^6} = \frac{\mathrm{d}^6 y(t)}{\mathrm{d}t^6} = 0 \tag{2.9}$$

を満たすので，躍度最小モデルの解 x と y は時刻 t に関して五次の多項式であることがわかる．この躍度最小モデルでは，「ヒトの到達運動は外部座標系での躍度を最小にするように計画されている」という計算原理が仮定されている．この単純な最適化モデルは，各実験条件に合うように設定された境界条件を課すことで，さまざまな心理物理実験の結果を説明することができる．そのことを，以下で見ていこう．

躍度最小モデルの到達運動解

まず一番簡単な**二点間到達運動**（point-to-point reaching movement）を考える．境界条件は端点での位置（始点 x_0 と終点 x_f）に加えて，端点での速度と加速度が 0 であ

ると要請して,

$$x(0) = x_0, \quad x(t_f) = x_f, \quad \dot{x}(0) = \ddot{x}(0) = \dot{x}(t_f) = \ddot{x}(t_f) = 0 \qquad (2.10)$$

という6個の条件を課そう．躍度最小モデルの解は時間に関する五次の多項式であるから，六つの未定係数を含み，境界条件 (2.10) を課すことで

$$x(t) = x_0 + (x_f - x_0)\left\{6\left(\frac{t}{t_f}\right)^5 - 15\left(\frac{t}{t_f}\right)^4 + 10\left(\frac{t}{t_f}\right)^3\right\} \quad (0 \le t \le t_f)$$
$$(2.11)$$

と決まる．$y(t)$ に関しても同様の解が得られることから，

$$y(t) = y_0 + \frac{y_f - y_0}{x_f - x_0}(x(t) - x_0) \quad (0 \le t \le t_f) \qquad (2.12)$$

となる．つまり，二点間到達運動における躍度最小モデルの解は始点と終点によらず直線になり，実験結果を再現することがわかる．また x 方向の速度は

$$v_x(t) = 30\frac{x_f - x_0}{t_f}\left(\frac{t}{t_f}\right)^2\left(\frac{t}{t_f} - 1\right)^2 \quad (0 \le t \le t_f) \qquad (2.13)$$

となり，ちょうど中間の時刻 $t_f/2$ で速度が最大になる釣鐘型をしていることがわかる．まとめると，始点 (x_0, y_0)，終点 (x_f, y_f) および運動時間 t_f が与えられた際，躍度最小モデルは直線の軌跡と釣鐘型の速度形状をもつ到達運動を再現するのである（図 2.4）．

また**経由点問題**（via-point problem）は，$t = 0$ で始点 x_0 から出発し，$t = t_1$

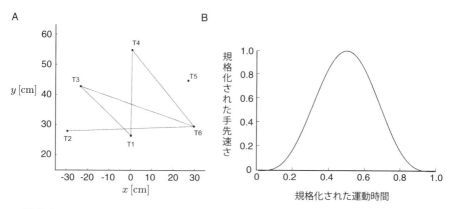

図 2.4 躍度最小モデルの二点到達運動解で与えられる（A）手先軌道と（B）速度形状．振幅と時間で規格化した速度形状は，始点と終点によらず釣鐘型となる．

$(0 < t_1 < t_f)$ で経由点 x_1 を通り，$t = t_f$ で終点 x_f に到達する問題である．躍度最小モデルは経由点運動も再現することを以下で見よう．解は時刻 t の六次関数であり，$t = t_1$ の前後で場合分けして

$$x_-(t) = a_0 + a_1 t + a_2 t^2 + a_3 t^3 + a_4 t^4 + a_5 t^5 \quad (0 \leq t \leq t_1)$$
$$x_+(t) = b_0 + b_1 t + b_2 t^2 + b_3 t^3 + b_4 t^4 + b_5 t^5 \quad (t_1 \leq t \leq t_f) \tag{2.14}$$

と 12 個の未定係数を含むものとなる．式 (2.10) と同様の初期条件

$$x_-(0) = x_0, \quad \dot{x}_-(0) = \ddot{x}_-(0) = 0 \tag{2.15}$$

と終条件

$$x_+(t_f) = x_f, \quad \dot{x}_+(t_f) = \ddot{x}_+(t_f) = 0 \tag{2.16}$$

に加えて，$t = t_1$ での解の連続条件

$$x_-(t_1) = x_1, \quad x_+(t_1) = x_1, \quad \dot{x}_-(t_1) = \dot{x}_+(t_1), \quad \ddot{x}_-(t_1) = \ddot{x}_+(t_1),$$
$$\dddot{x}_-(t_1) = \dddot{x}_+(t_1), \quad x_-^{(4)}(t_1) = x_+^{(4)}(t_1) \tag{2.17}$$

から，未定係数を決めることができる．このようにして決められた運動は心理物理実験の結果とよく合致する（原論文の図 5，6，7 を参照）.

躍度最小モデルの描画運動解

描画運動では手が動く軌道の曲線は与えられていて，その曲線上でどのくらいの速度で運動するかの自由度が残る．ここでは描画運動で知られている速度と曲率の間の冪乗則が，躍度最小モデルとどのように関係しているかを見てみよう（Todorov & Jordan, 1998; Viviani & Flash, 1995）．ここではトドロフとジョーダンに従って，躍度最小モデルから冪乗則を導いてみよう（Todorov & Jordan, 1998）．s を曲線に沿った弧長のパラメタとして，$s = 0$ を始点，$s = 1$ を終点とする（図 2.5A）．ここでの問題は，描画運動を表す弧長 s を時間の関数，すなわち $s = s(t)$ として定める問題である．簡単のため，二次元平面内の運動を考えよう．描画運動の曲線 $\mathbf{r}(s) = (x(s)\ y(s))^\top$ は与えられているので，その時間変化は

$$\dot{\mathbf{r}} = \mathbf{r}' \dot{s}$$
$$\ddot{\mathbf{r}} = \mathbf{r}'' \dot{s}^2 + \mathbf{r}' \ddot{s} \tag{2.18}$$
$$\dddot{\mathbf{r}} = \mathbf{r}''' \dot{s}^3 + 3\mathbf{r}'' \dot{s}\ddot{s} + \mathbf{r}' \dddot{s}$$

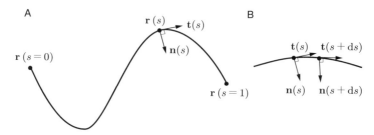

図 2.5 (A) 描画運動の曲線．規格化した弧長を s とし，$s=0$ を始点，$s=1$ を終点とする．ある点 $\mathbf{r}=\mathbf{r}(s)$ での接線ベクトルと法線ベクトルをそれぞれ $\mathbf{t}(s)$ と $\mathbf{n}(s)$ と定義する．(B) 接線ベクトルと法線ベクトルの弧長に伴う変化．曲率を κ としたとき，図から $\frac{\mathrm{d}}{\mathrm{d}s}\begin{pmatrix}\mathbf{t}\\\mathbf{n}\end{pmatrix}=\begin{pmatrix}0 & \kappa\\-\kappa & 0\end{pmatrix}\begin{pmatrix}\mathbf{t}\\\mathbf{n}\end{pmatrix}$ なる微小回転により接線ベクトルと法線ベクトルが変化することがわかる．この式はフレネ–セレの式として知られる．

と与えられる．ここで記号 $'$ は変数 s に関する微分を，記号 $\cdot$ は変数 t に関する微分を表し，合成関数の連鎖律を用いた．式 (2.18) における $\mathbf{r}'$，$\mathbf{r}''$ および $\mathbf{r}'''$ を評価するために，点 $\mathbf{r}(s)$ における接線ベクトルと法線ベクトルをそれぞれ $\mathbf{t}(s)$ と $\mathbf{n}(s)$ として導入する（図 2.5A）．

二次元の平面運動の場合，弧長に沿った際の接線ベクトル $\mathbf{t}(s)$ と法線ベクトル $\mathbf{n}(s)$ の変化を記述するフレネ–セレ（Frenet–Serret）の公式を用いて（図 2.5B），軌道 $\mathbf{r}(s)$ の弧長 s に関する微分は，曲率を κ としたときに

$$\mathbf{r}' = \mathbf{t}$$
$$\mathbf{r}'' = \kappa \mathbf{n} \qquad\qquad (2.19)$$
$$\mathbf{r}''' = \kappa' \mathbf{n} - \kappa^2 \mathbf{t}$$

となることがわかる（図 2.5B および，たとえば Kühnel (2002) の第 2 章を参照）．式 (2.19) を式 (2.18) に代入すると，躍度最小モデルの評価関数は

$$\begin{aligned}
\dddot{x}^2 + \dddot{y}^2 = \|\dddot{\mathbf{r}}\|^2 &= \|\mathbf{r}'''\dot{s}^3 + 3\mathbf{r}''\dot{s}\ddot{s} + \mathbf{r}'\dddot{s}\|^2 \\
&= \|(\kappa'\dot{s}^3 + 3\kappa\dot{s}\ddot{s})\mathbf{n} + (\dddot{s} - \kappa^2\dot{s}^3)\mathbf{t}\|^2 \\
&= (\kappa'\dot{s}^3 + 3\kappa\dot{s}\ddot{s})^2 + (\dddot{s} - \kappa^2\dot{s}^3)^2
\end{aligned} \qquad (2.20)$$

となることがわかる．最後の等式では接線ベクトル $\mathbf{t}$ と法線ベクトル $\mathbf{n}$ が直交することを用いた．このように，躍度は法線ベクトル $\mathbf{n}$ に沿う成分から出る第一項と，接線ベクトル $\mathbf{t}$ に沿う成分から出る第二項に分解できることがわかる．第一項が $\left\{\dot{s}^{-1}\frac{\mathrm{d}}{\mathrm{d}t}(\kappa\dot{s}^3)\right\}^2$ と書けることに留意すると，第一項の最小化から $\frac{\mathrm{d}}{\mathrm{d}t}(\kappa\dot{s}^3) = 0$，すなわち $\kappa\dot{s}^3 = (\mathrm{const})$

となる．これから $\dot{s} = (\text{const})\kappa^{-\frac{1}{3}}$ がわかるので，速さは

$$v \propto \kappa^{-\frac{1}{3}} \tag{2.21}$$

に従う．これが描画運動の冪乗則である．つまり，曲率の大きいところはゆっくり，逆に曲率の小さいところは速く運動するという冪乗則 (2.2) が躍度最小モデルから導かれたのである．ただし，ここでの冪乗則の導出では，式 (2.20) の第一項しか考えていないため，不十分である[†]．実は真面目に躍度最小モデルの描画運動解を解くと，幾分面倒な計算ののち，−1/3 乗だけでなく，曲線の種類によってさまざまな冪の冪乗則が含まれていることを導ける．そしてそれらは実験的に検証されている．この非常に美しい研究に興味のある方は，Huh & Sejnowski（2015）をぜひ参照され，その数式を追って，躍度最小モデルの威力を実感してほしい．

ドライブ：躍度最小モデルにおける保存量

ニュートン力学においてラグランジアンが時間に陽に依存しない場合，系の全エネルギーは保存される．躍度最小モデルの評価関数も時間に陽に依存しないので，同様の保存量がある（Huh & Sejnowski, 2016）．これを**ドライブ**（drive）と呼び，以下の式で与えられる．

$$\mathcal{D} = \frac{1}{2}\dddot{x}^2 + \dot{x}x^{(5)} - \ddot{x}x^{(4)} \tag{2.22}$$

Appendix C「力学的拘束条件のある場合の最適化」で見るように，ドライブはハミルトニアン（の符号を変えたもの）である．ドライブを実際に微分してみると，

$$\frac{d\mathcal{D}}{dt} = \dot{x}x^{(6)} \tag{2.23}$$

となるから，$x^{(6)} = 0$ を満たす躍度最小モデルの解ではドライブは時間に関して時間的に保存される量である[‡]．具体的に，この表式に躍度最小モデルの二点間到達運動解 (2.11) を代入すると

[†] 描画運動の冪状則は一般法則にならないことが，次元解析の考察からわかる．惑星運動の場合，惑星運動の周期 T と半径 R の関係は，重力定数 G と太陽質量 M を用いて，無次元量を作ることで $R^3 \propto GMT^2$ というケプラーの調和の法則が導ける．これはバッキンガムの π 定理の一番簡単な例である（Buckingham, 1914）．一方，冪状則 (2.21) の右辺の定数は次元をもった量であるため，一般法則にはならない．したがって，冪状則はあらゆる描画運動に普遍的なものではなく，描画運動の種類に依存する．

[‡] 外力が課されていない場合の点粒子の運動方程式 $m\ddot{x} = 0$ に速度 $\dot{x}$ を掛けると，$m\dot{x}\ddot{x} = \frac{d}{dt}\left(\frac{1}{2}m\dot{x}^2\right) = 0$ だから，運動エネルギー $\frac{1}{2}m\dot{x}^2$ が時間によらない保存量であることがわかる．同様に，躍度最小モデル

$$\mathcal{D} = \frac{1}{2}\dddot{x}^2 + \dot{x}x^{(5)} - \ddot{x}x^{(4)} = 1800\frac{(x_{\mathrm{f}} - x_0)^2}{t_{\mathrm{f}}^6} = 1800\frac{L^2}{t_{\mathrm{f}}^6}$$

と時間によらず一定値になることがわかる．ここで $L = |x_f - x_0|$ とした．もともとの躍度最小モデルでは，運動距離 L と運動時間 t_{f} は独立なパラメタであり，それらの値に関係はないはずである．さまざまな運動距離 L と運動時間 t_{f} によらずドライブが一定の値をとると仮定すると，運動時間と運動距離の間のスケーリング則 $t_{\mathrm{f}} \propto L^{1/3}$，また同じことだが速さ v と運動距離の間のスケーリング則 $v \propto L^{2/3}$ がわかる．このスケーリング則は実験と見事な一致を示す．このドライブの保存則は到達運動に限らず，描画運動のスケーリング則も説明できることが示された．ヒトはドライブを保存するように運動計画を行っているという説が支持される．

躍度最小モデルは，最適解として解析解が得られる稀なモデルであり，簡潔な最適化モデルとして手先の運動軌跡や冪乗側など実験結果を見事に説明し大成功を収めた．複雑で規則性がないように見えるヒトの運動の背後に，このような最適化原理が潜んでいることは驚くほかない．躍度最小モデルはその後提案されたさまざまな最適化モデルの模範となっており，提案されて 30 年以上経過した現在でもその重要性を失っていない．

2.3　ダイナミクスの滑らかさ —トルク変化最小モデル—

躍度最小モデルは手先が滑らかな運動をすることを要請する一方，上腕の力学的性質，たとえばリンク系の運動方程式などを考慮に入れていない．脳が身体を制御するためには，上腕の運動方程式を考慮に入れた最適化問題を考えるべきであろう．躍度最小モデルの躍度は加速度の一階時間微分であり，質点の場合には加速度は外力に比例する．つまり，躍度最小モデルは外力が滑らかに変化するような軌道を選んでいることになる．一方，上腕は質点ではなく開リンク系としてモデル化でき，その運動方程式はたとえば第 1 章の式 (1.5) で与えられる．上腕の運動方程式において質点の外力に対応するものは関節トルクである．キネマティクスの滑らかさの指標である躍度は，ダイナミクスでは関節トルクの時間微分に対応すると考えられる．

躍度最小モデルの力学版として，宇野らは，関節トルクの時間微分の二乗の時間積分 (2.24) が最小となるトルク変化最小モデル（minimum-torque change model）を提案した（Uno et al., 1989）.

の $x^{(6)} = 0$ に速度 $\dot{x}$ を掛けて式変形すると，$\dot{x}x^{(6)} = \dfrac{\mathrm{d}}{\mathrm{d}t}\left(\dot{x}x^{(5)} - \ddot{x}x^{(4)} + \dfrac{1}{2}\dddot{x}^2\right) = 0$ となることから，ドライブが時間によらない保存量であることがわかる．

$$J_{\mathrm{MTC}}[\tau_1, \tau_2] = \int_{t_0}^{t_{\mathrm{f}}} (\dot{\tau}_1(t)^2 + \dot{\tau}_2(t)^2)\mathrm{d}t \tag{2.24}$$

ただし，関節トルクは力学的拘束条件として運動方程式

$$\boldsymbol{\tau} = \mathbf{I}(\boldsymbol{\theta})\ddot{\boldsymbol{\theta}} + \mathbf{B}(\boldsymbol{\theta}, \dot{\boldsymbol{\theta}}) \tag{2.25}$$

を満たし，関節角は境界条件 $\boldsymbol{\theta}(t_0) = \boldsymbol{\theta}_0$, $\boldsymbol{\theta}(t_{\mathrm{f}}) = \boldsymbol{\theta}_{\mathrm{f}}$, $\dot{\boldsymbol{\theta}}(t_0) = \dot{\boldsymbol{\theta}}(t_{\mathrm{f}}) = \mathbf{0}$, $\ddot{\boldsymbol{\theta}}(t_0) = \ddot{\boldsymbol{\theta}}(t_{\mathrm{f}}) = \mathbf{0}$ を満たす必要がある．トルク変化最小モデルでは，運動方程式 (2.25) の力学的拘束条件のもと，評価関数 (2.24) を最小化する問題を解く．関節角の境界条件と運動時間 t_{f} が与えられた際，この最適化問題の解は，時間の関数としての関節トルク $\boldsymbol{\tau} = \boldsymbol{\tau}(t) = (\tau_1(t)\ \ \tau_2(t))^{\top}$ である．このような運動方程式を拘束条件とする最適化問題は，変分原理から導かれる**ポントリャーギンの最小原理**（Pontryagin's minimum principle）で求めることができる（Appendix C 参照）．ポントリャーギンの最小原理から，状態変数と随伴変数の満たすべき微分方程式系を導くことができるが，いま考えている 2 リンクモデルの場合には運動方程式 (2.25) が非線形なので，解析解を求めることができない．したがって数値的に解く必要がある．

躍度最小モデルでは軌跡は始点・終点にかかわらず常に直線であったが，トルク変化最小モデルでは上腕の力学的特性を反映して，多少膨らんだ軌道を生成する（原論文の図 3 と 4 を参照）．そしてそれはヒト行動実験で計測されたものと非常によく似ており，見事である．また，手先にバネなどの力学的擾乱を加えた際に生じる大きく膨らんだ軌道も再現できる（原論文の図 6 を参照）．これはダイナミクスを考慮したからであって，キネマティクスのみの躍度最小モデルでは説明できない結果である．トルク変化最小モデルは関節トルクの滑らかさにより定義されるが，関節トルクを直接計測する感覚受容器はない．一方，筋肉には筋肉長の変化を計測する筋紡錘がある．そこで，関節トルクではなく筋肉の活動を滑らかにするべきという発想に基づいた，**筋張力変化最小モデル**（minimum muscle-tension change model）というものも考えられている（Dornay et al., 1996）．このように，キネマティクス量の滑らかさに着目して提案された躍度最小モデルは，代わりにダイナミクス量の滑らかさに着目することで，トルク変化最小モデルや筋張力変化最小モデルとして拡張できるのである．

滑らかさの最適化の意味

ここまで，キネマティクス量である躍度を最小化する躍度最小モデルと，ダイナミクス量であるトルクの変化を最小化するトルク変化最小化モデルを説明した．滑らかさを最適化するということの背景にはどのような機能的役割があるだろうか．手先の軌道を考

えるのであれば，たとえば以下の二つの利点が考えられる．一つには，優雅な運動を可能にするということがあるだろう．ぎこちない運動は滑らかでない．もう一つには，滑らかな運動では予測がしやすくなるなどの機能的役割が考えられる．しかし一方で，関節トルクや筋張力といったダイナミクス量を滑らかにすることで生物が得をすることがあるだろうか．筆者にはすぐにはわからない．

滑らかな運動は滑らかさの基準だけから生じるのだろうか．確率論的制御を扱う第5章では，ノイズ下での正確性を最適化するモデルが滑らかな軌道を再現できることを見る．つまりは，滑らかな軌道は他の基準からでも生じうる．このように，滑らかな軌道が見られるということだけでは，脳が用いている最適化の評価関数が何であるかは決まらない．

2.4　到達運動の座標系

上腕到達運動の計算論モデルとして，キネマティクスに基づく躍度最小モデルとダイナミクスに基づくトルク変化最小モデルを紹介した．では，脳はどちらの評価基準を用いているのだろうか．通常の環境下では，どちらも直線の軌跡と釣鐘型の速度形状をうまく説明できる．一つの考え方として，二つのモデルが異なる予言をする環境を実験的に操作して，ヒトがどちらのモデルの予言と合うかを調べることが考えられる．躍度最小モデルは視覚座標系での滑らかさを要請するのに対し，トルク変化最小モデルでは力学での滑らかさを要請する．したがって，手先位置の視覚フィードバックを実験的に操作すると，躍度最小モデルは操作された視覚情報のもとで滑らかな軌道を予言するのに対し，トルク変化最小モデルでは力学が変化しないので同じ軌道を予言するはずである．視覚フィードバックの操作により到達運動がどのように適応するかを見ることで，運動の最適化が視覚空間と身体座標空間のどちらで起きているかを調べることができる．

以下では，視覚座標で到達運動が最適化されていることを支持する研究を二つ紹介しよう．フラナガンとラオは，（実際の手先運動を隠して）画面上で手先の位置をデカルト座標 (x, y) ではなく関節角 (θ_1, θ_2) として示した際に，運動がどのように変化するかを調べた（Flanagan & Rao, 1995）．通常の場合，手先空間での軌道がほぼ直線的なので，関節角空間での軌道は大きく曲がっている（図 2.6A）．このことを反映して，実験の初期には画面上の軌道は曲がっている．しかし，運動を繰り返すにつれ，関節角座標系での視覚フィードバックを受けて，関節角座標系での運動が直線的になるように運動が適応した（図 2.6B）．この結果は，脳が到達運動において視覚空間での滑らかさを最適化していることを示唆している．

また，ウォルパートらは，実際の手先軌道を少し曲げて画面上に呈示した際に，被験

2.4 到達運動の座標系

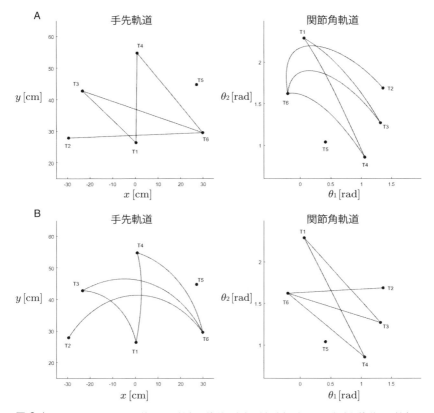

図 2.6 外部座標系での手先軌道と関節角の軌道．(A) 外部座標系でまっすぐな軌道は関節角では曲がっており，対照的に (B) 関節角軌道でまっすぐな軌道は外部座標系で曲がっている．

者がどのような運動をするかを調べた（Wolpert et al., 1994）．躍度最小モデルは視覚空間で軌道が滑らかになるような修正がなされることを予言し，トルク変化最小モデルは軌道が変わらないことを予言する．実験の結果，手先軌道は視覚フィードバックの変化を打ち消すように適応的に変化し，視覚空間でまっすぐになった．これは，視覚座標系での滑らかさを最適化する躍度最小モデルを支持する．フラナガンらの結果とウォルパートらの結果はどちらも，到達運動においては視覚座標系での滑らかさを最適化しているとするモデルを支持している．

まとめ

運動に見られる規則性は，背後に何らかの最適化原理が潜んでいることを示唆している．ここでは最適制御の代表的なモデルとして，キネマティクス量の躍度を最小化する

躍度最小モデルと，ダイナミクス量であるトルクの変化を最小化するトルク変化最小モデルを紹介し，それらが到達運動の滑らかな軌道と釣鐘型の速度形状，そして描画運動の冪乗則を説明することを見た．ここで紹介した計算論モデルは，1960年代に発展された現代制御理論，特に最適制御理論を身体制御に応用したものである．工学で独立に発展してきた制御理論が生物の運動をこれほど説明できるというのは，驚くほかない．本書で見てきたのは1980年代に発表された最適制御の古典的モデルであり，これらのモデルから運動制御や感覚処理が何らかの最適化問題として定式化できるという流れを生み出したという点で，その後の確率論的な最適推定や最適制御の計算論モデルに繋がる重要な研究である．なお，本章で用いた最適制御の詳細な定式化や数式の導出に関しては，最適制御の教科書である Bryson & Ho (1979)，Stengel (1994) を参照されたい．

参考文献

Abend, W., Bizzi, E., & Morasso, P. (1982). Human arm trajectory formation. *Brain, 105*(Pt 2), 331–348.

Bahill, A. T., Clark, M. R., & Stark, L. (1975). The main sequence, a tool for studying human eye movements. *Mathematical Biosciences, 24*(3–4), 191–204.

Buckingham, E. (1914). On physically similar systems; illustrations of the use of dimensional equations. *Physical Review,* 4(4), 345.

Bryson, A., & Ho, Y. (1979). Applied optimal control: optimization, estimation, and control. Routledge.

Buckingham, E. (1914). On physically similar systems; illustrations of the use of dimensional equations. *Physical Review, 4*(4), 345.

Dornay, M., Uno, Y., Kawato, M., & Suzuki, R. (1996). Minimum muscle-tension change trajectories predicted by using a 17-muscle model of the monkey's arm. *Journal of Motor Behavior, 28*(2), 83–100.

Fitts, P. M. (1954). The information capacity of the human motor system in controlling the amplitude of movement. *Journal of Experimental Psychology, 47*(6), 381–391.

Flanagan, J. R., & Rao, A. K. (1995). Trajectory adaptation to a nonlinear visuomotor transformation: evidence of motion planning in visually perceived space. *Journal of Neurophysiology, 74*(5), 2174–2178. doi:10.1152/jn.1995.74.5.2174

Flash, T., & Hogan, N. (1985). The coordination of arm movements: an experimentally confirmed mathematical model. *Journal of Neuroscience, 5*(7), 1688–1703.

Huh, D., & Sejnowski, T. J. (2015). Spectrum of power laws for curved hand movements. *Proceedings of the National Academy of Sciences of the United States of America, 112*(29), E3950–3958. doi:10.1073/pnas.1510208112

Huh, D., & Sejnowski, T. J. (2016). Conservation law for self-paced movements. *Proceedings of the National Academy of Sciences of the United States of America, 113*(31), 8831–8836. doi:10.1073/pnas.1608724113

Jardine, D., & Shell-Gellasch, A. (2011). *Mathematical Time Capsules: Historical Modules for the Mathematics Classroom.* MAA.

Kühnel, W. (2002). Differential geometry, volume 16 of Student Mathematical Library. *American Mathematical Society, Providence, RI, 2.*

Lacquaniti, F., Terzuolo, C., & Viviani, P. (1983). The law relating the kinematic and figural aspects of drawing movements. *Acta Psychologica (Amst)*, *54*(1–3), 115–130.

Morasso, P. (1981). Spatial control of arm movements. *Experimental Brain Research*, *42*(2), 223–227.

Stengel, R. F. (1994). *Optimal Control and Estimation*. Courier Corporation.

Todorov, E., & Jordan, M. I. (1998). Smoothness maximization along a predefined path accurately predicts the speed profiles of complex arm movements. *Journal of Neurophysiology*, *80*(2), 696–714. doi:10.1152/jn.1998.80.2.696

Uno, Y., Kawato, M., & Suzuki, R. (1989). Formation and control of optimal trajectory in human multijoint arm movement. Minimum torque-change model. *Biological Cybernetics*, *61*(2), 89–101.

van der Geest, J. N., & Frens, M. A. (2002). Recording eye movements with video-oculography and scleral search coils: a direct comparison of two methods. *Journal of Neuroscience Methods*, *114*(2), 185–195.

Viviani, P., & Flash, T. (1995). Minimum-jerk, two-thirds power law, and isochrony: converging approaches to movement planning. *The Journal of Experimental Psychology: Human Perception and Performance*, *21*(1), 32–53.

Wolpert, D. M., Ghahramani, Z., & Jordan, M. I. (1994). Perceptual distortion contributes to the curvature of human reaching movements. *Experimental Brain Research*, *98*(1), 153–156.

コラム3：活動電位を初めて見たのは誰か

　　神経活動を電気現象として捉える試みは，19世紀から20世紀にかけての電気・電子技術の発展なくしては不可能であった．神経細胞の活動電位を初めて記録したのはドイツのベルンシュタイン（Julius Bernstein, 1839-1917）（図2.7A）で，1868年のことである（Seyfarth, 2006）．検流計と回転盤を組み合わせたレオトーム（rheotome）という巧妙な機械的計測器を発明し（図2.7B），神経の興奮がミリ秒オーダーの電位の変化であることを示した（図2.7C）．本筋から逸脱するが，同時代（1849年）に光の伝播速度を測定した有名なフィゾー（Armand Hippolyte Louis Fizeau, 1819-1896）の実験でも，歯車を使っているのは興味深い．当時，回転運動は高速計測の貴重な手段だったのである．ちなみに神経細胞の活動電位に関して，静止電位が細胞内外のイオン濃度の違いによるものであり，そして活動電位が細胞膜の電気抵抗の変化による細胞内外のイオン流から生じるとする膜理論（membrane theory）を唱えたのもベルンシュタインである（Seyfarth, 2006）．19世紀の電気生理学の計測装置は電磁気学を力学的な力に変換するメカニカルなものだったため，神経活動の速い成分を計測することは難しかった．

　　20世紀に入ると，セントルイスのアーランガー（Joseph Erlanger, 1874-1965）とガッサー（Herbert Spencer Gasser, 1888-1963）は当時開発されたばかりのブラウン管（cathode ray tube）でカエルの坐骨神経（sciatic nerve）から活動電位を測定した（図2.8A）（Gasser & Erlanger, 1922）．優れた電子工学者でもあったイギリスのマシューズ（Bryan Matthews, 1906-1986）は自身の開発したオシロスコープで，カエルの伸展

受容体の神経から活動電位を測定した（図 2.8B）(Matthews, 1931)．電気生理学の歴史は，電磁気学と電気・電子工学の歴史でもある．

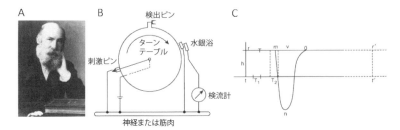

図 2.7　(A) ベルンシュタインの肖像（http://www.bfnt-goettingen.de より）．(B) レオトームの模式図．回転盤が回転することで，ある時刻で刺激ピンがショートし刺激電流が流れる．その後，検出ピンの対が水銀浴をショートし，短時間に検流計に電流が流れる．刺激ピンと検出ピンの間隔を調整することで刺激後の測定のタイミング，また水銀浴の重なり具合を調整することでどれくらいの時間にわたって測定するかを機械的に調整できる．(C) 測定された活動電位の波形．出典：Bernstein, J. U. L. I. U. S. (1868). Ueber den zeitlichen Verlauf der negativen Schwankung des Nervenstroms. Archiv für die gesamte Physiologie des Menschen und der Tiere, 1(1), 173-207.

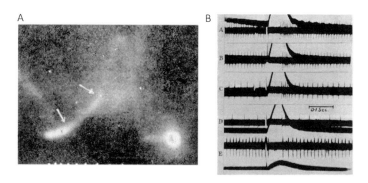

図 2.8　(A) ガッサーとアーランガーによるブラウン管を用いた活動電位の測定．時間軸が通常とは反対に右から左に向けてとられていることに注意．(B) マシューズによるオシロスコープを用いた神経活動と筋張力の測定．異なる荷重時間条件での比較．Gasser & Erlanger（1922）Fig.4，および Matthews（1931）Fig.2 より．

Gasser, H. S., & Erlanger, J. (1922). A study of the action currents of nerve with the cathode ray oscillograph. *American Journal of Physiology-Legacy Content*, 62(3), 496–524.

Matthews, B. H. (1931). The response of a muscle spindle during active contraction of a muscle. *The Journal of Physiology*, 72(2), 153–174.

Seyfarth, E. A. (2006). Julius Bernstein (1839–1917): pioneer neurobiologist and biophysicist. *Biological Cybernetics*, 94(1), 2–8.

第 **3** 章

状態空間モデル
―運動過程と観測過程のモデル化―

> 空間のなかで物体の位置を測るためのヒヨコの視覚系は生得的であり，学習
> しないものであると結論付けなくてはならない．
>
> ——E. H. ヘス（1956）

　ヒトの運動制御で驚くべき点は，その巧緻性に加えて，新たな環境に関する高い適応
能力である．たとえば，進化の途中で経験することがない無重力の宇宙空間にも適応で
きるかどうかは決して明白ではないにもかかわらず，宇宙飛行士は適切な運動を行うこ
とができる．一方，行動実験により，動物の運動適応には意外な限界があることが知ら
れている．1950 年代に行われたヘスの実験ではヒヨコはプリズムによる視野の変位に適
応せず（Hess, 1956），さらに遡って 1940 年代に行われたスペリーの実験ではイモリも
視野の 180° 回転に適応しなかった（Sperry, 1943）．むしろ，ヒトがさまざまな状況に
適応する能力をもつのは驚くべきことであろう．
　そのような運動適応の過程を記述するのに適切な枠組みが状態空間モデルである．状
態空間モデルは状態の時間発展過程と観測過程からなり，力学系とその観測過程を統一
的に記述する．入出力の写像では表現できないシステムの履歴を，状態変数という隠れ
変数とそのダイナミクスで表現する．状態空間モデルは，最適推定・最適制御・システ
ム同定での簡潔な記述を与えるだけではなく，運動適応などヒト行動のモデルとしても
有用である．本章では状態空間モデルを定義した後，運動適応のモデル化への応用に関
して説明する．

3.1★　状態空間モデルとは

　状態空間モデル（state-space model）とは，対象とする系の状態が時間に伴いどのよ
うに変化するか（**時間発展過程**）と，状態が観測者にどのように観測されるか（**観測過
程**）をモデル化したものである．物理ではある系の時間発展過程すなわち運動方程式だ

けを議論するが，制御工学ではその系がどのように観察されるかも考慮する必要がある．ロケットを例にとろう．ロケットは位置や姿勢などの現在の状態とエンジンの噴射量といった制御信号が与えられたとき，運動方程式を使って次の時刻の状態を計算することができる．この，運動方程式の記述する運動が，時間発展過程である．一方，ロケットは自己の状態を推定するために，センサーを用いて自身の位置や速度を計測する．限られた個数のセンサーで観測できる量は制限されるため，ロケットの状態のある特定の部分のみが計測できる．この場合，ロケットの状態からどのような観測量（センサーの値）が得られるかを記述するのが，観測過程である．

脳にとっての身体運動制御問題も身体の運動方程式と感覚器による身体状態の観測過程として，同様に定式化できる．これから見ていくように，状態空間モデルは身体制御の問題を定式化するのに適した枠組みと言える．また，状態空間モデルの便利なところはその自由度の高さにある．これから導入する状態変数は，具体的な関節角や重心位置などの身体の状態を記述すると考えてもよいし，より抽象的な運動学習の記憶度合いなどを記述すると考えてもよい．生物の進化を遺伝子の分子変化とみなし，遺伝子の一部のみが生物の特質として現れるとする中立進化説では，状態変数を遺伝子型，観測変数を表現型とすることで，生物の進化を記述できる[†]．ひとたび現象や心理実験をうまく状態空間モデルの形に定式化すれば，制御理論・推定理論・システム同定のさまざまな手法が整備されているのである．

状態変数（state variables）とは一般に系の状態を記述する変数である．状態変数はスカラー量のこともあるし，複数の成分をもつベクトル量として定義してもよい．時間発展過程は，状態変数が時間に伴いどのように変化するかを記述し，微分方程式もしくは差分方程式として表される．力学の運動方程式はその一例である．一方，観測過程では状態変数がどのように観測されるかを記述するもので，観測される量を**観測変数**（observation variables）と呼ぶ．観測過程はある時刻での観察を記述するので，時間微分を含まない代数方程式として表される．時間発展過程と観測過程の対を状態空間モデルと呼ぶ．

状態空間モデルの導入として，質点の運動方程式 $m\ddot{x}(t) = F(t)$ を考えよう．これには位置 $x(t)$ の二階の時間微分が含まれているため，変数を再定義して一階の時間微分のみを含むようにしたい．状態変数ベクトル $\mathbf{x}(t) = (x(t)\ \dot{x}(t))^{\top}$ を導入すると

$$\dot{\mathbf{x}} = \mathbf{A}\mathbf{x} + \mathbf{B}u, \quad \mathbf{A} = \begin{pmatrix} 0 & 1 \\ 0 & 0 \end{pmatrix}, \quad \mathbf{B} = \begin{pmatrix} 1 \\ 1/m \end{pmatrix}, \quad u = F \tag{3.1}$$

[†] 生存競争や繁殖に有利な特性をもつ個体が生き残るとする自然淘汰説では個体の特性として現れる表現型を重視するのに対して，特性として陽に現れない遺伝子の分子レベルでのランダムな変化と唱える中立説では遺伝子型を重視する（Kimura, 1977; Kimura, 1979）．観測可能な表現型の背後に遺伝子のランダムなダイナミクスを持ち込む点は，状態空間モデルの考え方に相通ずるものがある．

と書くことができ，一階の時間微分を含む式 (3.1) に書き換えることができる．もともとのスカラー変数 x に関する二階微分方程式を，二次元の状態変数 $\mathbf{x}$ に関する一階微分方程式に書き換えたわけである．一般に高次の微分を含む運動方程式に関して，次元のより高い状態変数を導入することで，一階の微分方程式に書き換えることができる．制御理論では一般に制御変数の次元は状態変数の次元より低い場合を考えるが，身体運動では関節角の自由度に比べて筋肉の自由度が高い．有限の時間内に状態変数を任意の状態に操作できるかどうかは時間発展方程式の形，すなわち行列 $\mathbf{A}$ と $\mathbf{B}$ の形による．これが 3.2 節で見る**可制御性条件**（controllability condition）である．

　一方，観測方程式は状態変数 $\mathbf{x}$ がどのように観測され観測変数 $\mathbf{z}$ に変換されるかを記述する．時間発展過程は物理過程を記述するのに対し，観測過程はどのように系が観測されるか，すなわち観測装置や方法の詳細に依存する．また，観測過程は状態変数 $\mathbf{x}$ から観測変数 $\mathbf{z}$ への変換だから，$\mathbf{x}$ を脳の内部状態，$\mathbf{z}$ を腕の位置や生成される力といった運動出力とみなせば，運動生成のモデルとも考えることができる．一般に状態変数と観測変数は異なる次元をもつ．工学的には観測変数の次元は状態変数の次元より小さいことが多いが，身体運動の場合には関節角などの状態変数の次元に比べて，筋紡錘などの観測変数のほうが次元が高いという特徴がある．観測変数から状態変数を一意に決定できるためには，3.2 節で見る**可観測性条件**（observability condition）が満たされる必要がある．

　まとめると，一般に状態変数を $\mathbf{x} \in \mathbb{R}^n$，制御変数を $\mathbf{u} \in \mathbb{R}^m$，観測変数を $\mathbf{z} \in \mathbb{R}^p$ とした際，状態空間モデルは

$$\begin{aligned}
\dot{\mathbf{x}}(t) &= \mathbf{f}[\mathbf{x}(t),\, \mathbf{u}(t)] \\
\mathbf{z}(t) &= \mathbf{g}[\mathbf{x}(t)]
\end{aligned} \tag{3.2}$$

と定義できる．$\mathbf{f}[\cdot,\, \cdot]$ は運動方程式を，$\mathbf{g}[\cdot]$ は観測方程式をそれぞれ記述する関数である．簡単のため，特に断らない限り，この章では時不変（すなわち関数 $\mathbf{f}$ と $\mathbf{g}$ が時間によらない）かつ線形の**線形時不変モデル**（linear-time-invariant model, LTI）を考える．

連続時間状態空間モデル

　線形時不変な状態空間モデルは，定数行列 $\mathbf{A} \in \mathbb{R}^{n \times n}$，$\mathbf{B} \in \mathbb{R}^{n \times m}$，$\mathbf{C} \in \mathbb{R}^{p \times n}$ として，

$$\begin{aligned}
\dot{\mathbf{x}}(t) &= \mathbf{A}\mathbf{x}(t) + \mathbf{B}\mathbf{u}(t) \\
\mathbf{z}(t) &= \mathbf{C}\mathbf{x}(t)
\end{aligned} \tag{3.3}$$

と表せる．この状態空間モデルでは時刻 t が連続の値をとるが，そのことを明示する際

には式 (3.3) を**連続時間の状態空間モデル**と呼ぶ．したがって，連続時間の状態空間モデルは行列の組 ($\mathbf{A}, \mathbf{B}, \mathbf{C}$) で定義される．状態の初期値 $\mathbf{x}(0)$ と制御信号 $\mathbf{u}(t)$ が与えられたとき，運動方程式は解くことができて

$$\mathbf{x}(t) = e^{\mathbf{A}t}\mathbf{x}(0) + \int_0^t e^{\mathbf{A}(t-t')}\mathbf{B}u(t')\mathrm{d}t' \tag{3.4}$$

となり，$\mathbf{x}(t)$ は一意に定まる．

離散時間状態空間モデル

上で述べた連続時間の運動方程式を離散時間の運動方程式に変換することを考えよう．Δt の間隔で時間を離散化して，時刻 $t = k\Delta t\,(k = 0, 1, 2, \cdots)$ における状態変数を $\mathbf{x}_k \equiv \mathbf{x}(k\Delta t)$ と書くことにすると，式 (3.4) を解いて，

$$\begin{aligned}\mathbf{x}_{k+1} &= \mathbf{x}((k+1)\Delta t) \simeq \mathbf{x}(k\Delta t) + \dot{\mathbf{x}}(k\Delta t)\Delta t \\ &= (\mathbf{I} + \mathbf{A}\Delta t)\mathbf{x}_k + \mathbf{B}\Delta t \mathbf{u}_k\end{aligned} \tag{3.5}$$

となる．ここで，少々厳密さを書いた記号の使い方になるが，$\mathbf{I}+\mathbf{A}\Delta t \to \mathbf{A}$ や $\mathbf{B}\Delta t \to \mathbf{B}$ と書くことにすれば，**離散時間の状態空間モデル**

$$\begin{aligned}\mathbf{x}_{k+1} &= \mathbf{A}\mathbf{x}_k + \mathbf{B}\mathbf{u}_k \\ \mathbf{z}_k &= \mathbf{C}\mathbf{x}_k\end{aligned} \tag{3.6}$$

が得られる（図 3.1）．ここでは離散時間の状態空間モデルを連続時間の状態空間モデルから導いたが，離散時間の状態空間モデル自体を考えることもできる．この後運動適応の例で見るように，時間ステップを運動の試行間の時間と考えれば，上記の状態空間モデルは各試行の運動を記述していることになる．本書では，線形時不変の状態空間モデ

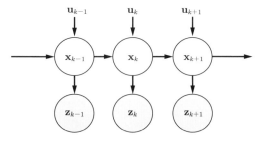

図 3.1　離散時間状態空間モデルの模式図．状態空間モデルは，状態変数 $\{\mathbf{x}_k\}$ を隠れ変数として，制御変数 $\{\mathbf{u}_k\}$ から観測変数 $\{\mathbf{z}_k\}$ への入出力を記述しているとみなすことができる．

ル (3.3) と (3.6) を，状態空間モデルの基本形と呼ぶことにする．これから見ていくように，このモデルは単純でありながら，さまざまな現象を記述できる一般性を備えているのである．

状態空間モデルの不定性

制御信号と観測変数の組 $(\mathbf{u}_0, \mathbf{z}_0)$，$(\mathbf{u}_1, \mathbf{z}_1)$，$\cdots$，$(\mathbf{u}_k, \mathbf{z}_k)$，$\cdots$ が与えられたときに，状態変数の定義には不定性があることに注意しよう．ある非特異な（つまり行列式が 0 でない）$n \times n$ 行列 $\mathbf{T}$ が与えられたとして，$\bar{\mathbf{x}} = \mathbf{T}\mathbf{x}$ なる変換を考える．

$$\bar{\mathbf{A}} = \mathbf{T}\mathbf{A}\mathbf{T}^{-1}, \quad \bar{\mathbf{B}} = \mathbf{T}\mathbf{B}, \quad \bar{\mathbf{C}} = \mathbf{C}\mathbf{T}^{-1} \tag{3.7}$$

と行列を定義し直せば，状態空間モデル (3.6) は

$$\begin{aligned} \bar{\mathbf{x}}_{k+1} &= \bar{\mathbf{A}}\bar{\mathbf{x}}_k + \bar{\mathbf{B}}\mathbf{u}_k \\ \mathbf{z}_k &= \bar{\mathbf{C}}\bar{\mathbf{x}}_k \end{aligned} \tag{3.8}$$

となり，これもまた同じ入出力関係を記述する状態空間モデルである．したがって，同じ入出力を記述する状態空間モデルは無数にあるわけである．考慮している系が物理的もしくは生物的な意味をもつ場合には状態変数を決定できることがあるが，入出力の組から状態変数と行列を推定するシステム同定においては，常にこの不定性があることに注意しなければならない．一方，行列 $\mathbf{A}$ の固有値は変換 (3.7) に関して不変であることがわかる．行列 $\mathbf{A}$ の固有値は時間発展方程式の時間スケールを定めるものである．システム同定の 7.3 節で見るように，行列 $\mathbf{A}$ を実験データから求めることで，サッカード適応の時間スケールを調べることができる．

3.2★ 状態空間モデルの可制御性と可観測性

線形時不変の状態空間モデルは行列の組 $(\mathbf{A}, \mathbf{B}, \mathbf{C})$ で定義されるが，状態空間モデルが「良い性質」をもつためには，行列に何らかの条件が必要である．ここで言う良い性質とは，適切な制御信号を用いれば状態変数を望みの値にもっていけること（可制御性）と（図 3.2A），観測変数から状態変数を決定できること（可観測性）である（図 3.2B）．以下では可制御性と可観測性を定義し，行列が満たすべき条件を導くことにする．なお，ここで導入する可制御・可観測グラム行列は，8.5 節において balanced truncation というシステム同定の手法で用いることになる．

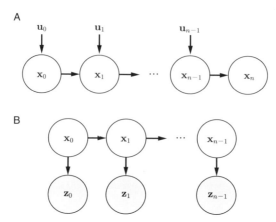

図 3.2 離散時間状態空間モデルにおける可制御性と可観測性の模式図．(A) 適切な制御信号の系列 $\{\mathbf{u}_0, \mathbf{u}_1, \cdots, \mathbf{u}_{n-1}\}$ を選んで，与えられた初期条件 $\mathbf{x}_0$ から任意の終条件 $\mathbf{x}_n$ に制御できるとき，系は可制御であると言う．(B) 観測値の時系列 $\{\mathbf{z}_0, \mathbf{z}_1 \cdots, \mathbf{z}_{n-1}\}$ が与えられたとき，状態の初期値 $\mathbf{x}_0$ を一意に決定できるとき，系は可観測であると言う．

可制御性

ある任意の初期状態から他の任意の状態に有限時間内に導くことができる制御信号の系列が存在する場合，その状態空間モデルは**可制御**（controllable）であると言う．具体的には，初期状態 $\mathbf{x}_0$ と n ステップ後の望ましい状態 $\mathbf{x}_n$ が与えられたとき，制御信号の時系列 $\{\mathbf{u}_0, \cdots, \mathbf{u}_{n-1}\}$ を一意に決定できるための状態空間モデルの条件は何かという問題を考える．まず離散時間の状態空間モデルに対して，可制御性の条件を見てみよう．時間発展方程式を解いてみると

$$\begin{aligned}
\mathbf{x}_m &= \mathbf{A}\mathbf{x}_{m-1} + \mathbf{B}\mathbf{u}_{m-1} \\
&= \mathbf{A}^2\mathbf{x}_{m-2} + \mathbf{A}\mathbf{B}\mathbf{u}_{m-2} + \mathbf{B}\mathbf{u}_{m-1} \\
&= \cdots \\
&= \mathbf{A}^m\mathbf{x}_0 + \mathbf{A}^{m-1}\mathbf{B}\mathbf{u}_0 + \cdots + \mathbf{A}\mathbf{B}\mathbf{u}_{m-2} + \mathbf{B}\mathbf{u}_{m-1} \\
&= \mathbf{A}^m\mathbf{x}_0 + \sum_{m'=0}^{m-1} \mathbf{A}^{m-m'-1}\mathbf{B}\mathbf{u}_{m'}
\end{aligned} \tag{3.9}$$

となる．

この式 (3.9) より，時刻ステップ m での状態 $\mathbf{x}_m$ は初期状態 $\mathbf{x}_0$ と時刻 0 から $m-1$ までの制御信号で決まることがわかる．$\{\mathbf{u}_0, \mathbf{u}_1, \cdots, \mathbf{u}_{m-1}\}$ をうまく選んで任意の状態 $\mathbf{x}$ にすることができるかどうかは，$\{\mathbf{u}_0, \mathbf{u}_1, \cdots, \mathbf{u}_{m-1}\}$ の係数行列 $\{\mathbf{A}^{m-1}\mathbf{B}, \cdots, \mathbf{A}\mathbf{B}, \mathbf{B}\}$ が $\mathbf{x}$ の n 次元空間を張るかどうかで決まる．ここで，ケイリー–ハミルトンの定理に

より，$n \times n$ 行列 $\mathbf{A}$ は n 次の特性多項式 $0 = p(\mathbf{A}) = \sum_{k=0}^{n} p_k \mathbf{A}^k$ を満たすので，$\mathbf{A}^n = \sum_{k=0}^{n-1} \frac{p_k}{p_n} \mathbf{A}^k$ と $n-1$ 乗以下の線形結合で書くことができる．同様に $n+1$ 次以上の冪も $n-1$ 次以下の冪で書くことができるので，$\{\mathbf{A}^{m-1}\mathbf{B}, \cdots, \mathbf{AB}, \mathbf{B}\}$ で $m > n$ とすると，独立なのは $\{\mathbf{A}^{n-1}\mathbf{B}, \cdots, \mathbf{AB}, \mathbf{B}\}$ であることがわかる．したがって，$\{\mathbf{A}^{n-1}\mathbf{B}, \cdots, \mathbf{AB}, \mathbf{B}\}$ が n 次元空間を張るかどうか見ればよい．そのためには，$n \times (mn)$ 次元の**可制御性行列**（controllability matrix）

$$\mathcal{C} = (\mathbf{B} \ \ \mathbf{AB} \ \ \cdots \ \ \mathbf{A}^{n-1}\mathbf{B}) \tag{3.10}$$

がランク n をもつかどうかを調べればよい．この条件は可制御性行列 $\mathcal{C}$ から作られる $n \times n$ 次元の行列 $\mathcal{C}\mathcal{C}^\top$ が非特異であること，すなわち逆行列をもつことである．また，前節で考えた非特異な線形変換 $\bar{\mathbf{x}} = \mathbf{T}\mathbf{x}$ のもとで可制御性行列は $\mathbf{T}\mathcal{C}$ と変換されるので，$\mathbf{T}$ が非特異であることから変換後もランクが変わらず，$\mathcal{C}$ が可制御であれば $\mathbf{T}\mathcal{C}$ も可制御である．

連続時間の状態空間モデル $\dot{\mathbf{x}}(t) = \mathbf{A}\mathbf{x}(t) + \mathbf{B}\mathbf{u}(t)$ に関しても同様に可制御性を定義することができる．この場合の可制御性の条件は，**可制御グラム行列**（controllability Gramian）

$$\mathbf{W}_{\mathrm{C}}(t_1, t_0) = \int_{t_0}^{t_1} e^{\mathbf{A}t}\mathbf{B}\mathbf{B}^\top e^{\mathbf{A}^\top t}\mathrm{d}t \tag{3.11}$$

が非特異であることである．$\mathbf{x}_{\mathrm{desired}}$ を目標点としたとき，式 (3.11) は $\|\mathbf{x}_{\mathrm{desired}} - \mathbf{x}(t)\|^2$ を最小にする制御信号 $\mathbf{u}$ が存在する条件でもある．先に連続時間と離散時間の状態空間モデルの対応を見たが，連続時間モデルにおける可制御性の条件は，対応する離散時間モデルにおいて $\mathcal{C}\mathcal{C}^\top$ が非特異であることと等価である．可制御グラム行列のランクは積分区間 $[t_0, t_1]$ によらないので，$t_0 = 0$，$t_1 = \infty$ ととるのが便利である．このとき，定義よりグラム行列が

$$\mathbf{A}\mathbf{W}_{\mathrm{C}} + \mathbf{W}_{\mathrm{C}}\mathbf{A}^\top + \mathbf{B}\mathbf{B}^\top = 0 \tag{3.12}$$

を満たすことがわかる．以下で考える状態空間モデルは可制御性を仮定するが，一般の状態空間モデルを考える際には可制御性を確認する必要がある．

ここでは，初期条件 $\mathbf{x}_0$ から任意の望ましい状態 $\mathbf{x}_n$ に状態をもっていく制御信号 $\{\mathbf{u}_0, \cdots, \mathbf{u}_{n-1}\}$ を決定できるかという問題設定で，状態空間モデルの行列 $(\mathbf{A}, \mathbf{B})$ の満たすべき条件を見た．ここで定義した可制御性を拡張したものとして，状態空間モデルの行列 $(\mathbf{A}, \mathbf{B})$ の各要素が値をもつかどうか（つまりネットワークの繋がり具合）に注

目する構造的可制御性（structural controllability）やネットワーク可制御性（network controllability）が提案されるなど（Lin, 1974; Liu et al., 2011），現在でも盛んに研究が進められている．なかでも，制御理論の手法を用いて望ましい状態になるように脳を制御する手法が提案されてきていることを述べておく（Tang & Bassett, 2018）．

可観測性

　一般に，観測変数の次元は状態変数の次元と異なることが多い．したがって，ある一時刻の観測値からは状態を一意に決定することはできない．状態空間モデルが**可観測**（observable）であるとは，n 個の観測量 $\{\mathbf{z}_0, \mathbf{z}_1, \cdots, \mathbf{z}_{n-1}\}$ が与えられた際，状態の初期条件 $\mathbf{x}_0$ を一意に決定できることを言う．観測方程式に式 (3.9) を代入すると，観測変数 $\mathbf{z}_m$ は状態の初期条件 $\mathbf{x}_0$ と制御信号 $\{\mathbf{u}_0, \mathbf{u}_1, \cdots, \mathbf{u}_{m-1}\}$ によって

$$
\begin{aligned}
&\mathbf{z}_m = \mathbf{C}\mathbf{x}_m = \mathbf{C}\mathbf{A}^m \mathbf{x}_0 + \sum_{m'=0}^{m-1} \mathbf{C}\mathbf{A}^{m-m'-1}\mathbf{B}\mathbf{u}_{m'} \quad \text{または} \\
&\mathbf{C}\mathbf{A}^m \mathbf{x}_0 = \mathbf{z}_m - \sum_{m'=0}^{m-1} \mathbf{C}\mathbf{A}^{m-m'-1}\mathbf{B}\mathbf{u}_{m'}
\end{aligned}
\tag{3.13}
$$

と書ける．同様の方程式を時間ステップ 0, 1, $\cdots$, $n-1$ に対して書き，行列の形にまとめると，

$$
\begin{pmatrix} \mathbf{C} \\ \mathbf{C}\mathbf{A} \\ \vdots \\ \mathbf{C}\mathbf{A}^{n-1} \end{pmatrix} \mathbf{x}_0 = \begin{pmatrix} \mathbf{z}_0 \\ \mathbf{z}_1 - \mathbf{C}\mathbf{A}\mathbf{B}\mathbf{u}_0 \\ \vdots \\ \mathbf{z}_{n-1} - \displaystyle\sum_{m=0}^{n-1} \mathbf{C}\mathbf{A}^{n-m-2}\mathbf{B}\mathbf{u}_m \end{pmatrix}
\tag{3.14}
$$

となる．右辺に現れる $\{\mathbf{u}_0, \mathbf{u}_1, \cdots, \mathbf{u}_{n-1}\}$ と $\{\mathbf{z}_0, \mathbf{z}_1, \cdots, \mathbf{z}_{n-1}\}$ は既知の量であるから，$\mathbf{x}_0$ を決めるためには $(np) \times n$ **可観測性行列**（observability matrix）

$$
\mathcal{O} = \begin{pmatrix} \mathbf{C} \\ \mathbf{C}\mathbf{A} \\ \vdots \\ \mathbf{C}\mathbf{A}^{n-1} \end{pmatrix}
\tag{3.15}
$$

がランク n をもつかどうかを調べればよい．このとき $\mathcal{O}^\top \mathcal{O} \in \mathrm{R}^{n \times n}$ は非特異であり逆

行列を計算できて

$$
\mathbf{x}_0 = (\mathcal{O}^\top \mathcal{O})^{-1} \mathcal{O}
\begin{pmatrix}
\mathbf{z}_0 \\
\mathbf{z}_1 - \mathbf{CABu}_0 \\
\vdots \\
\mathbf{z}_{n-1} - \displaystyle\sum_{m=0}^{n-1} \mathbf{CA}^{n-m-2}\mathbf{Bu}_m
\end{pmatrix}
$$

$$
= \mathcal{O}^\dagger
\begin{pmatrix}
\mathbf{z}_0 \\
\mathbf{z}_1 - \mathbf{CABu}_0 \\
\vdots \\
\mathbf{z}_{n-1} - \displaystyle\sum_{m=0}^{n-1} \mathbf{CA}^{n-m-2}\mathbf{Bu}_m
\end{pmatrix}
\tag{3.16}
$$

と解ける．したがって，状態空間モデルが可観測（observable）であるためには，可観測性行列 $\mathcal{O}$ がランク n をもつか，もしくは等価な条件として $\mathcal{O}^\top\mathcal{O}$ が非特異であればよい．

連続時間の状態空間モデルに関する可観測条件は，**可観測グラム行列**（observability Gramian）

$$
\mathbf{W}_{\mathrm{O}}(t_1,\, t_0) = \int_{t_0}^{t_1} e^{\mathbf{A}^\top t} \mathbf{C}^\top \mathbf{C} e^{\mathbf{A}t} \mathrm{d}t \in \mathbb{R}^{n \times n}
\tag{3.17}
$$

が非特異であることである．可観測グラム行列は

$$
\mathbf{A}^\top \mathbf{W}_{\mathrm{O}} + \mathbf{W}_{\mathrm{O}}\mathbf{A} + \mathbf{C}^\top \mathbf{C} = \mathbf{0}
\tag{3.18}
$$

を満たす．要するに，可観測である状態空間モデルでは部分観測の時系列を用いて状態変数の値を決定することができるのである．

3.3★ 状態空間モデルの柔軟性

これまで見てきたように，状態空間モデルは物理過程と観測過程の自然なモデル化の枠組みであり，さまざまな現象に適用可能である．その理由の一つに，状況に応じて状態変数を自由に定義できることがある．例として，観測過程に時間遅れが含まれる場合を考えてみよう．ヒト運動制御に関して，状態変数 $\mathbf{x}$ として身体の状態を表す量，たとえば身体座標系における関節角や外部座標系における手の三次元位置などを考えること

ができる．一方，観測変数 $\mathbf{z}$ は視覚や体性感覚といった感覚フィードバック信号と考えることができる．感覚フィードバックは末梢から中枢神経系に伝わるまで数十ミリ秒程度の伝導時間を必要とするため，脳は常に身体の過去の状態を見ていることになる．このように観測に有限の遅れがある場合も，状態空間モデルは記述できる．簡単のため，離散時間の場合を考えて，1ステップの遅れを考えよう．

$$\mathbf{z}_t = \mathbf{C}\mathbf{x}_{t-1} \tag{3.19}$$

このままでは観測方程式 (3.19) の両辺で異なる時間ステップを含むので，状態空間モデルの基本形にならない．ここで，現在の状態と1ステップ前の状態を含む新たな状態変数を

$$\bar{\mathbf{x}}_t = \begin{pmatrix} \mathbf{x}_t \\ \mathbf{x}_{t-1} \end{pmatrix} \in \mathbb{R}^{2n} \tag{3.20}$$

と定義すれば，

$$\bar{\mathbf{x}}_{t+1} = \begin{pmatrix} \mathbf{x}_{t+1} \\ \mathbf{x}_t \end{pmatrix} = \begin{pmatrix} \mathbf{A} & \mathbf{0} \\ \mathbf{0} & \mathbf{A} \end{pmatrix} \begin{pmatrix} \mathbf{x}_t \\ \mathbf{x}_{t-1} \end{pmatrix} = \bar{\mathbf{A}}\bar{\mathbf{x}}_t \tag{3.21}$$

$$\mathbf{z}_t = \begin{pmatrix} \mathbf{0} & \mathbf{C} \end{pmatrix} \begin{pmatrix} \mathbf{x}_t \\ \mathbf{x}_{t-1} \end{pmatrix} = \bar{\mathbf{C}}\bar{\mathbf{x}}_t \tag{3.22}$$

と書くことができる．このように，過去の状態まで含め次元を大きくした状態変数 $\bar{\mathbf{x}}$ を導入することで，観測変数が遅れを含む場合も状態空間モデルで記述できる．

ここまで，状態空間モデルとして，式 (3.1) のような運動方程式を想定してきた．そのため，状態変数としては位置や速度といった物理量を考え，離散時間の状態空間モデル (3.6) における時間ステップを微小時間 Δt としてきた．しかし，状態空間モデルは一般的な入出力関係を表すモデルであるから，その使い道は運動方程式の離散時間化には留まらない．運動適応のモデル化では，状態変数を「運動記憶」という抽象的な量として定義し，運動記憶が試行ごとにどのように変化するかに関する時間発展方程式を立てる．また，観測方程式は，運動記憶がどのように実際の運動として実現されるかを記述する．この場合には，時間ステップを微小時間としてではなく試行ごとにとるのが適切だろう．以降，本章では，時間ステップを微小時間としてとる場合には添字 t を用いて状態変数 $\mathbf{x}_t$ と書き，試行としてとる場合には k 番目の試行における状態変数 $\mathbf{x}_k$ と書く記法を用いることにしよう．

3.4★ 確率論的状態空間モデルと隠れマルコフモデルとの関係

　ここまではノイズを含まない決定論的な状態空間モデルを考えてきた．現実には，突風で車が押されるというように，次の状態が外乱を受ける場合がある．また，車の位置を知らせる GPS は必ずしも正確ではない．このような状況をモデル化するために，時間発展方程式に過程ノイズを，観測方程式に観測ノイズを加えた，**確率論的状態空間モデル**を考えよう．時間発展方程式に過程ノイズ $\mathbf{w}_k$ を加えて

$$\mathbf{x}_{k+1} = \mathbf{A}\mathbf{x}_k + \mathbf{B}\mathbf{u}_k + \mathbf{w}_k \tag{3.23}$$

とし，観測方程式に観測ノイズ $\mathbf{v}_k$ を加えて

$$\mathbf{z}_k = \mathbf{C}\mathbf{x}_k + \mathbf{v}_k \tag{3.24}$$

とすることで，確率論的な状態空間モデルに拡張することができる．ノイズはガウス分布

$$\mathbf{w}_k \sim \mathcal{N}(\mathbf{0},\ \mathbf{\Omega}^{\mathbf{w}}), \quad \mathbf{v}_k \sim \mathcal{N}(\mathbf{0},\ \mathbf{\Omega}^{\mathbf{v}}) \tag{3.25}$$

に従うとするのが通例である．式 (3.23) と式 (3.24) の等価な表現として，状態変数の遷移確率 $p(\mathbf{x}_{k+1}|\mathbf{x}_k,\ \mathbf{u}_k)$ を

$$p(\mathbf{x}_{k+1}|\mathbf{x}_k,\ \mathbf{u}_k) = \mathcal{N}(\mathbf{A}\mathbf{x}_k + \mathbf{B}\mathbf{u}_k,\ \mathbf{\Omega}^{\mathbf{w}}) \tag{3.26}$$

とし，また観測変数の観測確率 $p(\mathbf{z}_k|\mathbf{x}_k)$ を

$$p(\mathbf{z}_k|\mathbf{x}_k) = \mathcal{N}(\mathbf{C}\mathbf{x}_k,\ \mathbf{\Omega}^{\mathbf{v}}) \tag{3.27}$$

と定義することもできる．

　状態空間モデルと似たモデルとして，**隠れマルコフモデル**（hidden Markov model）が知られている（Rabiner, 1989）．このモデルでは状態変数が離散値 $\mathbf{q}_i$ $(i = 1, \cdots, N)$ をとり，状態 $\mathbf{q}_j$ から状態 $\mathbf{q}_i$ への遷移確率 $p(\mathbf{x}_{k+1} = \mathbf{q}_i|\mathbf{x}_k = \mathbf{q}_j)$ と，状態 $\mathbf{q}_i$ であるときの観測確率 $p(\mathbf{z}_k|\mathbf{x}_k = \mathbf{q}_i)$ でモデルが特徴づけられる．隠れマルコフモデルの「隠れ」は状態 $\mathbf{q}$ が直接観測できない変数であること，「マルコフ」は状態の遷移確率がマルコフ性を満たすことを意味する．このモデルは音声認識や行動認識などでよく使われる．隠れマルコフモデルに関しては，ラビナーの総説論文（Rabiner, 1989）に詳しい．

3.5　状態空間モデルによる運動適応のモデル化

　一般に運動学習は**運動適応**（motor adaptation）と**スキル獲得**（skill acquisition）の

2種類に分類できる (Krakauer et al., 2019). 運動適応とは「通常の環境下でできる運動を新奇状況下でも行えるように適応すること」である. 心理物理実験としては, 視覚回転変換適応やプリズム適応 (視覚入力を左右にずらすようなプリズムを目にかけたときの適応学習, 本節後半で解説する) や外力粘性場適応などが代表的である. 一方, スキル獲得は「いままでできなかった運動技能を獲得すること」である. 自転車に乗れるようになることやピアノ演奏などはその例である. 実験的には, 試行回数や適応時間に対する学習曲線が得られること, 比較的短時間で適応の効果を調べられること, 後効果などで適応の度合いを定量化できることなどから, 運動適応に関して多数の研究がなされている. 一方, スキル獲得は, 学習に時間が掛かること, 個々人の差が激しいこと, 学習の度合いを定量化するのが難しい場合があることなどから, 運動学習に比べると計算論的研究は進んでいない.

運動適応はキネマティック運動適応とダイナミック運動適応に大別される. キネマティック運動適応とは視覚フィードバックなどのキネマティクス量に加えた外乱に対する運動適応で, 視覚入力を変異させたり反転させたりするプリズム適応や, 実際の運動方向を回転させて呈示する回転変換適応などが代表例である. 一方, ダイナミック運動適応は身体の力学に加えた外乱に対する適応であり, 回転環境下でのコリオリ力適応や, 運動速度に比例した外力を加える外力粘性場適応などが代表例である. 状態空間モデルでは, キネマティック運動適応は観測方程式に, ダイナミック運動適応は運動方程式にそれぞれ変更を加えた状況への適応に対応する.

運動適応は比較的短時間で学習が完了し学習曲線は頭打ちになる. 一方, スキル獲得でも学習が進むにつれて学習が遅くなるが, その期間は長く, 場合によっては何年もかけて学習が行われる. ハバナの葉巻巻き職人は, 100万回を超えてもその学習曲線はなお向上するとの報告もある (Crossman, 1959). 一般に運動適応で学習した運動記憶は時間と共に徐々に失われるが, 運動技能はむしろ休んでいる間や睡眠後に上昇するという現象 (offline gain という) が知られている. また, スキル獲得の課題は一般に複雑なものが多く, たとえば被験者はどのような感覚情報を用いてスキル獲得を行っているのか, また被験者ごとのやり方は同じなのか異なっているのかなど, 実験条件の統制を保つのが難しい点が多い. したがって, スキル獲得の研究, 特に計算論的な研究はあまり進んでいない. 一方, 運動適応では, プリズム適応・視覚回転適応といったキネマティック適応や, 外力場適応といったダイナミック適応などの標準的な課題があり, そこでは標的と手先の運動誤差が明確に定義できる. 目標に向かって到達運動を行うといった簡単な課題なので, 被験者ごとにやり方の違いは少なく, 指数関数型のきれいな学習曲線が得られる. これらの違いから, 運動適応とスキル獲得は異なる神経メカニズムにより処理されていることが予想される. ここでは, 短時間で学習が進み, かつ学習度合いを

学習曲線として定量化しやすい運動適応に焦点を当て，ここまで述べてきた状態空間モデルで運動適応過程をモデル化することを考えよう．

状態空間モデルに基づく運動適応の記述

上記の運動適応の実験では，視覚フィードバックの操作や外力といった実験的摂動を加えて被験者がどのように適応するかを調べた．その過程で被験者の応答はその時々の試行における摂動だけではなく，それまでにどのくらい適応したかという記憶にも左右されるため，モデルはそれも記述しなければならない．状態変数 $\mathbf{x}$ を（直接観測できない）脳内の記憶過程とし，実験者が操作できる摂動を $\mathbf{u}$，被験者の運動出力を $\mathbf{z}$ とすれば，状態空間モデルの基本形

$$
\begin{aligned}
\mathbf{x}_{k+1} &= \mathbf{A}\mathbf{x}_k + \mathbf{B}\mathbf{u}_k \\
\mathbf{z}_k &= \mathbf{C}\mathbf{x}_k
\end{aligned}
\tag{3.28}
$$

として書くことができる．時間発展過程は前回の運動誤差や摂動に従い状態変数を修正する過程，そして観測過程は状態変数から運動を生成する過程と解釈することができる．行列 $\mathbf{A}$ は記憶の保持率（retention factor），行列 $\mathbf{B}$ は学習率（learning rate）と呼ばれる．試行に関して状態が発散しないためには，行列 $\mathbf{A}$ が安定，すなわち $\mathbf{A}$ のすべての固有値の絶対値が 1 より小さいことが必要である．

この方程式が簡単な学習曲線を示すことを見てみよう．話を単純化するために，状態変数・制御変数ともにスカラー，つまり，$x_{k+1} = ax_k + bu_k$ と仮定しよう．ここで a は k 回目の試行から $k+1$ 回目の試行に移る際に，「運動記憶をどれくらい覚えているか」を決めるので，運動記憶の保持率である．もし制御変数が k 回目の試行での運動誤差であるとすると，b は「得られた誤差の何割が運動適応に寄与するか」を決めるので，学習率である．状態変数は運動の記憶としたので，初期条件では何も記憶していない，すなわち $x_0 = 0$ ととるのが適切だろう．このとき一定の外乱 $u_k = \bar{u}$ を与えたとすると，k 回目の試行後の学習は

$$
x_{k+1} - x_k = a^k b\bar{u}
\tag{3.29}
$$

すなわち

$$
\frac{x_{k+1} - x_k}{x_k - x_{k-1}} = a < 1
\tag{3.30}
$$

となり，一定の割合で学習速度が遅くなっていく様子がわかる．この差分方程式で解くと

$$x_k = \frac{1 - e^{k \log a}}{1 - a} b\bar{u} \tag{3.31}$$

となり，学習曲線は指数関数の形をとる．そして，学習が十分進んだ後に学習の記憶は $\frac{b\bar{u}}{1-a}$ に収束する．指数関数形の学習曲線や学習の飽和は実験で得られる学習曲線の特徴であり，簡単な状態空間モデルはこの特徴を再現できる．いま制御変数 $\mathbf{u}$ は外部から課される制御変数としたが，運動誤差を導入しても状態空間モデルで記述できる．

$$\mathbf{x}_{k+1} = \mathbf{A}\mathbf{x}_k + \mathbf{B}\varepsilon_k \tag{3.32}$$

$$\mathbf{z}_k = \mathbf{C}\mathbf{x}_k \tag{3.33}$$

ここで運動誤差 ε_k は，課された摂動 $\mathbf{u}_k$ と自身の出力 $\mathbf{z}_k$ の差 $\mathbf{u}_k - \mathbf{z}_k$ であるから，式 (3.32) は，

$$\mathbf{x}_{k+1} = (\mathbf{A} - \mathbf{B}\mathbf{C})\mathbf{x}_k + \mathbf{B}\mathbf{u}_k \tag{3.34}$$

と書くことができる．状態空間モデルの威力はその柔軟性にある．状態変数を実験状況に合わせて定義することで，さまざまな実験を記述できることを以下で見ていこう．

外力粘性場の運動適応モデルと運動方向に関する汎化

ダイナミカル運動適応の代表例として，外力粘性場への適応がある．粘性力とは速度に比例する力のことで，水のなかの運動のように通常は速度と反対方向に作用する．しかし運動適応での外力粘性場は，必ずしも速度と反対方向ではなく，ロボットアームで任意の方向の粘性場を作り出すことができる．このような粘性場は通常の自然界には存在しないのだが，驚くことにヒトはこのような粘性場の影響下でもまっすぐの到達運動ができるようになる．

外力粘性場の運動適応はダイナミカル運動適応における最も代表的なものである (Shadmehr & Mussa-Ivaldi, 1994)．水中などの通常の物理的条件下では粘性力は運動方向と反対向きに働くが，ロボットアームを用いて手先の運動方向と直交する外力粘性場を人工的に手先に課すことができる．このような粘性場は自然界には存在しないので，ヒトの運動適応能力を被験者ごとの運動経験によらずに調べることができるのである．適応実験の初期では手先の運動は通常のまっすぐの軌道から外れ，運動方向と直交する方向に大きく膨らんだ軌道になる（図 3.3A, 1〜250 回目）．数十回程度の試行で被験者はこの外力粘性場に適応し，ほぼまっすぐな軌道を回復するのである（図 3.3A, 251 回目以降）．自然界には存在しない人工的な外力場に適応できるヒト運動適応の柔軟性には驚

くばかりである†.

　外力粘性場に対する運動適応を可能とするメカニズムとして，次の二つが考えられる．一つは，弾性を高めガチガチに関節を固くして，外乱からの影響を受けないようにすることである．もう一つは，課された外力粘性場を学習し，それを打ち消すような反対向きの力を生成することである．どちらのメカニズムでも，適応後のまっすぐな軌道を説明することができるが，どちらのメカニズムで適応が行われているかを実験的に検証することはできるだろうか．適応後に不意に外力場をオフにして運動適応の**後効果（after effects）** を調べることで，これら二つのメカニズムを区別することができる．このような試行を**キャッチトライアル（catch trials）** と呼ぶ．関節を固くする方法ではまっすぐの軌道が生じるであろうし，外力場を能動的にキャンセルしている場合には外力粘性場とは反対向きの方向に運動が逸れるであろう．このような実験を行うと，外力粘性場を

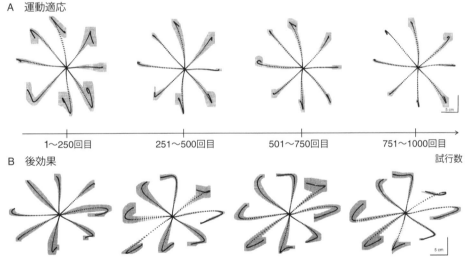

図 3.3　外力粘性場に対する運動適応と後効果．運動適応を 1000 試行行った際の手先の軌道を 250 試行ごとに分けたもの．（A）運動適応中の手先軌道．まっすぐの運動軌道を回復するのがわかる．（B）キャッチトライアルでの手先軌道．運動適応が進むにつれて，後効果が大きくなり，しかも運動適応の初期（A の一番左）の軌道に対して鏡像的になっていることがわかる．Shadmehr & Mussa-Ivaldi（1994）より許諾を得て転載．

---

† 　運動適応に外力粘性場を導入したのはシャドメア（Shadmehr）とムッサ゠イヴァルディ（Mussa-Ivaldi）である．シャドメアが当時の研究を振り返って，外力粘性場の最初の論文を書き上げた後ビッツィ（Emilio Bizzi）が「これは君の一生の仕事になるだろう」と述べたことや，健忘症患者 H.M. を被験者に迎えた実験の様子など，興味深いエピソードを書いている（Shadmehr, 2017）．シャドメアが 2008 年に来日した際，どのように外力粘性場を思いついたのかと直接訊いたことがある．被験者の経験によって上手下手が出ないように，誰もが経験したことがないが誰もが学習できるものを探して，この実験を思いついたそうである．心理物理，臨床観察，そして神経活動データ解析の観点から，脳がどのようにして身体の力学を学習するのかを明らかにしてきたシャドメアの回顧録は一読の価値がある．

学習した後のキャッチトライアルでは大きく曲がった運動が観察された（図 3.3B，751回目）．しかも，運動適応のはじめに見られた軌道とは鏡像をなすような反対向きに曲がった軌道である．これは，脳が課された外力場を能動的に打ち消すような力を生成していることを示唆している．

この外力粘性場への運動適応を状態空間モデルで定式化してみよう．8 方向にある標的に向けた運動適応を行い，k 回目の誤差が $k+1$ 回目の運動にどのように影響を与えるか，すなわち誤差の汎化を状態空間モデルで記述した（Thoroughman & Shadmehr, 2000; Donchin et al., 2003）．運動適応が標的の方向によらず一様にある，すなわち一成分しかもたない状態変数で状態空間モデルを作ると，学習曲線への当てはまりはよくない（図 3.4A 黒線）．この当てはまりの悪さは，運動記憶はすべての方向に対して一様ではなく，ある方向への運動記憶と他の方向への運動記憶がそれぞれ存在していることを示唆している．そこで標的の 8 方向に対応して 8 成分をもつ運動記憶の状態変数を導入して状態空間モデルを構築した．8 方向の生成する力を $\mathbf{x} = (x_1\ x_2\ \cdots\ x_8)^\top$，摂動を運動誤差として $u_k = \epsilon_k$ と書くことにすると，状態空間モデルで学習曲線を記述できる．いま，状態空間の行列は未知であるが，実験データをうまく説明するように行列の値を決めることができる（図 3.4A 灰色線）．これは第 7 章で見るシステム同定である．時間発展方程式において，k 回目の試行である運動方向に対して得られた誤差が，他の運動方向にどのように影響を与えるかの尺度を**運動汎化**（motor generalization）と呼ぶ．状態空間モデルの言葉では，行列 $\mathbf{B}$ はある運動方向で得られた誤差が他の運動方向の記憶に与える影響を記述するから，行列 $\mathbf{B}$ の値を推定することで，運動汎化を調べること

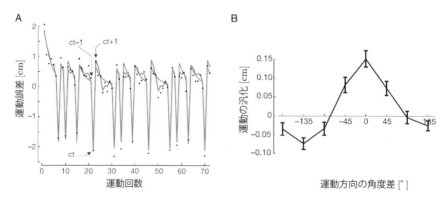

図 3.4 （A）運動学習曲線と状態空間モデルによるフィット．各点は試行ごとの運動誤差（直線軌道からのずれ）．黒線は一成分状態空間モデルを用いたフィット，灰色線は 8 成分状態空間モデルを用いたフィット．ct はキャッチトライアルを示す．（B）汎化関数．横軸は連続する二試行の運動方向の角度差を，縦軸は対応する学習係数を表している．Thoroughman & Shadmehr（2000）より許諾を得て転載．

ができる（図3.4B）．推定された行列 **B** の値によれば，運動方向の角度差が 0，すなわち k 回目と $k+1$ 回目の運動方向が同じ場合，学習係数は 0.1 程度であるから，k 回目の試行での誤差の 10%ほどが $k+1$ 回目の運動の修正に寄与する．また，運動方向の角度差が 90° より大きい場合，すなわち k 回目と $k+1$ 回目の運動方向が反対方向を向いている場合でも行列 **B** の値は 0 でないから，外力粘性場の汎化は広いことがわかる．

　汎化が興味深いのは，運動適応を処理する神経メカニズムに関して示唆を与えるからである．運動適応とは，運動方向 **v** が与えられたときに適切な力 f を生成することである．大脳運動野・頭頂葉・小脳といった運動関連部位では，運動方向 **v** に対して選択性をもつ神経細胞が報告されている．i 番目の神経細胞の反応特性を $g_i(\mathbf{v})$ としたとき，外力が $f(\mathbf{v}) = \sum_i w_i g_i(\mathbf{v})$ で表されるとすれば，運動適応は適切な係数 $\{w_i\}$ を学習することに帰着する．k 回目と $k+1$ 回目の試行での運動方向をそれぞれ $\mathbf{v}^k$ と $\mathbf{v}^{k+1}$ で表すとして，運動適応に伴う出力 f の変化と反応特性 g の関係を見てみよう．ニューラルネットワークの学習則から，ある試行での力の誤差 Δf が次の試行に与える影響は

$$\Delta f(\mathbf{v}^{k+1}) = -\eta \sum_i g_i(\mathbf{v}^{k+1}) g_i(\mathbf{v}^k) \Delta f \tag{3.35}$$

と書ける．この式から k 回目の試行での運動誤差が $k+1$ 回目の試行の力生成にどのように影響を与えるかは，k 回目の試行での活動パターン $\{g_i(\mathbf{v}^k)\}$ と $k+1$ 回目の試行での活動パターン $\{g_i(\mathbf{v}^{k+1})\}$ の重なり合いの程度，すなわち $\sum_i g_i(\mathbf{v}^{k+1}) g_i(\mathbf{v}^k)$ に比例することがわかる．したがって，$g(\mathbf{v})$ が最適方向のみならず幅広い方向で活動するものならば広範囲の汎化を示し，逆に $g(\mathbf{v})$ が最適方向近傍でしか活動しない狭いものであれば，他の方向への汎化も少ない．実験結果は k 回目の試行と $k+1$ 回目の試行で運動方向が反対でも汎化が見られたことから，反応特性はかなり広いものであると考えられる．このような広い運動方向選択性は小脳皮質のプルキンエ細胞で報告されており（Coltz et al., 1999），このような運動適応の計算が小脳で行われていると考えるのはもっともらしい．同様の汎化の研究はキネマティクスの運動適応である視覚回転適応でも行われ，この場合の汎化はずっと狭く，45° 離れた隣の標的にすらほとんど汎化が見られなかった．これは頭頂葉の到達運動関連部位（parietal reach area）で見られる狭い運動方向選択性で説明される（第 7 章を参照）．これはダイナミック運動適応とキネマティック運動適応が異なる脳部位で処理されていることを示している（Rabe et al., 2009）．

多時間運動適応モデル

　一つの運動記憶に一つの状態が対応する状態空間モデルでは，学習曲線が指数関数形になる．しかし，運動適応実験で得られる学習曲線をよく見てみると，単一の指数関数

ではうまくフィットすることができない．学習の初期では学習がグンと進み，学習の後期ではダラダラと少しずつ学習が進む様子は，異なる時間スケールをもつ二つの指数関数の和でよく近似できる．このことは，運動記憶が複数の状態からなり，それぞれが異なる時間スケールをもっていることを示唆している．ここでは状態空間モデルを用いて，**多時間モデル**（multirate model）を定式化してみよう（Smith et al., 2006）．多時間モデルでは，時定数の小さい速い過程 x_f と時定数の大きい遅い過程 x_s を導入して，状態変数を $\mathbf{x} = (x_\mathrm{f} \ x_\mathrm{s})^\top$ と，また状態空間モデルの行列を

$$\mathbf{A} = \begin{pmatrix} a^{\mathrm{fast}} & 0 \\ 0 & a^{\mathrm{slow}} \end{pmatrix}, \quad \mathbf{B} = \begin{pmatrix} b^{\mathrm{fast}} \\ b^{\mathrm{slow}} \end{pmatrix} \tag{3.36}$$

と定義する．ここで $0 < a^{\mathrm{fast}} < a^{\mathrm{slow}} < 1$ および $0 < b^{\mathrm{slow}} < b^{\mathrm{fast}}$ と仮定する．これは異なる時間スケールの過程を導入し，速い過程は「覚えるのが速いが忘れるのも速い」，遅い過程は「ゆっくり覚えるがなかなか忘れない」ということをモデル化したものである．観測方程式は速い過程と遅い過程がどのように出力されるかを記述し，ここでは単に二つの過程の線形和，すなわち $\mathbf{C} = (1 \ 1)^\top$ とする．このように非常に簡単なモデルではあるが，運動記憶の保持（savings），前向性の干渉（anterograde interference），自発回復（spontaneous recovery）といった運動適応の実験結果をうまく説明する（図3.5）．

　たとえば，運動記憶の説明は以下のとおりである（図3.5A）．左向きの外力場への適応が完了した後，右向きの外力場への適応をし，左向きの外力場への適応を消去（ウォッシュアウト，washout）したとしよう．そこでもう一度左向きの外力場を学ぶと，最初の適応よりも速く適応する．多時間モデルでは，「ウォッシュアウトで運動適応が消えたように見えるが，それは速い過程の負の値と遅い過程の正の値が打ち消し合っているからで，再適応では遅い過程が最初の適応を覚えているために適応が速い」という説明になる．

　また，自発回復は以下のように説明する（図3.5B）．運動誤差を強制的に0とする誤差固定試行（error-clamp trials）をしばらく行った後でも，忘れていたように見える右向きの外力場への適応を示すのである．誤差固定試行では被験者の生成する力を打ち消すような逆向きの力をロボットアームで生成することで，強制的にその試行の誤差を0にする．誤差が0であるから状態変数の方程式の $\mathbf{B}u$ の項は効かず，$\mathbf{A}\mathbf{x}$ の項だけが効く．そのため，誤差固定試行では，自発的に運動記憶がどのように変化するのかを調べることができる．一度消えた運動適応の学習が何もしないのに回復するとは何とも不思議な現象だが，多時間モデルでは以下のように明快な説明を与える．多時間モデルでは，

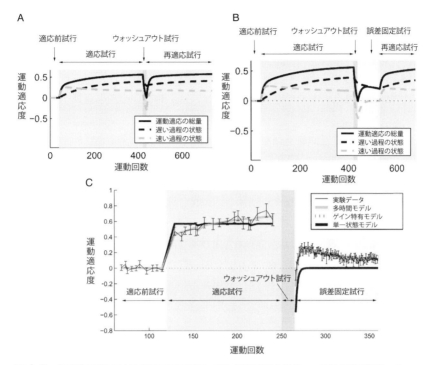

図 3.5 多時間モデルによる運動適応の説明．(A) 運動記憶の保持．一度目の運動適応・ウォッシュアウト・二度目の運動適応を行う．二度目の運動適応は一度目に比べて速い．(B) 自発回復．ウォッシュアウトで一旦消えた運動記憶が誤差固定試行後に回復する．(C) モデルと実験の学習曲線の比較．単一時間モデル（黒太線）に比べて，多時間モデル（灰色線）は実験（黒細線）により一致を見せる．Smith et al. (2006) より（© Smith et al. CC-BY ライセンス）．

ウォッシュアウトの後で運動適応が消えたように見えるのは，速い過程と遅い過程が逆符号で同じ大きさをもっているからと説明する．その後誤差固定試行中に速い過程の記憶は大きく減衰する一方，遅い過程の記憶はそれほど減衰しない．そこで試行を再開すると，遅い過程に残されていた右向きの外力場への適応が現れるのである．

多時間モデルの予言どおり，被験者は最初の運動適応の記憶を忘れてしまったかのように振る舞うが，誤差固定試行後の再適応ではその運動記憶を蘇らせるのである（図3.5C）．これらの不思議な現象は，一成分の状態変数では説明できず，多成分の状態変数を導入して初めて説明できるものである．一見運動記憶が消えているようでも，脳のなかに運動記憶が隠れているということである．観測可能な観測変数とその背後にある状態変数を用いる状態空間は，このような現象をモデル化するのに適していることがわかるだろう．

もともと多時間モデルは１日の運動適応の学習曲線を説明するものとして提案されたものであるが，長期の運動記憶との関係を調べた興味深い研究がある（Jones & Smith,

2009）．1日目に運動適応実験を行い，その学習曲線を多時間モデルでフィットすることで，適応後に速い過程と遅い過程においてどれくらい学習が進んでいるかがわかる．2日目に同じ被験者で同じ運動適応実験を行い，1日目の学習をどれくらい記憶しているかを評価する．そうすると，1日目終了時の遅い過程の学習度合いと2日目の記憶の度合いが比例関係にあることが示された．これは，遅い過程が運動の長期記憶への窓口になっているということである．多時間モデルは眼球運動のゲイン適応実験や到達運動のプリズム適応の説明にも守備範囲を広げている．このような簡単な状態空間モデルがヒトの運動適応をこれほどうまく説明するとは驚きである（Inoue et al., 2014）．また，二つの時間スケールだけではなく，より多くの時間スケールを含む状態空間モデルはより長時間の運動適応実験の結果を説明する（Körding et al., 2007）．

明示的な運動戦略と暗示的な運動適応からなる状態空間モデル

　運動学習は体で覚えるのが基本であるが，明示的に戦略をもって運動学習に臨むこともできる．これまでは運動誤差を単純に標的と手先の位置の誤差として考えてきた．しかし，マツォーニとクラカワーは，運動適応を引き起こすのが標的と手先の位置誤差ではないということを以下に説明する巧妙な実験で示した（Mazzoni & Krakauer, 2006）．彼らは，実際の手先運動に回転を加えた画面上のカーソルを操作する視覚回転適応実験を行った．まず被験者が中央の標的を狙おうとすると，回転変換のため，カーソルは隣の標的に向かってしまう．ここで狙った標的とカーソルの位置が運動誤差として得られるわけである．この実験の巧妙な点は，被験者に戦略をもつように明示的に指示することで，2種類の運動誤差が生じるようにしたことである．

　被験者が指示された戦略とは以下のとおりである．中央の標的2を狙って運動すると，反時計回りの回転変換により，カーソルは左隣の標的1に向かってしまう（図3.6A）．その際，実際の標的とカーソルの間の誤差（目標誤差，target error）が生じる．そこで，被験者に「カーソルは手先の運動から反時計回りに45°回転して表示される．だから，カーソルを標的2に動かしたいのなら，右隣の標的3を狙いなさい」と明確な戦略を指示する．するとカーソルは標的2に向かうため目標誤差が生じないが，今度は狙った標的3とカーソルの位置の誤差（狙い誤差，aiming error）が生じる（図3.6B）．このようにして，目標誤差と狙い誤差という2種類の運動誤差を生じさせることができる．では，どちらの運動誤差が運動適応を引き起こすのだろうか．運動学習曲線を調べると，戦略を用いて目標誤差を打ち消した試行（図3.6Bの区間III）においても，運動適応が引き続き進行していることがわかる．これは，運動適応が目標誤差ではなく，狙い誤差により生じていることを示している．次に，運動適応の途中に戦略を使わないように教示すると運動学習曲線は45°ほど跳ね上がり（図3.6Bの区間IV），もう一度戦略を使う

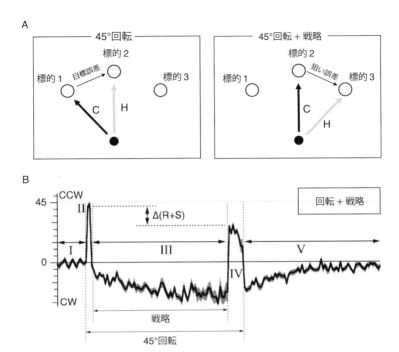

図 3.6 (A) 戦略を用いた運動適応．(左) 標的 2 を目指して手先（H）を運動させると，45°の反時計回り回転変換のため，カーソル（C）は標的 1 に向かい，標的とカーソルの目標誤差が生じる．(右) 戦略を用いて右隣の標的 3 を狙うとすると，カーソル（C）は標的 2 に向かうが，今度は狙った標的 3 とカーソルの運動との間に狙い誤差が生じる．(B) 運動学習曲線．(I) ベースライン，(II) 回転，(III) 回転＋戦略，(IV) 回転，(V) ウォッシュアウト．(III) の初期では，戦略により標的誤差がないにもかかわらず，運動適応が生じていることに注意．Mazzoni & Krakauer (2006) より許諾を得て転載．

ように教示すると運動学習曲線は区間 III と同じく負の方向に変化する（図 3.6B の区間 V）．この実験結果から，運動方向を急激に変化させる戦略過程と，狙い誤差により徐々に運動方向を適応させる適応過程の足し算で，実際の運動方向が決定されていることが示唆される．

マツォーニとクラカワーの実験を記述するために，テイラーとアイヴリーは運動適応の記憶成分と戦略の成分からなる状態空間モデルを考えた（Taylor & Ivry, 2011）．二次元の状態変数ベクトル $\mathbf{x} = (x\ s)^\top$ を考え，x が運動記憶，s が戦略の成分とした．これまでの状態空間モデルでは 1 種類の誤差，すなわち「標的と実際の運動位置の差」しか考えなかった．この誤差を目標誤差（target error）と呼び，e_k^{target} と書くことにしよう．戦略を考えると，「戦略で狙った位置と実際の運動位置の差」という誤差も考えることができる．これを狙い誤差（aiming error）と呼び，e_k^{aiming} と書くことにしよう．マツォーニとクラカワーの実験では運動記憶の成分 x が狙い誤差 e_k^{aiming} により適応す

ることを示したが，テイラーとアイヴリーは戦略の成分 s も目標誤差 e_k^{target} により適応すると仮定した．このように考えて，運動記憶は狙い誤差，戦略は標的誤差により学習が駆動されるとすると，戦略を用いた運動適応の状態空間モデルは

$$\begin{pmatrix} x_{k+1} \\ s_{k+1} \end{pmatrix} = \begin{pmatrix} a & 0 \\ 0 & c \end{pmatrix} \begin{pmatrix} x_k \\ s_k \end{pmatrix} + \begin{pmatrix} b & 0 \\ 0 & d \end{pmatrix} \begin{pmatrix} e_k^{\text{aiming}} \\ e_k^{\text{target}} \end{pmatrix} \tag{3.37}$$

とモデル化できる．この状態空間モデルは，十分な試行回数ののち，戦略成分も適応的に変化することを予言する．このようにして得られるモデルは戦略を明確に立てて運動適応した際の学習曲線をうまく再現することができる．このモデルも状態空間モデルの柔軟さを示す好例である．

運動誤差の記憶

ここまで，線形時不変の状態空間モデル，つまり係数行列が定数である状態空間モデルを考えてきた．より一般には，係数行列が時間や状態に依存しているような状態空間モデルを考えることもできる．状況に応じて，状態変数の時間変化を記述する行列 $\mathbf{A}$ を変化させれば，運動適応の記憶を忘れにくくしたり，逆に忘れやすくしたりすることもできる．また，制御変数に対する状態変数の変化を記述する行列 $\mathbf{B}$ を変化させれば，ある運動誤差に対して運動適応の速度を高めたり低めたりすることができる．実際，ある運動適応を一度行うと，同じ運動適応を再度行った際に適応が速くなることが知られている．たとえば，右向きの外力場への適応後に左向きの外力場を課した運動を行い，最初に学んだ右向き外力場への適応を消したとしよう．このように，反対向きの運動適応を行うことですでに学んだ運動適応を消去することを，前述のようにウォッシュアウト（washout）と呼ぶ．ウォッシュアウト後では，行動的には最初の運動適応の記憶は失われているように見える．しかし，もう一度右向きの外力場に対して適応を行うと，最初の運動適応より速く学習できることが知られている．このように，同じ外力場に対して，一度目より二度目以降のほうがより速く適応できることを，運動適応の保持（セービングス，savings）と呼ぶ．この運動適応の保持という運動記憶の現象を，学習率（行列 $\mathbf{B}$）の学習として説明したのが，以下のハーツフェルトらの研究である（Herzfeld et al., 2014）．

この研究の背後には，ニューラルネットワークで使われる Rprop† という考え方があるので，まずそれを説明しよう．パラメタ $\mathbf{w}$ で規定される関数 $E(\mathbf{w})$ があって，その関数を極小値を探したいとする．$\dfrac{\partial E}{\partial \mathbf{w}}$ が正であれば $\mathbf{w}$ を少し大きく，逆に $\dfrac{\partial E}{\partial \mathbf{w}}$ が負であ

---

† アール・プロップと読む．resilient backpropagation の略．

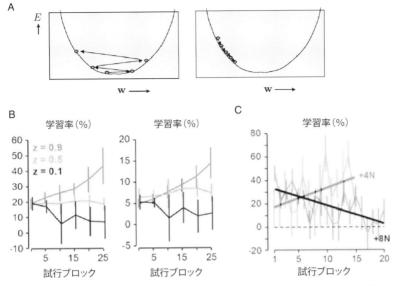

図 3.7 (A) 最急降下法における学習率の役割．学習率が大きすぎるとパラメタの更新式は振動的になり，逆に小さすぎると収束は遅くなる．(B) 外力場の安定性によって学習率が異なる．ここで z は連続する 2 試行で同じ向きの外力場を課す確率である．左はプローブ試行で計測した学習率，右は状態空間モデルで推定した学習率である．(C) 学習率の誤差に対する選択性．向きが変化しない 4N の外力場に対しては学習率は増加するが（灰色），向きが頻繁に変化する 8N の外力場に対しては学習率は逆に低下する（黒）．Herzfeld et al. (2014) より許諾を得て転載．

れば $\mathbf{w}$ を少し小さくするのがよいだろう．したがって，初期値 $\mathbf{w}_0$ が与えられたとき，

$$\mathbf{w}_{k+1} = \mathbf{w}_k - \eta \left. \frac{\partial E(\mathbf{w})}{\partial \mathbf{w}} \right|_k \tag{3.38}$$

とパラメタを更新すればよい．ここで η は学習率と呼ばれるパラメタであり，η が適切な値であれば，式 (3.38) を逐次的に適用することで，極小解を得ることができる．これは**最急降下法**（steepest gradient descent method）と呼ばれる最適化方法である．一つの問題は，式 (3.38) での学習率 η をどう決めるかということである．η が大きすぎると，$\frac{\partial E}{\partial \mathbf{w}}$ は更新ごとに符号を変えて，発散するかもしれない（図 3.7A 左図）．反対に η が小さすぎると，収束に時間が掛かるという問題が生じる（図 3.7A 右図）．そこで，Rprop では k 回目の勾配 $\left. \frac{\partial E}{\partial \mathbf{w}} \right|_k$ と $k+1$ 回目の勾配が $\left. \frac{\partial E}{\partial \mathbf{w}} \right|_{k+1}$ が同符号であれば，パラメタが望ましい方向に変化しているとして，学習率 η を少し大きくする．一方，k 回目の勾配と $k+1$ 回目の勾配が反対の符号をもつときは，パラメタの更新が振動的なので，学習率 η を少し小さくする．いわば，これまでの更新の履歴を学習率の変化に反

映させる．このように Rprop では，更新の履歴から学習率を調整することで，最急降下法の発散を防ぎ極小解への収束を速めるのである．

ハーツフェルトらは最初の運動記憶が学習率に反映されており，時間発展方程式の行列 **B** が誤差の関数であると考え，以下の状態空間モデル

$$x_{k+1} = a x_k + b_k(e_k) e_k \tag{3.39}$$

を提案した．以前経験した誤差に関して行列 **B** の値を大きくすれば，その誤差に対して学習係数が大きく，つまり学習が速くなる．基底関数 $\{g_i(e)\}$ と係数 $\{w_i\}$ を用いて，学習係数を $b(e) = \sum_i w_i g_i(e) = \mathbf{w}^\top \mathbf{g}(e)$ とし，係数の学習則

$$\Delta \mathbf{w}_k = \alpha \, \mathrm{sgn}(e_{k-1} e_k) \frac{\mathbf{g}(e_k)}{\mathbf{g}^\top(e_k)\mathbf{g}(e_k)} \tag{3.40}$$

を導入した．ここで α は学習係数の学習率と呼ばれるメタパラメタであり，$|\Delta b_k| = \alpha$ であることがわかる．この更新式 (3.40) から直ちに二つの予言ができる．一つには，$\mathrm{sgn}(e_{k-1}e_k)$ の項があることから，同じ符号の誤差が繰り返し与えられる場合には学習率は大きくなり，誤差の符号が試行ごとに入れ替わる場合には学習率は小さくなるということである．実験的には試行ごとに外力場の向きをランダムに変えることで，誤差の符号の変化を制御することができる．力場の向きが安定的（$z = 0.9$，連続する二試行が同じ向きの外力場である確率が 0.9）の場合には学習率が増加するのに対し，力場の向きが不安定（$z = 0.1$）の場合には学習率はむしろ減少する（図 3.7B）．環境が安定で毎回同じ摂動が加わるのであればその摂動に対する学習率を上げて適応を速め，逆に摂動が不安定であれば学習率を下げて適応しない，というのが良い戦略であるということである．

式 (3.40) のもう一つの予言は，過去に経験した誤差に対する学習係数は変化するが，経験しなかった誤差に対する学習率には変化がないことである．ある大きさ（4 N）の外力場は安定的に同じ符号で課される一方，他の大きさ（8 N）の外力場はコロコロと符号を変えて課されたとする．すると，安定的な外力場に対する学習率は増加し，不安定な外力場に対する学習率は減少する（図 3.7C）．この実験結果から，学習率は定数ではなく，誤差がどのように得られたかの記憶をもって適応的に変化するパラメタであるということがわかる．脳は以前経験した運動の誤差を記憶して，同様の誤差に対しての適応を高めるのである．

運動学習による身体感覚の変化

視野を左右にずらす変位プリズムに対する適応では，プリズムの変位を打ち消すため

に，二つの可能な適応戦略が考えられる．一つは終点での誤差を減らすように手の運動指令を修正すること，もう一つはプリズムの変位を打ち消す方向に視覚をずらすことである．ヒトは運動指令と視覚のどちらを適応させてプリズムに適応するのかを調べるために，両手間転移という実験パラダイムが提案されている．まず一方の腕でプリズム適応を行い，適応後にもう一方の腕に適応が汎化されているかどうかを調べるというものである．運動指令による適応であれば転移は生じないだろうし，逆に視覚による適応であれば転移が生じるはずである（Harris, 1963）．両手間転移が起きるかどうかは実験条件によりさまざまに変化するようである．加えて，プリズム適応後に手先の感覚位置が変位の方向にずれて感じられることも報告されている（Harris, 1963）．要するに，プリズム適応は一つの過程によるものではなく，運動指令・視覚・体性感覚といった複数の適応過程により成り立っていると考えられる．

いままで見てきた外力場適応やプリズム適応においても，被験者の体性感覚は変化するのだろうか．オストリーらは，外力場適応の前後で被験者の感じる手先位置を調べ（図3.8A），運動適応後に被験者が感じる手の位置が課された力場の方向へ変位することを報告した（図3.8B）（Ostry et al., 2010）．この結果は，外力場に対する運動適応により体性感覚も適応したことを示唆している．関連して，ヘイスらはプリズム適応において視覚・体性感覚・制御信号の各成分からなる状態変数

$$\mathbf{x}_k = (x_k^{\mathrm{v}}\ x_k^{\mathrm{p}}\ x_k^{\mathrm{u}})^\top \tag{3.41}$$

を導入し，視覚・体性感覚・制御信号が適応的に変化する状態空間モデルを考えた（Haith et al., 2009）．$\mathbf{x}_k$ の各成分は，運動適応における視覚 (x_k^{v})・体性感覚 (x_k^{p})・制御信号 (x_k^{u}) の適応度に対応する．k 回目の試行での制御信号は適応前の u_k と適応度 x_k^{u} の和となり，$u_k + x_k^{\mathrm{u}}$ となる．この試行での手先の視覚位置 v_k は制御信号に視覚の適応度 x_k^{v} を加えた

$$v_k = u_k + x_k^{\mathrm{u}} + x_k^{\mathrm{v}} \tag{3.42}$$

であり，また感覚位置 p_k は制御信号に感覚の適合度を加えた

$$p_k = u_k + x_k^{\mathrm{u}} + x_k^{\mathrm{p}} \tag{3.43}$$

となる．式 (3.42) と式 (3.43) から，観測変数の視覚誤差 $v_k - u_k$ と感覚誤差 $p_k - u_k$ は

$$\mathbf{z}_k = \begin{pmatrix} v_k - u_k \\ p_k - u_k \end{pmatrix} = \begin{pmatrix} x_k^{\mathrm{v}} + x_k^{\mathrm{u}} \\ x_k^{\mathrm{p}} + x_k^{\mathrm{u}} \end{pmatrix} = \begin{pmatrix} 1 & 0 & 1 \\ 0 & 1 & 1 \end{pmatrix} \begin{pmatrix} x_k^{\mathrm{v}} \\ x_k^{\mathrm{p}} \\ x_k^{\mathrm{u}} \end{pmatrix} = \mathbf{C}\mathbf{x}_k \tag{3.44}$$

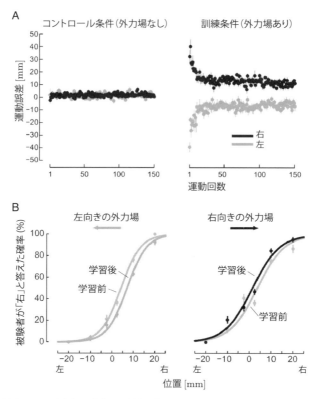

図 3.8 外力場への運動適応と付随する体性感覚の変化．(A) 右向きもしくは左向きの外力場に対する運動適応曲線．ベースライン (Null Field) の後と運動適応 (Force Field Training) の後に体性感覚の位置を調べるテストを行う．(B) 運動適応前後の体性感覚位置の変化．縦軸は自分の手先が右にあると被験者が報告した確率．左向きの外力場ではこの確率が下がり，右向きの外力場では反対に上がる．したがって，被験者の体性感覚の位置は適応した外力場の方向に変位する．Ostry et al. (2010) より許諾を得て転載．

という観測方程式にまとめることができる．ヘイスらはこの状態空間モデルを用いて運動適応における視覚成分と感覚成分の寄与を定量化することができた．このように，状態変数を柔軟に定義することで，運動適応に含まれる複数の成分を定量化できるのである．

3.6 状態空間モデルの神経基盤

これまで見てきたように，状態空間モデルはさまざまな運動適応実験の結果をよく再現する．では，状態変数は脳のなかでどのように表現されているのだろうか．本章のはじめに述べたとおり，状態空間モデルでは状態変数と観測量を区別する．運動適応において観測量は運動出力に対応し，定義どおり実験で観測できるものである．一方，状態

変数は運動適応における記憶度合いに相当し，行動的には直接観測できない．しかし脳のどこかには運動の記憶が蓄えられているのは間違いない．このように，計算モデルに現れる直接観測できない量を説明変数として神経活動解析を行う方法を**モデルベース解析**（model-based analysis）と言い，ヒトの心理実験と機能的磁気共鳴イメージング（fMRI）による脳機能計測でよく用いられる（O'Doherty et al., 2007）．

たとえば，時間スケールが複数ある多時間モデルで運動学習を記述すると，行動データに対応する学習曲線に加えて，速い過程と遅い過程の時系列を得ることができる．これらを説明変数として fMRI 時系列を回帰分析し，それぞれの過程の時系列と一致する脳部位を探すのである．キムらは視覚回転適応課題の行動データを多時間モデルでモデル化し，fMRI 時系列のモデルベース解析を行った（Kim et al., 2015）．彼らは，数秒から1分程度の時間スケールの速い過程は大脳の前頭葉・頭頂葉および小脳に，数分から1時間程度の時間スケールの過程は下頭頂葉に，そして数時間以上の時間スケールの遅い過程は小脳に見つかることを報告した．この結果から運動適応がまず大脳皮質と小脳で行われ，そののち小脳に蓄えられるという描像が得られる．前頭葉・頭頂葉および小脳の速い過程は，運動誤差が小脳と頭頂葉活動と相関しているという先行研究（Diedrichsen

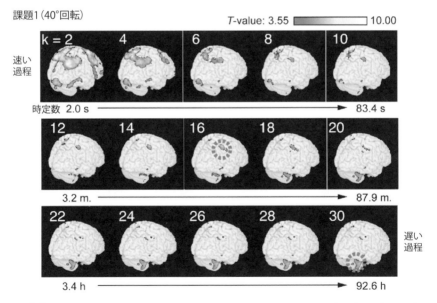

図 3.9　視覚回転適応のモデルベース解析．多時間モデルに用いられた 30 個の時間スケール（2 秒から 92.6 時間）の過程のうちの 15 個に対応する脳部位が示されている．中間の時間スケールの過程（$k = 16$）では下頭頂葉に，遅い時間スケールの過程（$k = 30$）では小脳の外側部に，それぞれ活動が見られる．Kim et al. (2015) より（©Kim et al. CC-BY ライセンス）．

et al., 2005）とよく一致する．また下頭頂葉の中間スケールの過程と小脳の遅い過程は，運動の固着化で頭頂葉と小脳の活動が見られた先行研究（Shadmehr & Holcomb, 1997）と一致する．モデルベース解析は，単に脳のどの部位が活動しているかだけではなく，どの部位の活動がどのような計算に対応しているかを教えてくれるのである．

　最近のサルを用いた電気生理学実験では，プリズム適応における視覚誤差（見かけの標的の位置と見かけの手の位置の差）と運動誤差（見かけの標的の位置と実際の手の位置の差）がどの部位で表現されているかが調べられている．前頭葉では第一次運動野と運動前野に視覚誤差の情報が（Inoue et al., 2016），頭頂葉ではブロードマン5野と7野にそれぞれ運動誤差と視覚誤差の情報が表現されていることが（Inoue & Kitazawa, 2018）報告されている．さらにこれらの研究では，対応する部位を微小電気刺激することで，運動適応を人工的に誘発できることを報告している．状態空間モデルに現れる誤差は，前頭葉と頭頂葉の感覚運動野に広く表現されているようであり，それらが部位ごとに異なる機能をもっているようである．

まとめ

　本章では状態空間モデルの定義と一般的な性質を述べた後，状態空間モデルによる運動適応過程のモデル化を紹介した．状態空間モデルの利点は，単純でありながら，さまざまな実験条件をモデル化できる柔軟性にある．実験条件に合わせて状態変数と観測変数をうまく定義することで学習曲線を再現できる．また，行動データの背後にある隠れた過程を記述することで，運動適応の背後に潜む計算過程を明らかにすることができ，これは fMRI のモデルベース解析に用いられている．ヒトの運動適応は，感覚処理，運動制御，それに記憶過程などを含む複合的な過程であると考えられるが，それが単純な線形時不変の状態空間モデルでこれほどよくモデル化できるということは驚きでしかない．とはいえ，状態空間モデルでの状態変数が，生理学的に神経活動の何に対応しているのかに関する理解は進んでいない．今後は電気生理学的手法で状態空間モデルを検証していくことが必要であろう．

参考文献

Coltz, J. D., Johnson, M. T. V., & Ebner, T. J. (1999). Cerebellar Purkinje cell simple spike discharge encodes movement velocity in primates during visuomotor arm tracking. *Journal of Neuroscience*, 19(5), 1782–1803.

Crossman, E. R. F. W. (1959). A theory of the acquisition of speed-skill*. *Ergonomics*, 2(2), 153–166.

Diedrichsen, J., Hashambhoy, Y., Rane, T., Shadmehr, R. (2005) Neural correlates of reach errors. *Journal of Neuroscience* 25:9919–9931.

Donchin, O., Francis, J. T., Shadmehr, R. (2003) Quantifying generalization from trial-by-trial behavior of adaptive systems that learn with basis functions: theory and experiments in human motor control. *Journal of Neuroscience* 23:9032–9045.

Haith, A., Jackson, C. P., Miall, R. C., & Vijayakumar, S. (2009). Unifying the sensory and motor components of sensorimotor adaptation. In *Advances in Neural Information Processing Systems* (pp. 593–600).

Harris, C. S. (1963) Adaptation to displaced vision: visual, motor, or proprioceptive change? *Science* 140:812–813.

Herzfeld, D. J., Vaswani, P. A., Marko, M. K., Shadmehr, R. (2014) A memory of errors in sensorimotor learning. *Science* 345:1349–1353.

Hess, E. H. (1956) Space perception in the chick. *Scientific American* 195:71–82.

Inoue, M., Kitazawa, S. (2018) Motor Error in Parietal Area 5 and Target Error in Area 7 Drive Distinctive Adaptation in Reaching. *Current Biology* 28:2250–2262 e2253.

Inoue, M., Uchimura, M., Kitazawa, S. (2016) Error Signals in Motor Cortices Drive Adaptation in Reaching. *Neuron* 90:1114–1126.

Inoue, M., Uchimura, M., Karibe, A., O'Shea, J., Rossetti, Y., & Kitazawa, S. (2014). Three timescales in prism adaptation. *Journal of Neurophysiology*, 113(1), 328–338.

Kim, S., Ogawa, K., Lv, J., Schweighofer, N., Imamizu, H. (2015) Neural Substrates Related to Motor Memory with Multiple Timescales in Sensorimotor Adaptation. *PLoS Biology* 13:e1002312.

Kimura, M. (1977) Preponderance of synonymous changes as evidence for the neutral theory of molecular evolution. *Nature* 267:275–276.

Kimura, M. (1979) The neutral theory of molecular evolution. *Scientific American* 241:98–100, 102, 108 passim.

Körding, K. P., Tenenbaum, J. B., Shadmehr, R. (2007) The dynamics of memory as a consequence of optimal adaptation to a changing body. *Nature Neuroscience* 10:779–786.

Krakauer, J. W., Hadjiosif, A. M., Xu, J., Wong, A. L., & Haith, A. M. (2019). *Motor Learning. Comprehensive Physiology*, 9, 613–663.

Lin, C-T. (1974) Structural controllability. *IEEE Transactions on Automatic Control* 19:201–208.

Liu, Y. Y., Slotine, J. J., Barabasi, A. L. (2011) Controllability of complex networks. *Nature* 473:167–173.

Mazzoni, P., Krakauer, J. W. (2006) An implicit plan overrides an explicit strategy during visuomotor adaptation. *Journal of Neuroscience* 26:3642–3645.

O'Doherty, J. P., Hampton, A., Kim, H. (2007) Model-based fMRI and its application to reward learning and decision making. *Annals of the New York Academy of Sciences* 1104:35–53.

Ostry, D. J., Darainy, M., Mattar, A. A., Wong, J., Gribble, P. L. (2010) Somatosensory plasticity and motor learning. *Journal of Neuroscience* 30:5384–5393.

Rabe, K., Livne, O., Gizewski, E. R., Aurich, V., Beck, A., Timmann, D., & Donchin, O. (2009). Adaptation to visuomotor rotation and force field perturbation is correlated to different brain areas in patients with cerebellar degeneration. *Journal of Neurophysiology*, 101(4), 1961–1971.

Rabiner, L. R. (1989) A tutorial on hidden Markov models and selected applications in speech recognition. *Proceedings of the IEEE* 77:257–286.

Shadmehr, R. (2017) Learning to Predict and Control the Physics of Our Movements. *Journal of Neuroscience* 37:1663–1671.

Shadmehr, R., Mussa-Ivaldi, F. A. (1994) Adaptive representation of dynamics during learning of a motor task. *Journal of Neuroscience* 14:3208–3224.

Shadmehr, R., Holcomb, H. H. (1997) Neural correlates of motor memory consolidation. *Science* 277:821–825.

Smith, M. A., Ghazizadeh, A., Shadmehr, R. (2006) Interacting adaptive processes with different timescales underlie short-term motor learning. *PLoS Biology* 4:e179.

Sperry, R. (1943) Effect of 180 degree rotation of the retinal field on visuomotor coordination. *Journal of Experimental Zoology* 92:263–279.

Tang, E., Bassett, D. S. (2018) Colloquium: Control of dynamics in brain networks. *Reviews of Modern Physics* 90:031003.

Taylor, J. A., Ivry, R. B. (2011) Flexible cognitive strategies during motor learning. *PLoS Computational Biology* 7:e1001096.

Taylor, J. A., Krakauer, J. W., Ivry, R. B. (2014) Explicit and implicit contributions to learning in a sensorimotor adaptation task. *Journal of Neuroscience* 34:3023–3032.

Thoroughman, K. A., Shadmehr, R. (2000) Learning of action through adaptive combination of motor primitives. *Nature* 407:742–747.

コラム 4 : イカの巨大軸索とホジキン–ハクスリー方程式

　　活動電位の細胞スケールでのメカニズムの解明には，適切なモデル動物の発見が不可欠であった．それまで，多くの実験で用いられてきたカエルの神経軸索は最大でも 20 μm ほどの太さであったのに対し，イカの巨大軸索は 1 mm ほどの太さをもつ．これほどの太さであれば，軸索の内部に電極を差し込んで電位を測ることも，内部のイオン濃度を測ることもできる．活動電位の研究用にイカの巨大軸索を使用したのは，ユニヴァーシティ・カレッジ・ロンドンのヤング（John Z. Young, 1907-1997）である（Keynes, 1958）．続いてコロンビア大学のコール（Kenneth S. Cole, 1900-1984）とカーティス（Howard J. Curtis, 1906-1972）は，活動電位中に巨大軸索の静電容量は一定だったものの，膜抵抗（インピーダンス）は急激に低下することを示した（Cole, 1982）．ベルンシュタインが予言したように，これは活動電位発生のメカニズムが膜抵抗の変化によるイオンの流入であることを示唆していた．

　　電気生理学の一つのクライマックスは，ホジキン（Alan Hodgkin, 1914-1998）とハクスリー（Andrew Huxley, 1917-2012）による神経興奮のモデル化である（Hodgkin & Huxley, 1952）．彼らは，実験で観測された活動電位中の膜抵抗変化をモデル化するため，各イオンを選択的に透過させるイオンチャネルなるメカニズムを想定した．そのイオンチャネルが膜電位に依存して変化するとして，膜電位とイオンチャネルの活性・不活性変数からなる，ホジキン–ハクスリー方程式として知られる常微分方程式を導いた．この方程式から活動電位の時間変化が説明できる様子は実に見事である．その方程式のなかで，ナトリウムを選択的に透過させるイオンチャネルは三つの活性変数と一つの不活性変数，またカリウムを選択的に透過させるイオンチャネルは四つの活性変数から成り立っていると想定した．イオンチャネルは活動電位を説明するためにホジキンとハクスリーが想定したものであったが，ザクマン（Bert Sakmann, 1942-）とネーア（Erwin

Nehr, 1944-）によって単一イオンチャネルの開閉が（Nehr & Sakmann, 1976），マキノン（Roderick MacKinnon, 1956-）らによってカリウムイオンチャネルの分子構造が明らかにされ（Doyle et al., 1998），神経興奮の分子的メカニズムが解明されてきたのである．また，ホジキン－ハクスリー方程式は神経系の定量的なモデル化の先駆けであり，計算論的神経科学の幕開けも言える．後年の FitzHugh-Nagumo モデルなどに繋がり，力学系としての神経細胞の興奮現象の理解が一気に開花したのである（Izhikevich, 2007）．

Cole, K. S. (1982). Squid axon membrane: impedance decrease to voltage clamp. *Annual Review of Neuroscience*, 5, 305–323. doi:10.1146/annurev.ne.05.030182.001513

Doyle, D. A., Cabral, J. M., Pfuetzner, R. A., Kuo, A., Gulbis, J. M., Cohen, S. L., ... & MacKinnon, R. (1998). The structure of the potassium channel: molecular basis of K+conduction and selectivity. *Science*, 280(5360), 69–77.

Hodgkin, A. L., & Huxley, A. F. (1952). A quantitative description of membrane current and its application to conduction and excitation in nerve. *The Journal of Physiology*, 117(4), 500–544.

Izhikevich, E. M. (2007). *Dynamical Systems in Neuroscience*. MIT press.

Keynes, R. D. (1958). The nerve impulse and the squid. *Scientific American*, 199(6), 83–91.

Neher, E., & Sakmann, B. (1976). Single-channel currents recorded from membrane of denervated frog muscle fibres. *Nature*, 260(5554), 799.

第 **4** 章

最適推定
—感覚入力からの外界再構成—

理論があってはじめて，何を人が観測できるかということが決まります．
——アルベルト・アインシュタイン

　運動制御のためには，まず身体がどのような状態にあるかを知ることが不可欠である．本章では，感覚処理は推定問題であるという観点から，感覚処理のモデル化を見ていこう．脳は外界の情報を直接観測することができず，限定され，かつ雑音を含む感覚入力から外界を推定しなければならない．マーの述べるところによると，視覚系の役割は網膜上の二次元画像から外界の三次元構造を推定することである．もちろん，ある一つの二次元画像に対応する三次元構造は無数に存在するため，この逆問題には解が無数に存在する．一方，我々の三次元知覚はたいてい一つの安定したものであるから，脳は何らかの基準で無数の可能な解からある一つの解を選んでいるようである．第2章で身体運動の不良設定性が最適化問題として解かれたことを見たように，知覚の不良設定性も何らかの最適化問題で解けると考えられないだろうか．また，複数種の感覚入力が与えられた際に，それぞれの感覚入力をどのように統合すべきかという問題もある．たとえば，光と音を発する物体の位置を推定する際に，視覚と聴覚のより正確なほうを用いるべきか，あるいは両者をうまく用いて良い推定ができるだろうか．このような推定計算の背後にはどのような計算原理が潜んでいるのだろうか．

　冒頭のアインシュタインの言のように，観測には理論が必要である．統計学の最適推定理論は雑音を含む観測から外界を「最適に」推定する方法を提供する．ここでの「最適」とは，確率や確率密度関数から定義される何らかの評価関数，たとえば尤度関数や事後確率などを最大化することである．したがって，最適推定をするときには，マーの計算原理の観点から何を評価関数とした最適推定なのかを常に明らかにする必要がある．本章ではまず，古典推定とベイズ推定の違いを説明する．古典推定の例として，尤度関数を最大化する最尤法と事後確率を最大化する最大事後推定法を導入し，感覚統合や運動視の心理物理実験結果を説明することを見よう．脳は感覚器から得られる不十分な情報

から外界を推定する．最適推定から得られる理論的最適値とヒト行動データとの比較を行うことで，ヒトがどれくらい最適な計算を行っているかを明らかにすることができる．

4.1★ 古典推定とベイズ推定

一般的に推定問題は不良設定問題であり，与えられたデータから推定したい量が一意に決まらないという問題がつきまとう．このため，推定したい量に関して何らかの仮定，たとえば推定量に関する分布の関数形や，その推定量と観測量の関係（生成モデル）などを導入する必要がある．言い換えれば，推定問題を解くためには，推定量に関する何らかの信念を設定しなければならない．

推定法は大きく，**古典推定**（classical estimation）と**ベイズ推定**（Bayesian estimation）に分けることができる（図 4.1）．古典推定では，推定量は未知ではあるが，ある特定の真の値 θ_0 をもっていると考える．そのため，問題は与えられたデータからどのようにその真の値を推定するか，というものになる．つまり，観測データ x の関数としての推定値 $\hat{\theta}(x)$ を導入し，それが真の値 θ_0 を近似するように関数を定める．このような推定を**点推定**（point estimation）と言う．以下で見る最尤法や最大事後推定法は古典推定の範疇である．一方，ベイズ推定では，推定量自体は確率変数であり，何らかの確率分布に従っていると考える．与えられたデータから推定するのは，推定量の値ではなく

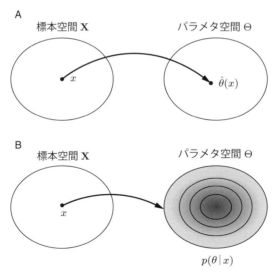

図 4.1　標本空間上のあるサンプル x が与えられた際の推定問題．（A）古典推定ではパラメタの推定値 $\hat{\theta}(x)$ を推定するのに対し，（B）ベイズ推定ではパラメタの分布 $p(\theta|x)$ を推定する．

その分布であり，観測データ x が与えられた際の条件付き確率 $p(\theta|x)$ を計算する．したがってベイズ推定は分布推定と考えてよい．古典推定ではパラメタに真の値があると考え，ある評価関数に応じて観測データからその値を推定する．一方，ベイズ推定ではパラメタ自体が確率変数であるとみなして，パラメタの確率分布を観測データから推定する．古典推定とベイズ推定のどちらが正しいというわけではなく，推定量に対する捉え方の違いである．推定問題を解く際には，古典推定かベイズ推定かの立場を明確にしておく必要がある．

4.2★　最尤推定法

ここでは古典推定の例として，尤度関数を最大化する**最尤推定法**（maximum likelihood estimation）を考えよう．何らかの確率変数 $\mathbf{X}$ があって，その確率分布関数が $p(\mathbf{x})$ であるとしよう†．その確率分布から生じた観測データ $\mathbf{x}$ が与えられた際に，そのデータがどのような分布から生成されたかを推定する問題を考えよう．生成モデルを記述するパラメタを $\boldsymbol{\theta}$ とおき，$\boldsymbol{\theta}$ で規定されるある一つのモデルから観測データ $\mathbf{x}$ が得られる確率密度関数を $p(\mathbf{x}|\boldsymbol{\theta})$ と書く．特によく使われるものなので，この確率密度関数には**尤度関数**（likelihood function）という名前がつけられている．観測データとして n 個のサンプル $\{\mathbf{x}_i\}(i = 1, \cdots, n)$ が与えられたとすると，これらのサンプルが独立かつ同じ確率分布から生じる（independently and identically distributed，しばしば i.i.d. と略す）と仮定して，尤度関数は

$$L_n(\boldsymbol{\theta}) = \prod_{i=1}^{n} p(\mathbf{x}_i|\boldsymbol{\theta}) \tag{4.1}$$

で定義される．与えられた観測データに対して，最尤法ではこの尤度関数を最大化するパラメタを求める．尤度関数に関連して，**対数尤度関数**（log likelihood function）

$$\ell_n(\boldsymbol{\theta}) = \frac{1}{n} \log L_n(\boldsymbol{\theta}) = \frac{1}{n} \sum_{i=1}^{n} \log p(\mathbf{x}_i|\boldsymbol{\theta}) \tag{4.2}$$

を導入するのが便利である．対数は単調増加関数なので，対数尤度関数 (4.2) を最大化するのは尤度関数 (4.1) を最大化するのと同じであり，対数尤度関数のほうが最大化の

---

† スカラーの確率変数を大文字 X，その実現値（標本またはサンプル）を小文字 x で書くのが慣習的である．確率変数がベクトルの場合は大文字かつ太字 $\mathbf{X}$，実現値は小文字かつ太字 $\mathbf{x}$ で書く．また，x が連続関数の場合には確率密度関数を $p(x)$，離散変数の場合には確率を $P(x)$ と，小文字で確率密度関数を，大文字で確率を表記するのが一般的である．以下，一般の場合を考えて，確率変数とパラメタがベクトルである場合とする．

計算が簡単になることがしばしばあるからである．ここで θ はデータがどのように生成されるかを記述するモデルのパラメタであるから，尤度関数はデータがどのように生成されるかに関するモデルを表していると考えられる．つまり，データの生成過程に関するモデル化とは，尤度関数をどう設定するかという問題である．最尤法において尤度関数を最大化するパラメタの値，

$$\hat{\theta}_{\mathrm{ML}} = \arg\max_{\theta} L_n(\theta) = \arg\max_{\theta} \ell_n(\theta) \tag{4.3}$$

を最尤推定量（maximum likelihood estimator）と呼ぶ．与えられたデータ $\mathbf{x}$ に対して最尤推定量 $\hat{\theta}_{\mathrm{ML}}$ はある決まった値をとるので，最尤法は古典推定の一つである．

モデル推定として最尤法がよく使われるのには，二つの理論的背景がある．まず一つは，最尤法は，サンプル数が十分多い場合[†]に，推定された分布 $p(\mathbf{x}|\theta)$ と真の分布 $p(\mathbf{x})$ との距離であるカルバック–ライブラー情報量（Kullback-Leibler divergence，KL 情報量とも略す）

$$\mathrm{KL}(p(\mathbf{x}|\theta)\|p(\mathbf{x})) = \int \mathrm{d}x p(\mathbf{x}) \log \frac{p(\mathbf{x})}{p(\mathbf{x}|\theta)} = \mathrm{E}[\log p(\mathbf{x})] - \mathrm{E}[\log p(\mathbf{x}|\theta)] \tag{4.4}$$

を最小にすることができるという点である．KL 情報量は $p(\mathbf{x}|\theta) \neq p(\mathbf{x})$ では正の値をとり，$p(\mathbf{x}|\theta) = p(\mathbf{x})$ のときにのみ 0 の値をとるので，二つの確率分布の間の距離とみなすことができる．式 (4.4) において第一項は θ によらないので，KL 情報量の最小化は第二項 $\mathrm{E}[\log p(\mathbf{x}|\theta)]$ の最大化と同じである．データサンプル $\{\mathbf{x}_i\}$ は真の分布 $p(\mathbf{x})$ から生じるので，漸近的に

$$\ell_n(\theta) = \frac{1}{n} \sum_{i=1}^{n} \log p(\mathbf{x}_i|\theta) \underset{n\to\infty}{\longrightarrow} \int \mathrm{d}x\, p(\mathbf{x}) \log p(\mathbf{x}|\theta) = \mathrm{E}[\log p(\mathbf{x}|\theta)] \tag{4.5}$$

となる．最尤推定量の定義から $\mathrm{E}[\log p(\mathbf{x}|\hat{\theta}_{\mathrm{ML}})] \geq \mathrm{E}[\log p(\mathbf{x}|\theta)]$ なので，$\hat{\theta}_{\mathrm{ML}}$ は KL 情報量の意味で真の分布と推定された分布の距離を最小にするものである．

もう一つの理由として，漸近的に最尤推定値はクラメール–ラオの下限を満たし，最適であることが知られている（Appendix D 参照）．クラメール–ラオの下限とは，モデルのパラメタの推定量 $\hat{\theta}(X)$ が与えられたときの[‡]，この推定量の分散の下限のことで

[†] サンプル数 n を無限にとる極限を漸近的（asymptotic）と呼ぶ．

[‡] ここでは話を簡単にするためにスカラーのパラメタを考える．クラメール–ラオの下限の導出とベクトルパラメタへの場合に関しては，Kay, S. M. (1993) *Fundamentals of statistical signal processing, volume I: estimation theory* の第 3 章にある．

ある．推定量が不偏であるとして，

$$\mathrm{E}[\hat{\theta}(X)] = \theta \tag{4.6}$$

とする．そのとき，不偏推定量の分散は

$$\mathrm{Var}[\hat{\theta}(X)] \geq \frac{1}{I(\theta)} \tag{4.7}$$

のように下限をもつことが示される．ここで $I(\theta)$ はフィッシャー情報量と呼ばれるもので，

$$I(\theta) = \mathrm{E}\left[\left(\frac{\partial p(X|\theta)}{\partial \theta}\right)^2\right] = \mathrm{E}\left[-\frac{\partial^2 \log p(X|\theta)}{\partial \theta^2}\right] \tag{4.8}$$

で定義される．式 (4.7) は不偏推定量のなかでの分散の最小値を示している．ある不偏推定量が式 (4.7) の等号を満たしていればそれは不偏最小分散推定量であり，このような不偏かつ最小分散の推定量を**有効推定量**（efficient estimator）と呼ぶ．もし等号を満たしていなければ，その推定量には改善の余地がある．データ数を無限に大きくした極限で，最尤推定量は有効推定量になることが示されている．最尤法にはこのような理論的な利点があるので，よく使われる推定法である．

4.3 最尤法による視覚と触覚の多感覚統合

　上記に述べたように，最尤法は理論的に有効性を保証されており，生成モデル（データの生成過程のモデル化）をそのつど設定できる自由度の高さをもつ．そのため，行動実験のモデル化によく使われる手法である．ここでは，外界のパラメタを推定する際に複数の感覚入力をどのように統合するかという問題を最尤法により定式化し，ヒトの行動実験と比較した研究を紹介しよう（Ernst & Banks, 2002）．何らかの物体の厚みを推定する問題は，感覚入力から外界の未知のパラメタを推定する推定問題と考えることができる．そして，物体の厚みは目で見て，もしくは手で触って推定することができる．この研究では，ヒトが物体の厚みを推定する際に視覚と触覚で得られる多感覚情報をどう統合するかという問題を考えた．

　では，ある外界の量を推定する際に，複数の感覚入力が与えられたとしたら，どのようにそれらの入力を用いて推定すべきであろうか．具体的に，視覚による観測量 x_v，触覚による観測量 x_h が与えられた際，物体の厚み μ をどのように推定するかという問題である．一つにはどちらかより正確なほうを用いて，不正確なほうは捨てる，という方法

があるだろう．もう一つには両方をうまく統合して，より正確な推定を行うという方法も考えられるだろう．脳はどちらを用いているのだろうか．最尤法ではまず尤度をモデル化する必要がある．物体の厚み μ が与えられた際の視覚系の推定量 x_{v} は平均 μ，分散 σ_{v}^2 の正規分布

$$p_{\mathrm{v}}(x_{\mathrm{v}}|\mu) = \mathcal{N}(\mu,\ \sigma_{\mathrm{v}}^2) \tag{4.9}$$

に従うとし，触覚系の推定量 x_{h} は平均 μ，分散 σ_{h}^2 の正規分布

$$p_{\mathrm{h}}(x_{\mathrm{h}}|\mu) = \mathcal{N}(\mu,\ \sigma_{\mathrm{h}}^2) \tag{4.10}$$

に従うとして，モデル化しよう．視覚と触覚の反応が独立と仮定すると，尤度関数は

$$p(x_{\mathrm{v}}, x_{\mathrm{h}}|\mu) = p_{\mathrm{v}}(x_{\mathrm{v}}|\mu)p_{\mathrm{h}}(x_{\mathrm{h}}|\mu) \propto \exp\left(-\frac{(\mu - \hat{\mu}_{\mathrm{ML}})^2}{2\sigma_{\mathrm{ML}}^2}\right) \tag{4.11}$$

と書ける．ここで平均値と分数は

$$\begin{aligned} \hat{\mu}_{\mathrm{ML}} &= \frac{\sigma_{\mathrm{h}}^2 x_{\mathrm{v}} + \sigma_{\mathrm{v}}^2 x_{\mathrm{h}}}{\sigma_{\mathrm{v}}^2 + \sigma_{\mathrm{h}}^2} \\ \sigma_{\mathrm{ML}}^2 &= \frac{\sigma_{\mathrm{h}}^2 \sigma_{\mathrm{v}}^2}{\sigma_{\mathrm{v}}^2 + \sigma_{\mathrm{h}}^2} \end{aligned} \tag{4.12}$$

と与えられる．この式の意味を見るために，以下のように書き換えよう．

$$\begin{aligned} \hat{\mu}_{\mathrm{ML}} &= \frac{\dfrac{x_{\mathrm{v}}}{\sigma_{\mathrm{v}}^2} + \dfrac{x_{\mathrm{h}}}{\sigma_{\mathrm{h}}^2}}{\dfrac{1}{\sigma_{\mathrm{v}}^2} + \dfrac{1}{\sigma_{\mathrm{h}}^2}} \\ \frac{1}{\sigma_{\mathrm{ML}}^2} &= \frac{1}{\sigma_{\mathrm{v}}^2} + \frac{1}{\sigma_{\mathrm{h}}^2} \end{aligned} \tag{4.13}$$

上式より，最尤推定量 $\hat{\mu}_{\mathrm{ML}}$ は視覚系の推定量 x_{v} と触覚系の推定量 x_{h} にそれぞれ $1/\sigma_{\mathrm{v}}^2$ と $1/\sigma_{\mathrm{h}}^2$ の重み付けをしたものであり，分散が小さいほうに大きな重みがつくことがわかる．つまり分散 σ_{v}^2 と σ_{h}^2 は視覚系と触覚系の不確定性として，また $1/\sigma_{\mathrm{v}}^2$ と $1/\sigma_{\mathrm{h}}^2$ は視覚系と触覚系の信頼度としてとみなせる．視覚と触覚がどれくらい正確かに応じて重み付けした値が，最適な推定値ということである．また，最尤推定量の分散 σ_{ML}^2 は視覚系の分散 σ_{v}^2 と触覚系の分散 σ_{h}^2 の調和平均になっており，単一の感覚のもつ分散より小さくなっていることがわかる．つまり，最尤推定法は複数の感覚入力を最適に統合する

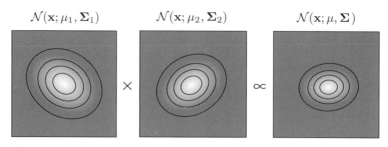

図 4.2 ガウス分布の積としての最尤法．左辺二つのガウス分布の積はこれもまたガウス分布となる．二つの分布を掛け合わせることで，右辺の分布はより狭くなり，不確定性が減少したことがわかる．

方法を与えるのである（図 4.2）．

エルンストとバンクスの研究では，最尤法の予言を心理物理実験を用いて検証した．まず，視覚または触覚のみを与えた際に，被験者の弁別課題の反応を調べることで，それぞれの尤度関数 (4.9) と (4.10) を推定し，尤度に現れる分散を推定した．そして，これらの尤度関数を用いて視覚と触覚の両方を与えた際の最尤推定値 (4.12) を予言した．ヘッドマウントディスプレイを用いて視覚の正確さを操作したところ，被験者の弁別曲線は最尤法の予言 (4.13) と一致するものであった．視覚にノイズを加えたところ（つまり σ_v を大きくしたところ），視覚の重みは小さく，相対的に触覚の重みは大きくなる（図 4.3A）．これは式 (4.13) の予言のとおりである．また，弁別閾値 (σ_{ML}) は視覚のノイズが大きいときには視覚の分散 (σ_v) の値に，ノイズが小さいときには触覚の分散 (σ_h) の値になる（図 4.3B）．これも最尤法の予言 (4.13) どおりである．したがって，脳はさまざまな感覚情報とそれぞれの正確度とを知っており，各感覚情報に正確度の重み付けをして最適に統合することで，外界のパラメタを最適に推定する計算を行っているよう

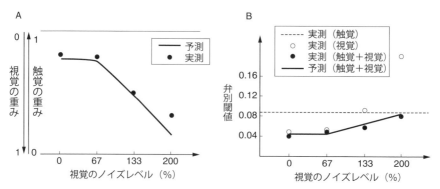

図 4.3 視覚にノイズを加えた場合．（A）視覚と触覚の重みの変化と（B）弁別閾値の変化．Ernst & Banks（2002）の結果のあらまし．

であることがわかる.

4.4★　ベイズの定理とベイズ推定

　感覚情報などの測定値 $\mathbf{x}$ が与えられた際，推定したいパラメタ θ の条件付き確率 $p(\theta|\mathbf{x})$ を，**事後確率**（posterior probability）と呼ぶ. $\mathbf{x}$ と θ の同時確率は $p(\mathbf{x}, \theta) = p(\theta|\mathbf{x})p(\mathbf{x}) = p(\mathbf{x}|\theta)p(\theta)$ と書けるので，事後確率 $p(\theta|\mathbf{x})$ はパラメタの**事前確率**（prior probability）$p(\theta)$ と尤度関数 $p(\mathbf{x}|\theta)$ を用いて

$$p(\theta|\mathbf{x}) = \frac{p(\mathbf{x}|\theta)p(\theta)}{p(\mathbf{x})} = \frac{p(\mathbf{x}|\theta)p(\theta)}{\int d\theta' p(\mathbf{x}|\theta')p(\theta')} \tag{4.14}$$

と書くことができる. この式は**ベイズの定理**（Bayes' theorem）と呼ばれる. 尤度はパラメタ θ が与えられた際にデータ $\mathbf{x}$ が観測される確率であり，原因から結果を生成する因果的過程を記述する. ここではパラメタ θ はある決まった値をもつ定数であり，データ $\mathbf{x}$ はばらつきをもつ確率変数とみなせる. 一方，事後確率はデータ $\mathbf{x}$ が与えられた際のパラメタ θ の確率であり，結果から原因を推定するための確率である. ベイズの定理は因果関係の向きを逆転させるものとみなすことができる. データ $\mathbf{x}$ を与えられたときに，式 (4.14) を用いてパラメタの条件付き分布 $p(\theta|\mathbf{x})$ を計算するのが**ベイズ推定**である.

　ベイズ推定の長所は，尤度によりデータ生成に関するモデル化，事前確率によりパラメタの事前知識のモデル化の両方を組み込める自由度の高さである. 一方，事前確率のモデル化は必ずしも一意に決まるわけではなく，任意性のある仮定を含まざるを得ない場合が多い. したがってベイズ推定は事前確率の取り方により事後確率が影響を受けるという点で，頻度主義者からは恣意的であるという批判を受けることがある. 一方，脳はこれまでの経験を通して外界がどのようであるべきかの知識を獲得していると考えられる. たとえば，発達の過程において視覚と触覚から外界の三次元空間はこのようにあるべきという知識が得られるはずである. 経験で得られる事前確率は外界の統計性を反映しているので，知覚系の発達とは外界の統計性を学習することだとみなせる. そのような事前確率を脳のモデル化に取り込むのは自然なことと言えよう. 心理学者ヘルムホルツ（コラム 10 参照）は，早くも 19 世紀に「感覚処理とは以前の経験に基づき，観測者の感覚入力から世界がどのようになっているかをうまく推論することである」と述べている. ベイズ推定は，ヘルムホルツの説を統計推論として定式化したものと言える. 観測者がその事前知識と感覚入力からどのように最適に外界を推定すべきかに関して，ベイズ推定は指針を与えるのである.

4.5 最大事後確率法と最適推定としての錯視

最尤法では，パラメタからデータが生成される過程，すなわち尤度関数のみを考えて推定問題を定式化した．そこでは，推定したいパラメタの事前知識は用いていない．もし，パラメタに関して何らかの事前知識をもっているのであれば，その知識を積極的に用いるべきである．そこで，事後確率を最大化する推定量（**事後確率最大推定量**，maximum a posteriori（MAP）estimator）

$$\hat{\boldsymbol{\theta}}_{\mathrm{MAP}} = \arg \max_{\boldsymbol{\theta}} p(\boldsymbol{\theta}|\mathbf{x}) = \arg \max_{\boldsymbol{\theta}} \frac{p(\mathbf{x}|\boldsymbol{\theta})p(\boldsymbol{\theta})}{p(\mathbf{x})} = \arg \max_{\boldsymbol{\theta}} p(\mathbf{x}|\boldsymbol{\theta})p(\boldsymbol{\theta})$$

(4.15)

を導入しよう．最後の等号では分母の $p(\mathbf{x})$ がパラメタによらないことを用いた．もしパラメタに関して事前知識がない，つまり事前確率 $p(\boldsymbol{\theta})$ が定数である場合には，式 (4.15) の MAP 推定量は式 (4.3) の最尤推定量と同じになり，すなわち $\hat{\boldsymbol{\theta}}_{\mathrm{MAP}} = \hat{\boldsymbol{\theta}}_{\mathrm{ML}}$ となる．

以下では，運動視における錯視を事後最大確率法で説明したワイスらの研究を紹介しよう（Weiss et al., 2002）．錯視は「だまし絵」とも言われ，本当の視覚刺激と知覚された視覚刺激が異なる場合を指す．これは一般に，視覚系がうまく働かない例として考えられている．しかし，ワイスらの研究では，錯視は最適推定の結果として必然的に生じるものとして，運動視の錯視を説明している．

画像がその座標 (x, y) と時刻 t の輝度 $\mathbf{I} = \{I(x, y, t)\}$ として与えられた際，物体の運動速度 $\mathbf{v} = (v_x, v_y)$ を推定する問題を考えよう．局所的な画像の変化からは物体の運動速度は一意に決まらない（図 4.4A）．この問題は，視覚心理では小窓問題（aperture problem）として知られている．この不定性にもかかわらず，我々は運動方向を一意に感じることができる．そのメカニズムとして，局所的な速度を平均して物体全体の運動速度とするベクトル平均法（vector averaging）と，各所から得られた速度の制約条件を解くことで物体全体の速度を計算する制約線の交点法（intersection of constraints）が提案されている（図 4.4B, C, D）．従来の視覚心理の実験結果は，被験者が感じる物体の速度はある条件ではベクトル平均法で，また他の条件では制約線の交点法で説明されているといった状況で，運動視のメカニズムが条件に応じて異なる可能性が示唆されていた．物体の運動速度が同じでも，条件によって被験者が感じる速度は異なるという錯視が生じるのはなぜかという問題もあった．

ワイスらの研究では，事後確率最大推定法を用いて，ベクトル平均法と制約線の交点法を統一的に説明することに成功した．もし物体が $\mathbf{v} = (v_x, v_y)$ で運動しているとすると，時刻 t における点 (x, y) とその少し後の時刻 $t + \Delta t$ における点 $(x + v_x \Delta t, y + v_y \Delta t)$

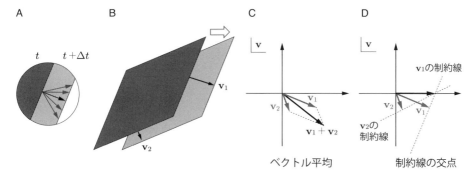

図 4.4 速度推定における小窓問題．(A) 時刻 t での物体位置（黒）と時刻 $t + \Delta t$ の物体位置（灰色）が与えられても，図中にある複数の矢印が示すように，速度は一意に決まらない．しかし速度ベクトルが収まるべき範囲は限定され，それを定める線を制約線と言う．(B) 全体として物体が動いている場合にも，物体各部の局所的な速度（この図では $\mathbf{v}_1$ と $\mathbf{v}_2$）は異なる．その解法として (C) ベクトル平均と (D) 制約線の交点の二つの方法が知られている．この例の場合，ベクトル平均は右斜め下の速度，制約線の交点では右水平方向の速度となる．この錯視は以下のサイトで実際に見ることができる．コントラストや菱形の形を変えてみて，錯視を体験してほしい．http://www.cs.huji.ac.il/~yweiss/Rhombus/rhombus.html

の輝度は同じはずであるから，

$$I(x + v_x \Delta t,\ y + v_y \Delta t,\ t + \Delta t) \simeq I(x,\ y,\ t) \tag{4.16}$$

が成り立つ．式 (4.16) は実際の画像では厳密に成り立っていないだろうから，両辺の差は平均 0，分散 σ_o^2 のガウス雑音と仮定するのがよいだろう．そのとき，尤度関数は

$$p(\mathbf{I}|\mathbf{v}) \propto \exp\left\{-\frac{1}{2\sigma_\text{o}^2} \sum_{x,y,t} (I(x + v_x \Delta t,\ y + v_y \Delta t,\ t + \Delta t) - I(x,\ y,\ t))^2\right\} \tag{4.17}$$

と与えられる．画像のコントラストを増減することは，尤度関数の分散 (σ_o^2) を操作することに対応する．一方，「自然界において動いているものは少なく，ほとんどの物体は止まっている」という観察から，事前確率としては平均 0，分散 σ_v^2 の正規分布

$$p(\mathbf{v}) \propto \exp\left(-\frac{1}{2\sigma_\text{v}^2} \|\mathbf{v}\|^2\right) \tag{4.18}$$

を仮定する．尤度関数 (4.17) と事前確率 (4.18) から，MAP 推定量 $\hat{\mathbf{v}} = \arg\max_{\mathbf{v}} p(\mathbf{v}|\mathbf{I}) = \arg\max_{\mathbf{v}} p(\mathbf{I}|\mathbf{v})p(\mathbf{v})$ を求めると，簡単な計算の後，

$$
\begin{pmatrix} \dfrac{1}{\sigma_{\mathrm{o}}^2} \displaystyle\sum_{x,y,t} I_x^2 + \dfrac{1}{\sigma_{\mathrm{v}}^2} & \dfrac{1}{\sigma_{\mathrm{o}}^2} \displaystyle\sum_{x,y,t} I_x I_y \\[3ex] \dfrac{1}{\sigma_{\mathrm{o}}^2} \displaystyle\sum_{x,y,t} I_x I_y & \dfrac{1}{\sigma_{\mathrm{o}}^2} \displaystyle\sum_{x,y,t} I_y^2 + \dfrac{1}{\sigma_{\mathrm{v}}^2} \end{pmatrix} \begin{pmatrix} \hat{v}_x \\[2ex] \hat{v}_y \end{pmatrix} = - \begin{pmatrix} \dfrac{1}{\sigma_{\mathrm{o}}^2} \displaystyle\sum_{x,y,t} I_t I_x \\[3ex] \dfrac{1}{\sigma_{\mathrm{o}}^2} \displaystyle\sum_{x,y,t} I_t I_y \end{pmatrix}
\tag{4.19}
$$

と求められる．ここで I_x, I_y, I_t は，それぞれ画像 $I(x, y, t)$ の x, y, t に関する偏微分係数である．ここで求められた式 (4.19) は，小窓問題の解法としてのベクトル平均法と制約線の交点法を特殊な場合として含むことを示そう．まず，画像のコントラストが高い場合（$\sigma_{\mathrm{o}}^2 / \sigma_{\mathrm{v}}^2 \ll 1$），すなわち MAP 推定量において事前分布が無視できる場合を考えよう．σ_{v} が含まれる項は無視してよいから，式 (4.19) は

$$
\begin{pmatrix} \displaystyle\sum_{x,y,t} I_x^2 & \displaystyle\sum_{x,y,t} I_x I_y \\[3ex] \displaystyle\sum_{x,y,t} I_x I_y & \displaystyle\sum_{x,y,t} I_y^2 \end{pmatrix} \begin{pmatrix} \hat{v}_x \\[2ex] \hat{v}_y \end{pmatrix} = - \begin{pmatrix} \displaystyle\sum_{x,y,t} I_t I_x \\[3ex] \displaystyle\sum_{x,y,t} I_t I_y \end{pmatrix}
\tag{4.20}
$$

となる．この式は制約線の交点として物体全体の速度を求める式である（図 4.4D）．図 4.4 の例では，右方向への運動となる．一方，画像のコントラストが低い場合（$\sigma_{\mathrm{o}}^2 / \sigma_{\mathrm{v}}^2 \gg 1$）を考えよう．このとき式 (4.19) は

$$
\begin{pmatrix} \hat{v}_x \\[2ex] \hat{v}_y \end{pmatrix} = - \frac{\sigma_{\mathrm{v}}^2}{\sigma_{\mathrm{o}}^2} \begin{pmatrix} \displaystyle\sum_{x,y,t} I_t I_x \\[3ex] \displaystyle\sum_{x,y,t} I_t I_y \end{pmatrix}
\tag{4.21}
$$

と近似することができて，各点の速度のベクトル平均を求めていることがわかる（図 4.4C）．図 4.4 の例では，右斜め下への運動となる．このように，コントラストが高い場合には右方向，コントラストが低い場合には右斜め下方向という運動視の知覚の変化が説明できる．したがって，式 (4.18) の事前分布のもとでの MAP 推定量 (4.19) は，画像のコントラストの大小によって制約線の交点法とベクトル平均法の解を特殊な場合として含んだ，より一般的な解ということがわかる．したがって，物体の運動速度が同じ場合でも，条件によって速度の感じ方が異なる錯視は，最適推定の結果生じるものである．

事前分布と尤度関数のリバースエンジニアリング

これまでは，事前確率と尤度関数は与えられた関数形（たとえばガウス分布）だと仮定して最適推定を行ってきた．しかし，ガウス分布が選ばれるのは数学的に簡単で解析解

が得られるという理由からで，必ずしもガウス分布が脳内の推定計算に用いられているとは限らない．したがって，より実状に合うように事前確率を決めるべきであろう．事前確率は外界の統計性を反映しているはずなので，速度分布であれば物体の速度がどのように分布しているかを実測することができる（Dong & Atick, 1995）．尤度関数は神経系の反応特性を反映しているはずなので，さまざまな速度刺激を提示した際の視覚野神経活動の統計性を用いることもできるだろう（Hurlimann et al., 2002）．

　これとは異なるアプローチとして，ヒト心理物理実験のデータから事前確率と尤度関数を推定するリバースエンジニアリングの方法が提案されている（Stocker & Simoncelli, 2006）．先ほどの画像 $\mathbf{I}$ が与えられたときに速度 $\mathbf{v}$ を推定する問題において，ベイズの公式

$$p(\mathbf{v}|\mathbf{I}) \propto p(\mathbf{I}|\mathbf{v})p(\mathbf{v}) \tag{4.22}$$

を思い出してみると，尤度関数 $p(\mathbf{I}|\mathbf{v})$ は画像のコントラストに依存するものだったのに対し，事前確率 $p(\mathbf{v})$ はコントラストとは独立である．先ほど見たように，コントラストが高い場合には尤度関数が，コントラストが低い場合には事前確率が，それぞれ事後確率を定める．この性質を利用して，事前確率と尤度関数を推定することができる．その結果，事前確率はガウス分布よりは裾野の広い関数形を，尤度関数の分散は速度にはよらず，コントラストの関数として書けることが報告されている．このように，心理物理とベイズの公式を組み合わせることで，運動知覚における事前確率と尤度関数の計算過程に踏み込むことができるのである．

4.6　運動中のベイズ推定

　これまでは感覚処理における最適推定の例を見てきた．一方，感覚運動の制御にも，同様の最適推定が用いられている．その一例として，感覚運動において（それも運動の最中に）最適推定が行われていることを示した研究を紹介しよう（Körding & Wolpert, 2004）．ベイズ理論では，事前確率で表現される事前知識と，尤度関数で表現される感覚入力の証拠を，それぞれの確実性（分散の逆数）で重み付けして MAP 推定値を得るのであった．コーディングらの実験では，被験者は指の運動によりカーソルを動かして，標的に当てるように指示される（図 4.5A）．その際，カーソルの初期位置 X_{true} は試行ごとに異なる確率変数とし，平均 μ，分散 σ_{p}^2 のガウス分布

$$X_{\text{true}} \sim \mathcal{N}(\mu, \sigma_{\text{p}}^2) \tag{4.23}$$

に従うとする．運動中はほぼカーソルの位置を隠しているのだが，途中一瞬だけカーソ

ルの位置を見せる．その際，カーソルをぼやかして視覚フィードバックの確実性を操作すると，

$$X_{\text{sensed}} | x_{\text{true}} \sim \mathcal{N}(x_{\text{true}}, \sigma_{\text{s}}^2) \tag{4.24}$$

となる．ここで x_{true} は確率変数 X_{true} の実現値であり，σ_{s}^2 は視覚フィードバックの分散である．実際の実験条件では4段階の異なる分散条件を行っている．これまで見てきたように，ベイズの定理を用いれば，以下の MAP 推定の式を導くことは容易い．

$$x_{\text{est}} = \frac{\sigma_{\text{s}}^2}{\sigma_{\text{p}}^2 + \sigma_{\text{s}}^2} \mu + \frac{\sigma_{\text{p}}^2}{\sigma_{\text{p}}^2 + \sigma_{\text{s}}^2} x_{\text{s}} \tag{4.25}$$

MAP 推定が正しければ，被験者が運動の最後に到達する位置はこの x_{est} であるから，標的からのずれは実際の初期 x_{true} と推定値 x_{est} の差である．簡単な計算から，

$$\text{E}[x_{\text{true}} - x_{\text{est}}] = \frac{\sigma_{\text{s}}^2}{\sigma_{\text{p}}^2 + \sigma_{\text{s}}^2} (x_{\text{true}} - \mu) \tag{4.26}$$

となり，位置のずれ $x_{\text{true}} - x_{\text{est}}$ と $x_{\text{true}} - \mu$ は線形関係にあることがわかる．この式から，感覚入力の分散 σ_{s}^2 が小さいときには傾きも小さく左辺の誤差も小さいので，正確な感覚フィードバックを用いて運動が正確に補正されていることがわかる．一方，感

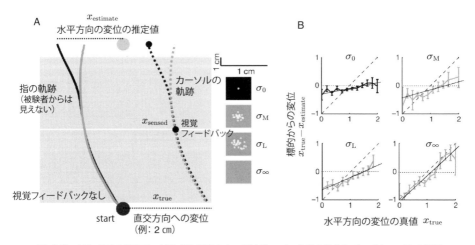

図 4.5　(A) 実験の概念図．被験者は運動中の一瞬を除いて，自分の操作しているカーソルの位置が見えないようにしてある．また，カーソルの位置の視覚フィードバックは4段階の確実性で示される．(B) 実際のカーソルの位置（x_{true}）と終点での誤差（$x_{\text{true}} - x_{\text{est}}$）の図．実験結果（エラーバー付きの折れ線）と MAP 推定の予言（黒実線）．Körding & Wolpert (2004) より許諾を得て転載．

覚入力の分散 σ_{s}^2 が大きいときには傾きが大きくなり，不正確な感覚フィードバックは使われずに，運動がほとんど補正されないことがわかる．この MAP 推定の予言は心理物理実験の結果を見事に説明する（図 4.5B）．したがって，感覚運動制御においても最適推定の計算がなされていることが支持される．

4.7 因果推定と情報統合

上記では複数の感覚入力を統合する際，被験者の反応は最尤法で期待されるものと一致することを見た．ここでは，複数の感覚入力が単一の信号源から出ているのか，それとも複数の信号源から出ているのかを推定する**因果推定**（causal inference）の問題を考えよう．直感的に言えば，音と光が似たような方向から来ていればそれらは単一の信号源から生じたと考え，まったく異なる方向から来たのなら別々の信号源から生じたと考えるのが妥当だろう（図 4.6A）．

この因果推定の問題をベイズ推定の枠組みでモデル化し，ヒト心理実験を説明した研究を紹介しよう（Körding et al., 2007）．確率変数 C を導入し，$C = 1$ であれば単一の信号源，$C = 2$ であれば複数の信号源という事象を表現しているとしよう．コーディングらは，聴覚の位置 x_{A} と視覚の位置 x_{V} の生成モデルとして，単一の信号源の場合

$$p(x_{\mathrm{A}},\, x_{\mathrm{V}}|C = 1) \propto \exp\left\{-\frac{1}{2}\frac{(x_{\mathrm{V}} - x_{\mathrm{A}})^2\sigma_{\mathrm{P}}^2 + x_{\mathrm{V}}^2\sigma_{\mathrm{A}}^2 + x_{\mathrm{A}}^2\sigma_{\mathrm{V}}^2}{\sigma_{\mathrm{V}}^2\sigma_{\mathrm{A}}^2 + \sigma_{\mathrm{V}}^2\sigma_{\mathrm{P}}^2 + \sigma_{\mathrm{A}}^2\sigma_{\mathrm{P}}^2}\right\} \tag{4.27}$$

複数の信号源の場合

$$p(x_{\mathrm{A}},\, x_{\mathrm{V}}|C = 2) \propto \exp\left\{-\frac{1}{2}\left(\frac{x_{\mathrm{V}}^2}{\sigma_{\mathrm{V}}^2 + \sigma_{\mathrm{P}}^2} + \frac{x_{\mathrm{A}}^2}{\sigma_{\mathrm{A}}^2 + \sigma_{\mathrm{P}}^2}\right)\right\} \tag{4.28}$$

なる表式を導出した．ここで σ_{V}^2 と σ_{A}^2 は視覚と聴覚位置の分散，σ_{P}^2 は単一の信号源の際の視覚と聴覚位置の差の分散である．単一の信号源（$C = 1$）の場合，指数関数の肩に $(x_{\mathrm{V}} - x_{\mathrm{A}})^2$ の項があることが重要である．視覚の位置 x_{V} と聴覚の位置 x_{A} が近いときに式 (4.27) の確率は大きくなるから，単一の信号源では視覚と聴覚が同じ位置から出るだろうという期待をモデル化したものである．一方，複数の信号源（$C = 2$）では視覚の位置 x_{V} と聴覚の位置 x_{A} の確率密度関数が独立である．視覚の信号源と聴覚の信号源が異なるものであれば，x_{V} と x_{A} が関係ないだろうという期待をモデル化したものである．これらの生成モデル（もしくは尤度関数）が与えられれば，ベイズの定理により事後確率を計算するのは簡単である．単一もしくは複数の信号源の事前確率をそれぞれ $P(C = 1)$ と $P(C = 2)$ としたとき，事後確率は

$$P(C=1|x_\mathrm{A},x_\mathrm{V}) = \frac{P(x_\mathrm{A},x_\mathrm{V}|C=1)P(C=1)}{P(x_\mathrm{A},x_\mathrm{V}|C=1)P(C=1)+P(x_\mathrm{A},x_\mathrm{V}|C=2)P(C=2)} \tag{4.29}$$

$$P(C=2|x_\mathrm{A},x_\mathrm{V}) = \frac{P(x_\mathrm{A},x_\mathrm{V}|C=2)P(C=2)}{P(x_\mathrm{A},x_\mathrm{V}|C=1)P(C=1)+P(x_\mathrm{A},x_\mathrm{V}|C=2)P(C=2)} \tag{4.30}$$

で与えられる．もし単一の信号源である確率と複数の信号源の事前確率が同じである場

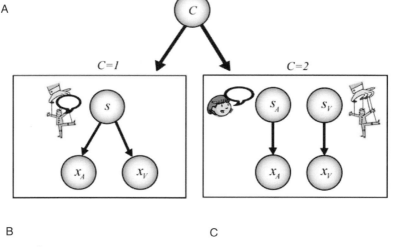

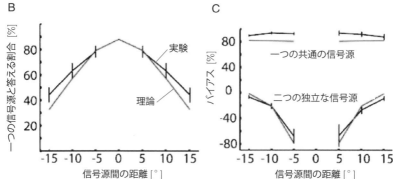

図 4.6 （A）生成モデルの模式図．単一の信号源（$C=1$）もしくは複数の信号源（$C=2$）から視覚と聴覚位置が生じる．（B）視覚と聴覚の信号源の位置差が与えられたとき，単一の信号源と答える確率（式 (4.29)）．（C）単一の信号源もしくは複数の信号源とみなした際，視覚位置が聴覚位置に与えるバイアス．単一の信号源とみなした際には聴覚の位置が視覚の位置に引き寄せられる（正のバイアス）が，複数の信号源とみなした際には聴覚の位置は視覚の位置からより遠く感じられる（負のバイアス）．Körding et al. (2007) より（© Körding et al. CC-BY ライセンス）．

合，すなわち $P(C = 1) = P(C = 2)$ の場合，事後確率は尤度関数で決まる．さらに，視覚の位置 x_V と聴覚の位置 x_A を推定すると，信号源が一つであると判断された場合には，二つの推定位置は引き寄せ合う（正のバイアスが働き，近く見積もられる）のに対し，信号源が二つだと判断された場合には二つの推定位置は反発し合う（負のバイアスが働き，遠く見積もられる）．このようなベイズ推定の予言は心理物理実験で確かめられた（図 4.6B, C）．脳は感覚入力がどのように生成されたかの因果推定を行い，外界を解釈しているのである．

　過去のどの行動が後の報酬に繋がったのかを決める問題を，強化学習では credit assignment 問題と呼ぶ．運動学習でも同様に，運動の成否がどのような原因で生じたかを見極める必要がある．失敗した原因が誰かに押されたことであれば，自分の運動を変更する必要がないだろうし，原因が自身にあると判断したら，運動を修正すべきだろう．

　実際ヒトは運動学習においても因果推定問題を解いているようである（Berniker & Körding, 2008）．造り物の手を自分の手のように錯覚するラバーハンド錯覚（rubber hand illusion）（Botvinick & Cohen, 1998）や，自分の手にもかかわらず自分の手ではないと主張する他人の手症候群（alien hand syndrome）（Banks et al., 1989）は，特殊な刺激条件や脳損傷により因果推論の計算がうまくいっていないケースと考えられるだろう（Frith et al. 2000）．このように，脳は常に運動制御と感覚入力から身体と外界の状態を推定しており，その計算過程はベイズ推定に従うようである．

4.8★　カルマンフィルタ

　これまでは，確率変数の推定を考えてきた．サイコロを振って出る目の順序には特に意味がないように，確率変数には時間の概念がない．現在の位置から次時刻の位置へとフラフラと移る酔歩の例のように，時間変化を伴う確率変数を考えることもできる．大雑把に言って，確率変数に時間変化の概念を取り入れたのが，確率過程である．ここでは確率過程の推定法，特に**カルマンフィルタ**（Kalman filter）の導出を見てみよう．カルマンフィルタはその考案者のルドルフ・カルマンの名前から名付けられた[†]．まずは確率過程の生成モデルを考えたいので，観測値が生じる過程を確率的な状態空間モデルでモデル化する．

$$\mathbf{x}_{k+1} = \mathbf{A}\mathbf{x}_k + \mathbf{w}_k$$
$$\mathbf{z}_k = \mathbf{H}\mathbf{x}_k + \mathbf{v}_k \tag{4.31}$$

[†] このカルマンは Rudolf Kalman であり，流体力学で現れるカルマン渦のカルマンは Theodore von Kármán である．両者ともハンガリー人のようである．L と R は片仮名では区別できない．フランス人のインターン学生がフランス語を片仮名で書くなんてとんでもないと憤っていたのを思い出す．

ここで状態変数 $\mathbf{x} \in \mathbb{R}^n$，観測変数 $\mathbf{z} \in \mathbb{R}^m$ とする．時間発展方程式に現れるノイズ $\mathbf{w}_k$ はダイナミクスの不確実性を，観測方程式に現れる $\mathbf{v}_k$ は観測の不確実性をそれぞれ表現している．これらのノイズは正規分布に従うガウスノイズで，

$$\mathrm{E}[\mathbf{w}_k] = 0, \quad \mathrm{Cov}[\mathbf{w}_k] = \mathrm{E}[\mathbf{w}_k \mathbf{w}_k^\top] = \mathbf{\Omega}^\mathbf{w} \tag{4.32}$$

$$\mathrm{E}[\mathbf{v}_k] = 0, \quad \mathrm{Cov}[\mathbf{v}_k] = \mathrm{E}[\mathbf{v}_k \mathbf{v}_k^\top] = \mathbf{\Omega}^\mathbf{v} \tag{4.33}$$

であるとしよう．式 (4.31) は時間発展方程式と観測方程式にノイズを加える形で書いたが，これらが確率的であることを強調するために

$$\begin{aligned} p(\mathbf{x}_{k+1}|\mathbf{x}_k) &= \mathcal{N}(\mathbf{x}_{k+1}|\mathbf{A}\mathbf{x}_k, \mathbf{\Omega}^\mathbf{w}) \\ p(\mathbf{z}_k|\mathbf{x}_k) &= \mathcal{N}(\mathbf{z}_k|\mathbf{H}\mathbf{x}_k, \mathbf{\Omega}^\mathbf{v}) \end{aligned} \tag{4.34}$$

と書くこともある．カルマンフィルタによる推定では，観測値系列 $\{\mathbf{z}_{1:k}\} = \{\mathbf{z}_1, \cdots, \mathbf{z}_k\}$ が与えられたときの状態の期待値と分散

$$\hat{\mathbf{x}}_{k|k} = \mathrm{E}[\mathbf{x}_k|\mathbf{z}_{1:k}], \quad \mathbf{\Sigma}_{k|k} = \mathrm{Cov}[\mathbf{x}_k|\mathbf{z}_{1:k}] \tag{4.35}$$

が与えられたとして，次のステップの予測の期待値と分散

$$\hat{\mathbf{x}}_{k+1|k} = \mathrm{E}[\mathbf{x}_{k+1}|\mathbf{z}_{1:k}], \quad \mathbf{\Sigma}_{k+1|k} = \mathrm{Cov}[\mathbf{x}_{k+1}|\mathbf{z}_{1:k}] \tag{4.36}$$

とそこに $\mathbf{z}_{k+1}$ を加味してフィルタリングという操作で補正した期待値と分散

$$\hat{\mathbf{x}}_{k+1|k+1} = \mathrm{E}[\mathbf{x}_{k+1}|\mathbf{z}_{1:k+1}], \quad \mathbf{\Sigma}_{k+1|k+1} = \mathrm{Cov}[\mathbf{x}_{k+1}|\mathbf{z}_{1:k+1}] \tag{4.37}$$

を計算する．これらはすべて正規分布に従っているので，それぞれの期待値と分散を指定することは分布を指定することに等しい．したがってカルマンフィルタは分布を推定するベイズ推定の一種とみなすことができる．以下，少々天下り的なところもあるが，まずはカルマンフィルタの簡易な導出とその物理的な意味を見ることにしよう．なお，ここでは離散時間の状態空間モデルに関してカルマンフィルタを導出する．連続時間極限

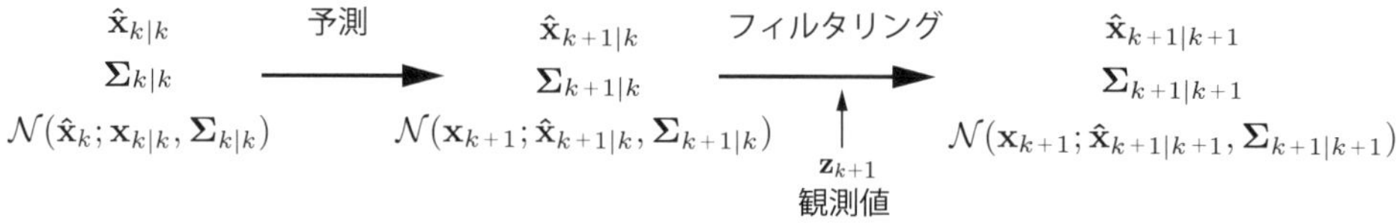

図 4.7　カルマンフィルタの予測ステップとフィルタリングのステップ．線形の時間発展方程式と観測方程式を考えるので，状態の分布はすべてガウス分布として記述できる．予測のステップでは時間発展方程式を用いて状態を予測し，フィルタリングのステップではその予測値を新たに得られた観測値で補正する．

に関しては Appendix E を参照されたい.

予測（prediction）

まずは観測データが k ステップまで与えられた際，次の $k+1$ ステップの状態の期待値 $\hat{\mathbf{x}}_{k+1|k}$ と分散 $\boldsymbol{\Sigma}_{k+1|k}$ を計算する予測（prediction）を考えよう．$\hat{\mathbf{x}}_{k|k}$ が与えられていることから，運動方程式の期待値をとって，

$$\hat{\mathbf{x}}_{k+1|k} = \mathrm{E}[\mathbf{x}_{k+1}|\mathbf{z}_{1:k}] = \mathrm{E}[\mathbf{x}_{k+1}|\hat{\mathbf{x}}_{k|k}] = \mathbf{A}\hat{\mathbf{x}}_{k|k} \tag{4.38}$$

となることがわかる．また分散は $\boldsymbol{\Sigma}_{k|k}$ が与えられていることから，

$$\boldsymbol{\Sigma}_{k+1|k} = \mathrm{Cov}[\mathbf{x}_{k+1}|\{\mathbf{z}_{1:k}\}] = \mathrm{E}[(\mathbf{x}_{k+1} - \hat{\mathbf{x}}_{k+1|k})(\mathbf{x}_{k+1} - \hat{\mathbf{x}}_{k+1|k})^\top|\{\mathbf{z}_{1:k}\}]$$
$$= \mathbf{A}\boldsymbol{\Sigma}_{k|k}\mathbf{A}^\top + \boldsymbol{\Omega}^{\mathbf{w}} \tag{4.39}$$

と計算できる.

フィルタリング（filtering）

新たに $k+1$ ステップでの観測値（$\mathbf{z}_{k+1}$）が与えられたとき，予測値を補正する操作をフィルタリング（filtering）と呼ぶ．予測値 $\hat{\mathbf{x}}_{k+1|k}$ が与えられたとき，観測方程式から予測される観測値は $\mathbf{H}\hat{\mathbf{x}}_{k+1|k}$ である．この値と実際に得られた観測値 $\mathbf{z}_{k+1}$ の差 $\mathbf{z}_{k+1} - \mathbf{H}\hat{\mathbf{x}}_{k+1|k}$ は，予測値の外れ度合いを示している．したがって，この差を用いて予測値を補正し，フィルタ値とすればよい．この補正が線形であるとし，その係数行列を $\mathbf{K}_{k+1}$ と書くことにすると，

$$\hat{\mathbf{x}}_{k+1|k+1} = \hat{\mathbf{x}}_{k+1|k} + \mathbf{K}_{k+1}(\mathbf{z}_{k+1} - \mathbf{H}\hat{\mathbf{x}}_{k+1|k}) \tag{4.40}$$

となる.

ここでは係数行列 $\mathbf{K}_{k+1}$ の具体的な形は決まっていない．この式を用いて共分散行列を計算してみよう．

$$\boldsymbol{\Sigma}_{k+1|k+1} = \mathrm{Cov}[\mathbf{x}_{k+1}|\{\mathbf{z}_{1:k+1}\}]$$
$$= \mathrm{E}[(\mathbf{x}_{k+1} - \hat{\mathbf{x}}_{k+1|k+1})(\mathbf{x}_{k+1} - \hat{\mathbf{x}}_{k+1|k+1})^\top|\{\mathbf{z}_{1:k+1}\}]$$
$$= (\mathbf{I} - \mathbf{K}_{k+1}\mathbf{H})\boldsymbol{\Sigma}_{k+1|k}(\mathbf{I} - \mathbf{K}_{k+1}\mathbf{H})^\top + \mathbf{K}_{k+1}\boldsymbol{\Omega}^{\mathbf{v}}\mathbf{K}_{k+1}^\top \tag{4.41}$$

$\mathbf{K}_{k+1}$ はフィルタ値がなるべく正確に，すなわちなるべく小さい共分散をもつように決める．$\mathrm{tr}\boldsymbol{\Sigma} = \mathrm{tr}\,\mathrm{E}[(\mathbf{x} - \hat{\mathbf{x}})(\mathbf{x} - \hat{\mathbf{x}})^\top] = \mathrm{E}[(\mathbf{x} - \hat{\mathbf{x}})^\top(\mathbf{x} - \hat{\mathbf{x}})] = \mathrm{E}[\|\mathbf{x} - \hat{\mathbf{x}}\|^2]$ に注意すると，共分散行列のトレースは二乗誤差である．この共分散行列のトレースを最小に

するような $\mathbf{K}_{k+1}$ は，トレースの微分が 0 になる条件

$$0 = \frac{\partial \mathrm{tr} \mathbf{\Sigma}_{k+1|k+1}}{\partial \mathbf{K}_{k+1}} = 2(\mathbf{I} - \mathbf{K}_{k+1}\mathbf{H})\mathbf{\Sigma}_{k+1|k}\mathbf{H}^\top + 2\mathbf{K}_{k+1}\mathbf{\Omega}^{\mathbf{v}} \tag{4.42}$$

を解いて，

$$\mathbf{K}_{k+1} = \mathbf{\Sigma}_{k+1|k}\mathbf{H}^\top (\mathbf{\Omega}^{\mathbf{v}} + \mathbf{H}\mathbf{\Sigma}_{k+1|k}\mathbf{H}^\top)^{-1} \tag{4.43}$$

と決まる．ここで求められた係数行列 $\mathbf{K}_{k+1}$ はカルマンゲイン（Kalman gain）と呼ばれる．このカルマンゲインを用いて，式 (4.40) に従い，フィルタ値の平均 $\hat{\mathbf{x}}_{k+1|k+1}$ と分散

$$\mathbf{\Sigma}_{k+1|k+1} = (\mathbf{I} - \mathbf{K}_{k+1}\mathbf{H})\mathbf{\Sigma}_{k+1|k} \tag{4.44}$$

が計算できる．

カルマンフィルタの意味

上記で導いたカルマンフィルタの式は以下のとおりである．

$$\begin{aligned} \hat{\mathbf{x}}_{k+1|k+1} &= \hat{\mathbf{x}}_{k+1|k} + \mathbf{K}_{k+1}(\mathbf{z}_{k+1} - \mathbf{H}\hat{\mathbf{x}}_{k+1|k}) \\ \mathbf{K}_{k+1} &= \mathbf{\Sigma}_{k+1|k}\mathbf{H}^\top (\mathbf{\Omega}^{\mathbf{v}} + \mathbf{H}\mathbf{\Sigma}_{k+1|k}\mathbf{H}^\top)^{-1} \end{aligned} \tag{4.45}$$

式 (4.45) の第一式は，観測値のずれ $\mathbf{z}_{k+1} - \mathbf{H}\mathbf{x}_{k+1|k}$ にカルマンゲイン $\mathbf{K}_{k+1}$ を掛けたもので予測値 $\hat{\mathbf{x}}_{k+1|k}$ を補正していると解釈できる．この式を少々書き換えると，

$$\hat{\mathbf{x}}_{k+1|k+1} = (\mathbf{I} - \mathbf{K}_{k+1}\mathbf{H})\hat{\mathbf{x}}_{k+1|k} + \mathbf{K}_{k+1}\mathbf{z}_{k+1} \tag{4.46}$$

となり，予測値 $\hat{\mathbf{x}}_{k+1|k}$ と観測値 $\mathbf{z}_{k+1}$ の重み付け和としてフィルタ値を求めているという，もう一つの解釈を導くことができる．ここで予測値に掛かる $\mathbf{I} - \mathbf{K}_{k+1}\mathbf{H}$ は，

$$\begin{aligned} \mathbf{I} - \mathbf{K}_{k+1}\mathbf{H} &= \mathbf{I} - \mathbf{\Sigma}_{k+1|k}\mathbf{H}^\top (\mathbf{\Omega}^{\mathbf{v}} + \mathbf{H}\mathbf{\Sigma}_{k+1|k}\mathbf{H}^\top)^{-1}\mathbf{H} \\ &= \mathbf{I} - \{\mathbf{\Sigma}_{k+1|k}^{-1} + \mathbf{H}^\top (\mathbf{\Omega}^{\mathbf{v}})^{-1}\mathbf{H}\}^{-1}\mathbf{H}^\top (\mathbf{\Omega}^{\mathbf{v}})^{-1}\mathbf{H} \\ &= \{\mathbf{\Sigma}_{k+1|k}^{-1} + \mathbf{H}^\top (\mathbf{\Omega}^{\mathbf{v}})^{-1}\mathbf{H}\}^{-1}\mathbf{\Sigma}_{k+1|k}^{-1} \end{aligned} \tag{4.47}$$

また観測値 $\mathbf{z}_{k+1}$ の係数 $\mathbf{K}_{k+1}$ は

$$\begin{aligned} \mathbf{K}_{k+1} &= \mathbf{\Sigma}_{k+1|k}\mathbf{H}^\top (\mathbf{\Omega}^{\mathbf{v}} + \mathbf{H}\mathbf{\Sigma}_{k+1|k}\mathbf{H}^\top)^{-1} \\ &= \{\mathbf{\Sigma}_{k+1|k}^{-1} + \mathbf{H}^\top (\mathbf{\Omega}^{\mathbf{v}})^{-1}\mathbf{H}\}^{-1}\mathbf{H}^\top (\mathbf{\Omega}^{\mathbf{v}})^{-1} \end{aligned} \tag{4.48}$$

と書くことができる．ここで，ウッドベリー（Woodbury）の行列恒等式

$$\mathbf{CD}(\mathbf{A} + \mathbf{BCD})^{-1} = (\mathbf{C}^{-1} + \mathbf{DA}^{-1}\mathbf{B})^{-1}\mathbf{DA}^{-1} \tag{4.49}$$

を用いた．式 (4.47) と式 (4.48) を用いて，式 (4.46) は以下のように書き換えることができる．

$$\hat{\mathbf{x}}_{k+1|k+1} = \{\boldsymbol{\Sigma}_{k+1|k}^{-1} + \mathbf{H}^\top(\boldsymbol{\Omega}^{\mathbf{v}})^{-1}\mathbf{H}\}^{-1}\{\boldsymbol{\Sigma}_{k+1|k}^{-1}\hat{\mathbf{x}}_{k+1|k} + \mathbf{H}^\top(\boldsymbol{\Omega}^{\mathbf{v}})^{-1}\mathbf{z}_{k+1}\} \tag{4.50}$$

まとめると，これは予測値 $\hat{\mathbf{x}}_{k+1|k}$ に $\boldsymbol{\Sigma}_{k+1|k}^{-1}$ を，観測値 $\mathbf{z}_{k+1}$ に $\mathbf{H}^\top(\boldsymbol{\Omega}^{\mathbf{v}})^{-1}$ をそれぞれ掛けた重み付け和になっている．すなわち，共分散行列が小さい（大きい）場合には大きい（小さい）重み付けをすることで，予測値と観測値のそれぞれの信頼度に応じた，最適なフィルタ値を計算しているのである．これは複数感覚の統合のための最大推定法で見たのと同じ計算（式 (4.13)）をやっていることがわかるだろう．

さらに分散の更新式 (4.44) の意味も見てみよう．式 (4.43) を用いて式 (4.44) からカルマンゲインを消去し，もう一つのウッドベリーの行列恒等式

$$(\mathbf{A} + \mathbf{BCD})^{-1} = \mathbf{A}^{-1} - \mathbf{A}^{-1}\mathbf{B}(\mathbf{C}^{-1} + \mathbf{DA}^{-1}\mathbf{B})^{-1}\mathbf{DA}^{-1} \tag{4.51}$$

を用いると，式 (4.44) は

$$\boldsymbol{\Sigma}_{k+1|k+1}^{-1} = \boldsymbol{\Sigma}_{k+1|k}^{-1} + \mathbf{H}^\top(\boldsymbol{\Omega}^{\mathbf{v}})^{-1}\mathbf{H} \tag{4.52}$$

と簡単な形になる．左辺はフィルタリングの共分散の逆行列であり，右辺は予測の共分散の逆行列と観測の共分散の逆行列である．これは最尤法で導いた式 (4.13) の分散の公式と同じであることがわかるだろう．カルマンフィルタは状態空間モデルを用いているため表記が煩雑だが，カルマンフィルタは最尤法と同じ計算を行っていることに注意してほしい．

確率密度を用いた導出

上でフィルタリングの式を導いた際，誤差項の線形補正 (4.40) を仮定した．この仮定なしにフィルタリングの式を導出してみよう．まず，状態変数と観測変数の同時分布を考える．

$$p\left(\begin{pmatrix} \mathbf{x} \\ \mathbf{z} \end{pmatrix}\right) = \mathcal{N}\left(\begin{pmatrix} \hat{\mathbf{x}} \\ \hat{\mathbf{z}} \end{pmatrix}, \begin{pmatrix} \boldsymbol{\Sigma}_{\mathbf{xx}} & \boldsymbol{\Sigma}_{\mathbf{xz}} \\ \boldsymbol{\Sigma}_{\mathbf{zx}} & \boldsymbol{\Sigma}_{\mathbf{zz}} \end{pmatrix}\right)$$

$$= \frac{1}{(2\pi)^{\frac{n+m}{2}}|\boldsymbol{\Sigma}_{\mathbf{xx}} - \boldsymbol{\Sigma}_{\mathbf{xz}}\boldsymbol{\Sigma}_{\mathbf{zz}}^{-1}\boldsymbol{\Sigma}_{\mathbf{zx}}||\boldsymbol{\Sigma}_{\mathbf{zz}}|}$$

$$
\times \exp\left\{ -\frac{1}{2}(\,\mathbf{x}^\top - \hat{\mathbf{x}}^\top \quad \mathbf{z}^\top - \hat{\mathbf{z}}^\top\,) \begin{pmatrix} \boldsymbol{\Sigma}_{\mathbf{xx}} & \boldsymbol{\Sigma}_{\mathbf{xz}} \\ \boldsymbol{\Sigma}_{\mathbf{zx}} & \boldsymbol{\Sigma}_{\mathbf{zz}} \end{pmatrix}^{-1} \begin{pmatrix} \mathbf{x} - \hat{\mathbf{x}} \\ \mathbf{z} - \hat{\mathbf{z}} \end{pmatrix} \right\}
$$
(4.53)

指数関数の肩の部分を $\mathbf{x}$ が含まれる項に関して整理すると

$$
-\frac{1}{2}(\,\mathbf{x}^\top - \hat{\mathbf{x}}^\top \quad \mathbf{z}^\top - \hat{\mathbf{z}}^\top\,) \begin{pmatrix} \boldsymbol{\Sigma}_{\mathbf{xx}} & \boldsymbol{\Sigma}_{\mathbf{xz}} \\ \boldsymbol{\Sigma}_{\mathbf{zx}} & \boldsymbol{\Sigma}_{\mathbf{zz}} \end{pmatrix}^{-1} \begin{pmatrix} \mathbf{x} - \hat{\mathbf{x}} \\ \mathbf{z} - \hat{\mathbf{z}} \end{pmatrix}
$$
$$
= -\frac{1}{2}[\mathbf{x} - \{\hat{\mathbf{x}} + \boldsymbol{\Sigma}_{\mathbf{xz}}\boldsymbol{\Sigma}_{\mathbf{zz}}^{-1}(\mathbf{z} - \hat{\mathbf{z}})\}]^\top (\boldsymbol{\Sigma}_{\mathbf{xx}} - \boldsymbol{\Sigma}_{\mathbf{xz}}\boldsymbol{\Sigma}_{\mathbf{zz}}^{-1}\boldsymbol{\Sigma}_{\mathbf{zx}})
$$
$$
[\mathbf{x} - \{\hat{\mathbf{x}} + \boldsymbol{\Sigma}_{\mathbf{xz}}\boldsymbol{\Sigma}_{\mathbf{zz}}^{-1}(\mathbf{z} - \hat{\mathbf{z}})\}]
$$
(4.54)

となる．ここで，ブロック行列の逆行列の公式，

$$
\begin{pmatrix} \boldsymbol{\Sigma}_{\mathbf{xx}} & \boldsymbol{\Sigma}_{\mathbf{xz}} \\ \boldsymbol{\Sigma}_{\mathbf{zx}} & \boldsymbol{\Sigma}_{\mathbf{zz}} \end{pmatrix}^{-1}
$$
$$
= \begin{pmatrix} (\boldsymbol{\Sigma}_{\mathbf{xx}} - \boldsymbol{\Sigma}_{\mathbf{xz}}\boldsymbol{\Sigma}_{\mathbf{zz}}^{-1}\boldsymbol{\Sigma}_{\mathbf{zx}})^{-1} & -\boldsymbol{\Sigma}_{\mathbf{xx}}^{-1}\boldsymbol{\Sigma}_{\mathbf{xz}}(\boldsymbol{\Sigma}_{\mathbf{zz}} - \boldsymbol{\Sigma}_{\mathbf{zx}}\boldsymbol{\Sigma}_{\mathbf{xx}}^{-1}\boldsymbol{\Sigma}_{\mathbf{xz}})^{-1} \\ -\boldsymbol{\Sigma}_{\mathbf{zz}}^{-1}\boldsymbol{\Sigma}_{\mathbf{zx}}(\boldsymbol{\Sigma}_{\mathbf{xx}} - \boldsymbol{\Sigma}_{\mathbf{xz}}\boldsymbol{\Sigma}_{\mathbf{zz}}^{-1}\boldsymbol{\Sigma}_{\mathbf{zx}})^{-1} & (\boldsymbol{\Sigma}_{\mathbf{zz}} - \boldsymbol{\Sigma}_{\mathbf{zx}}\boldsymbol{\Sigma}_{\mathbf{xx}}^{-1}\boldsymbol{\Sigma}_{\mathbf{xz}})^{-1} \end{pmatrix}
$$
(4.55)

を用いた．この式変形から，$\mathbf{z}$ が与えられたときの $\mathbf{x}$ の条件確率は

$$
p(\mathbf{x}|\mathbf{z}) = \mathcal{N}(\hat{\mathbf{x}} + \boldsymbol{\Sigma}_{\mathbf{xz}}\boldsymbol{\Sigma}_{\mathbf{zz}}^{-1}(\mathbf{z} - \hat{\mathbf{z}}),\ \boldsymbol{\Sigma}_{\mathbf{xx}} - \boldsymbol{\Sigma}_{\mathbf{xz}}\boldsymbol{\Sigma}_{\mathbf{zz}}^{-1}\boldsymbol{\Sigma}_{\mathbf{zx}})
$$
(4.56)

となることがわかる．式 (4.31) の状態空間モデルを用いて

$$
\begin{pmatrix} \boldsymbol{\Sigma}_{\mathbf{xx}} & \boldsymbol{\Sigma}_{\mathbf{xz}} \\ \boldsymbol{\Sigma}_{\mathbf{zx}} & \boldsymbol{\Sigma}_{\mathbf{zz}} \end{pmatrix} = \begin{pmatrix} \boldsymbol{\Sigma}_{k+1|k} & \boldsymbol{\Sigma}_{k+1|k}\mathbf{H}^\top \\ \mathbf{H}\boldsymbol{\Sigma}_{k+1|k} & \mathbf{H}\boldsymbol{\Sigma}_{k+1|k}\mathbf{H}^\top + \boldsymbol{\Omega}^\mathbf{v} \end{pmatrix}
$$
(4.57)

であることを思い起こすと，カルマンゲインは $\mathbf{K}_{k+1} = \boldsymbol{\Sigma}_{k+1|k}\mathbf{H}^\top(\boldsymbol{\Omega}^\mathbf{v} + \mathbf{H}\boldsymbol{\Sigma}_{k+1|k}\mathbf{H}^\top)^{-1}$ $= \boldsymbol{\Sigma}_{\mathbf{xz}}\boldsymbol{\Sigma}_{\mathbf{zz}}^{-1}$ であるから，

$$
p(\mathbf{x}|\mathbf{z}) = \mathcal{N}(\hat{\mathbf{x}} + \mathbf{K}_{k+1}(\mathbf{z} - \hat{\mathbf{z}}),\ (\mathbf{I} - \mathbf{K}_{k+1}\mathbf{H})\boldsymbol{\Sigma}_{k+1|k})
$$
(4.58)

となり，フィルタリングのガウス分布を導出することができた．この導出法を少し一般化すると，unscented filter や粒子フィルタなどといった，非線形のフィルタリングの式を導出することができる（Särkkä, 2013）．同じ式を導出する際に複数の方法を身につけておくと，さまざまな角度から同じ問題を見ることができ，より複雑な問題への足

掛かりを見つけることができる.

観測方程式に状態に依存するノイズが含まれる場合

感覚の正確さは,その感覚がカバーするすべての領域に関して一様ではなく,場所ごとに変化することが知られている.たとえば視覚では,視野中心において最も解像度が高く,中心から離れて視野周辺に行くにつれて解像度が低くなることが知られている.この状況をモデル化するには,観測方程式に状態変数に依存するノイズ項を加えるのがよいだろう.

$$
\begin{aligned}
\mathbf{x}_{k+1} &= \mathbf{A}\mathbf{x}_k + \mathbf{w}_k \\
\mathbf{z}_k &= \mathbf{H}\mathbf{x}_k + \mathbf{D}\mathbf{x}_k\xi_k + \mathbf{v}_k
\end{aligned}
\tag{4.59}
$$

ここで,観測方程式に新たに加えた項 $\mathbf{D}\mathbf{x}_k\xi_k$ に含まれる確率変数 ξ_k は,

$$
\mathrm{E}[\xi_k] = 0, \quad \mathrm{E}[\xi_k^2] = 1, \quad \mathrm{E}[\xi_k \mathbf{x}_k] = \mathbf{0}
\tag{4.60}
$$

と正規分布に従うものとする.いままでと同様の計算を少々行うと,カルマンゲインの式は

$$
\mathbf{K}_{k+1} = \mathbf{\Sigma}_{k+1|k}\mathbf{H}^\top \{\mathbf{\Omega}^\mathbf{v} + \mathbf{H}\mathbf{\Sigma}_{k+1|k}\mathbf{H}^\top + \mathbf{D}(\mathbf{\Sigma}_{k+1|k} + \hat{\mathbf{x}}_{k+1|k}^\top\hat{\mathbf{x}}_{k+1|k})\mathbf{D}^\top\}^{-1}
\tag{4.61}
$$

と得られる.ここで分母に $\hat{\mathbf{x}}_{k+1|k}^\top\hat{\mathbf{x}}_{k+1|k}$ の項が入っていることから,$\hat{\mathbf{x}}_{k+1|k}$ が原点から離れたところでは,カルマンゲインが小さくなり,観測誤差による補正項の寄与が相対的に小さくなる.

4.9 外界の統計性を反映した運動適応

カルマンフィルタの導出とその意味を少々詳しく見てきたが,カルマンフィルタのような逐次的で動的な推定計算は実際に脳のなかで行われているのだろうか.最尤推定を思い出してみると,視覚と聴覚の入力が同時に与えられた際に,それらを用いて最適に推定するためには,それぞれの入力の統計性(ガウス分布の場合には分散)を考慮して重み付けをする必要があった.カルマンフィルタの式 (4.50) も同様に,予測と感覚入力の重み付け和になっている.

カルマンフィルタからの予言の一つには,運動適応は誤差のフィードバックの位置だけではなく,その統計性(確実性)にも依存するということが挙げられよう.したがっ

て，運動適応時に視覚呈示を操作して誤差フィードバックの確実性を変化させると，それに対応してカルマンゲインが変化し，学習速度が変化することが期待される．具体的には，視覚フィードバックがはっきりと正確に呈示される場合にはカルマンゲインは大きくなり，学習速度は向上する．一方，視覚フィードバックがぼんやりと不確実に呈示される場合にはカルマンゲインは小さくなり，運動学習は低下する．まさにこの予言を実験的に検証したのがバージらの仕事である (Burge et al., 2008)．この実験ではバーチャルリアリティを用いて，プリズム適応のような視覚位置のシフトを水平方向もしくは鉛直方向に課し，その際視覚フィードバックの確実性を水平・鉛直方向で操作したものを呈示した（図 4.8A）．水平方向のシフトに関しては視覚フィードバックの水平方向の確実性のみに，鉛直方向のシフトに関しては視覚フィードバックの鉛直方向の確実性のみに依存して学習速度が変化することが見出された（図 4.8B）．これはカルマンフィルタの予言どおりである．

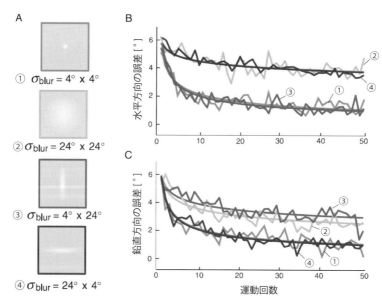

図 4.8 視覚位置のシフトに対する運動適応実験．(A) さまざまな確実性をもたせた視覚フィードバックの例．水平方向と鉛直方向に関して，独立に分散を操作している．(B) 水平方向もしくは (C) 鉛直方向のシフトに対する学習曲線．Burge et al. (2008) より許諾を得て転載．

もう一つのカルマンフィルタからの予言として，運動適応がそれまでの履歴に依存することが挙げられる．式 (4.43) を見ると，カルマンゲインは共分散行列 $\Sigma_{k+1|k}$ により決まる．つまり共分散行列にはそれまでの運動の履歴が蓄えられているのである．だとすれば，ある試行である運動誤差が与えられた際，その誤差を使ってどのように学習する

かは，それまでにどのような運動を行ってきたかに依存することになる．したがって，カルマンフィルタはどのような運動をしてきたかにより運動適応の速さが異なることを予言する．この予言を回転適応実験で検証したのがクラカワーらの仕事である（Krakauer et al., 2006）．回転運動を学習する際に，右の手首だけで適応する場合と，右腕全体を用いて適応する場合の二つの条件が考えられる．両者を調べることにより，クラカワーらは（1）手首の学習は腕全体の適応より速いこと，（2）腕全体の適応の効果は手首の適応に汎化すること，そして（3）手首の適応の効果は腕全体の適応に汎化しないこと，などを実験的に見出した．汎化の効果に関しては，カルマンフィルタを用いて以下のようにモデル化することができる．まず状態ベクトルを二次元にとり，第一成分と第二成分をそれぞれ手首と腕全体の適応度とする．さらに手首の運動を行うときには観測行列を $\mathbf{H} = (1\ 0)^{\top}$，腕全体の運動を行うときには $\mathbf{H} = (1\ 1)^{\top}$ ととるとする．これは腕全体の運動を行うときには必然的に手首の運動も伴うということをモデル化したものと考えられる．この観測行列を用いて式 (4.52) に従い共分散行列を更新すると，手首の運動では左上の (1, 1) 成分のみ更新されるため，手首の適応の効果は腕全体の適応に影響を与えない．一方，腕全体の運動では共分散行列のすべての成分が更新されるため，腕全体の適応の効果は手首の適応に汎化する．観測行列のとり方など，実験を説明するように作り込んでいるきらいがないでもないが，カルマンフィルタを用いた運動学習にはそれまでの運動履歴が反映されるということを示した点で興味深い研究である．

　3.5 節の項目「明示的な運動戦略と暗示的な運動適応からなる状態空間モデル」で見たように，カルマンフィルタを用いた学習則において最後の（そして最も重要な）結論は，学習は標的との誤差によってではなく，予測との誤差によって引き起こされるという点である．運動適応において以下の 2 種類の誤差を考えることができる．一つは標的と実際の運動結果の差であり，標的誤差（target error）と呼ばれる．もう一つは予測された運動と実際の運動結果の差であり，予測誤差（prediction error）と呼ばれる．カルマンフィルタに用いられているのは，式 (4.40) からわかるように，実際の感覚フィードバック $\mathbf{z}$ と予測される感覚フィードバック $\mathbf{H}\hat{\mathbf{x}}$ の差である．すなわち，カルマンフィルタによる学習を行うためには，自己の運動の結果を予測し，その予測値と観測値との誤差を計算しなくてはならない．もし脳がカルマンフィルタの計算を行っているのであれば，（1）予測を行う内部順モデル，（2）状態の統計性を記述する共分散行列，そして（3）状態と観測の統計性のトレードオフ計算を行うカルマンゲイン，という三つの処理が必要であろう．内部順モデルに関しては小脳がそのような予測計算を行っていると考えられている（Shadmehr et al., 2010）が，残りの二つに関してはまだ一致した意見はないようである．最適推定による運動学習がこれほどまでに行動データを説明するのは偶然とは思えないので，脳内に対応する神経計算があるはずと考えられる．

4.10★ カルマン平滑化

カルマンフィルタでは，推定したい時刻までのデータを用いて状態を推定すること，すなわち条件付き分布 $p(\mathbf{x}_k|\mathbf{z}_{1:k})$ を考えた．そこでは，時刻 k での分布 $p(\mathbf{x}_k|\mathbf{z}_{1:k})$ が与えられたとき，次の時刻 $k+1$ での分布 $p(\mathbf{x}_{k+1}|\mathbf{z}_{1:k+1})$ を時間方向に沿って逐次的に求めたのであった．一方，場合によっては，推定したい時刻よりも未来のデータを用いた状態推定，すなわち $T(>k)$ までの観測データが与えられたときの条件付き分布 $p(\mathbf{x}_k|\mathbf{z}_{1:T})$ を考えたいこともある．この推定を平滑化（smoothing）と呼び，特に最適平滑化をカルマン平滑化（Kalman smoothing）と呼ぶ．

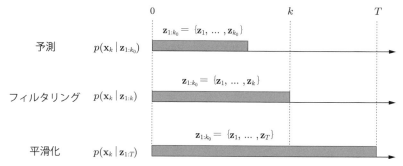

図 4.9 推定における予測，フィルタリング，平滑化の定義．ステップ k の状態予測を行う際に，ステップ k 以前の過去の観測データ，ステップ k までの観測データ，ステップ k 以降の未来の観測データを用いる場合をそれぞれ予測，フィルタリング，平滑化と呼ぶ．灰色のバーは観測データの時系列がどれだけ与えられているかを示している．

カルマン平滑化のアルゴリズムの一つであるラウチ–トゥン–ストリーベル（RTS）のアルゴリズムを導出しよう（Rauch et al., 1965）．そこでは，時刻 $k+1$ の分布 $p(\mathbf{x}_{k+1}|\mathbf{z}_{1:T})$ が与えられたとき，前の時刻の分布 $p(\mathbf{x}_k|\mathbf{z}_{1:T})$ を時間逆向きに逐次的に求める．ここで $p(\mathbf{x}_{k+1}|\mathbf{z}_{1:T})$ は以下の正規分布であるとする．

$$p(\mathbf{x}_{k+1}|\mathbf{z}_{1:T}) = \mathcal{N}(\mathbf{x}_{k+1|T}, \boldsymbol{\Sigma}_{k+1|T}) \tag{4.62}$$

まず，方針としては同時分布 $p(\mathbf{x}_k, \mathbf{x}_{k+1}|\mathbf{z}_{1:T})$ を計算し，$\mathbf{x}_{k+1}$ に関して積分して周辺分布 $p(\mathbf{x}_k|\mathbf{z}_{1:T})$ を求める．$p(\mathbf{x}_k, \mathbf{x}_{k+1}|\mathbf{z}_{1:T})$ を求める準備として $p(\mathbf{x}_k, \mathbf{x}_{k+1}|\mathbf{z}_{1:k})$ は簡単に計算できて，

$$p(\mathbf{x}_k, \mathbf{x}_{k+1}|\mathbf{z}_{1:k}) = \mathcal{N}\left(\begin{pmatrix} \hat{\mathbf{x}}_{k|k} \\ \hat{\mathbf{x}}_{k+1|k} \end{pmatrix}, \begin{pmatrix} \boldsymbol{\Sigma}_{k|k} & \boldsymbol{\Sigma}_{k|k}\mathbf{A}^\top \\ \mathbf{A}\boldsymbol{\Sigma}_{k|k} & \boldsymbol{\Sigma}_{k+1|k} \end{pmatrix} \right) \tag{4.63}$$

と与えられる．これから式 (4.56) の公式を用いて，条件付き確率

$$p(\mathbf{x}_k|\mathbf{x}_{k+1}, \mathbf{z}_{1:k})$$

$$= \mathcal{N}(\hat{\mathbf{x}}_{k|k} + \boldsymbol{\Sigma}_{k|k}\mathbf{A}^\top\boldsymbol{\Sigma}_{k+1|k}^{-1}(\mathbf{x}_{k+1} - \hat{\mathbf{x}}_{k+1|k}),\ \boldsymbol{\Sigma}_{k|k} - \boldsymbol{\Sigma}_{k|k}\mathbf{A}^\top\boldsymbol{\Sigma}_{k+1|k}^{-1}\mathbf{A}\boldsymbol{\Sigma}_{k|k})$$

$$= \mathcal{N}(\hat{\mathbf{x}}_{k|k} + \mathbf{G}_k(\mathbf{x}_{k+1} - \hat{\mathbf{x}}_{k+1|k}),\ \boldsymbol{\Sigma}_{k|k} - \mathbf{G}_k\boldsymbol{\Sigma}_{k+1|k}\mathbf{G}_k^\top) \tag{4.64}$$

が求まる．ここで $\mathbf{G}_k = \boldsymbol{\Sigma}_{k|k}\mathbf{A}^\top\boldsymbol{\Sigma}_{k+1|k}^{-1}$ を導入した．式 (4.64) を用いれば，$p(\mathbf{x}_{k+1}, \mathbf{x}_k|\mathbf{z}_{1:T})$ が以下のように計算できる．

$$p(\mathbf{x}_{k+1}, \mathbf{x}_k|\mathbf{z}_{1:T}) = p(\mathbf{x}_k|\mathbf{x}_{k+1}, \mathbf{z}_{1:T})\,p(\mathbf{x}_{k+1}|\mathbf{z}_{1:T})$$

$$= p(\mathbf{x}_k|\mathbf{x}_{k+1}, \mathbf{z}_{1:k})\,p(\mathbf{x}_{k+1}|\mathbf{z}_{1:T})$$

$$= \mathcal{N}\left(\begin{pmatrix} \hat{\mathbf{x}}_{k+1|T} \\ \hat{\mathbf{x}}_{k|k} + \mathbf{G}_k(\hat{\mathbf{x}}_{k+1|T} - \hat{\mathbf{x}}_{k+1|k}) \end{pmatrix},\right.$$
$$\left.\begin{pmatrix} \boldsymbol{\Sigma}_{k+1|T} & \boldsymbol{\Sigma}_{k+1|T}\mathbf{G}_k^\top \\ \mathbf{G}_k\boldsymbol{\Sigma}_{k+1|T} & \boldsymbol{\Sigma}_{k|k} + \mathbf{G}_k(\boldsymbol{\Sigma}_{k+1|T} - \boldsymbol{\Sigma}_{k+1|k})\mathbf{G}_k^\top \end{pmatrix}\right) \tag{4.65}$$

ここで $p(\mathbf{x}_k|\mathbf{x}_{k+1}, \mathbf{z}_{1:T}) = p(\mathbf{x}_k|\mathbf{x}_{k+1}, \mathbf{z}_{1:k})$ であることを用いた（マルコフ性から未来の観測情報 $\mathbf{z}_{k+1|T}$ は次ステップの状態 $\mathbf{x}_{k+1}$ に含まれるため）．ここまで来れば，式 (4.65) を単に $\mathbf{x}_{k+1}$ に関して積分すればよく，周辺分布は

$$p(\mathbf{x}_k|\mathbf{z}_{1:T}) = \mathcal{N}(\hat{\mathbf{x}}_{k|k} + \mathbf{G}_k(\hat{\mathbf{x}}_{k+1|T} - \hat{\mathbf{x}}_{k+1|k}),\ \boldsymbol{\Sigma}_{k|k} + \mathbf{G}_k(\boldsymbol{\Sigma}_{k+1|T} - \boldsymbol{\Sigma}_{k+1|k})\mathbf{G}_k^\top) \tag{4.66}$$

と与えられることがわかる．これもまたガウス分布なので，平均と共分散行列を考えればよく，更新式は

$$\hat{\mathbf{x}}_{k|T} = \hat{\mathbf{x}}_{k|k} + \mathbf{G}_k(\hat{\mathbf{x}}_{k+1|T} - \hat{\mathbf{x}}_{k+1|k})$$
$$\boldsymbol{\Sigma}_{k|T} = \boldsymbol{\Sigma}_{k|k} + \mathbf{G}_k(\boldsymbol{\Sigma}_{k+1|T} - \boldsymbol{\Sigma}_{k+1|k})\mathbf{G}_k^\top \tag{4.67}$$

と時間後ろ向きの逐次式として与えられ，$\hat{\mathbf{x}}_{T|T}$，$\hat{\mathbf{x}}_{T-1|T}$，$\hat{\mathbf{x}}_{T-2|T}$，$\cdots$ の順番に求められることがわかる．以上，カルマン平滑化の計算は，

(1) カルマンフィルタを用いて，期待値 $\{\hat{\mathbf{x}}_{k|k}\}_{k=1}^{T}$ と共分散行列 $\{\boldsymbol{\Sigma}_{k|k}\}_{k=1}^{T}$ を時間前向きに解く．

(2) (1) で求めたカルマンフィルタのフィルタ値と式 (4.67) を用いて，期待値 $\{\hat{\mathbf{x}}_{k|T}\}_{k=1}^{T}$ と共分散行列 $\{\boldsymbol{\Sigma}_{k|T}\}_{k=1}^{T}$ を時間後ろ向きに解く．

とまとめられる．

平滑化としてのフラッシュ・ラグ錯視

運動錯視の一つに**フラッシュ・ラグ錯視**（flash-lag illusion）というものが知られている（Nijhawan, 1994）．ある方向に運動する視覚刺激があるとして，その刺激がある場所に来た瞬間に隣り合う場所でもう一つの視覚刺激がフラッシュすると，運動する視覚刺激の位置が運動方向に少々進んだ位置に知覚されるというものである．フラッシュする刺激が遅れて（lag）知覚されるため，フラッシュ・ラグ錯視と呼ばれる．これはもともとの論文では，運動している視覚刺激の位置が，運動方向に外挿されて知覚されるという，運動外挿（motion exploration）説により解釈された．そこでは，暗に時刻 t の知覚はその時刻よりも以前の感覚情報によって決まるという仮定がなされている．

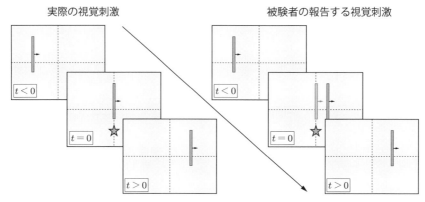

図 4.10 フラッシュ・ラグ錯視の模式図．実際の視覚刺激で右方向に動いている棒とフラッシュの位置は同じである（左図）が，フラッシュが棒よりも左に（遅れて）見えると被験者は報告する（右図）．

運動外挿説に異を唱えたのが，イーグルマンとセジノフスキである（Eagleman & Sejnowski, 2000）．もし運動外挿説の唱えるように脳がフラッシュ以前の棒の運動を外挿しているというのであれば，フラッシュの直後に棒を止めたり棒の運動方向を反転させたりしても，フラッシュ・ラグ錯視は相変わらず感じられるはずである．ところが，その実験をやってみると，フラッシュ後に棒がどのように運動するかによって，フラッシュの位置は変化して感じられたのである．一つの解釈として彼らは，「時刻 t の運動知覚はそれ以前の感覚入力だけでなく，それ以降の感覚入力も考慮して計算される」と提唱し，その知覚処理を postdiction と命名した[†]．これは本章で見てきた推定理論の言葉では単に平滑化である．フラッシュ・ラグ錯視を postdiction によるものであるとして，カルマン平滑化でモデル化したのがラオらの仕事である（Rao et al., 2001）．カル

[†] 平滑化と言わずに postdiction という造語を持ち出してくるところなどは，筆者には敵わない研究宣伝のセンスである．

4.11 ニューラルネットワークモデルによる最適推定 | 117

マン平滑化ではどれくらいの未来の観測データを用いて推定するかというのが調節可能なパラメタとして残る．ラオらは心理物理実験の結果をうまく説明するためには，カルマン平滑化で100ミリ秒程度を用いるのが適切と報告した．この100ミリ秒というのは網膜が受けた視覚刺激が高次視覚野に届くまでに必要な時間スケールであり，もっともらしい．イーグルマンとセジノフスキとラオらの仕事は，心理物理と計算論の理想的な共同研究と言えよう．

4.11 ニューラルネットワークモデルによる最適推定

これまで，推定問題の数学的定式化と感覚処理への応用を見てきた．最適推定がヒトの行動実験をうまく説明できるからには，脳のなかで最適推定の計算がなされているはずである．それは本章で議論した数式の形ではなく，神経活動とその変換という形でなくてはならない．確率分布はどのような神経活動として表現され，最適推定の計算はどのようなアルゴリズムで解かれるのだろうか？これらの，マーの表現とアルゴリズムのレベルに該当する問いに答えるため，いくつかのニューラルネットワークモデルが提案されている．これらのモデルと同じ計算で神経系が最適推定を行っているとは限らないが，これらのモデルは少なくとも神経系で最適計算を可能にする方法があるという存在証明とみなすことができる．

ニューラルネットワークによる最尤推定

ある感覚刺激が与えられたとして，神経活動から感覚刺激のパラメタ s を推定する問題を考えよう（Jazayeri & Movshon, 2006）．s の感覚刺激に対して i 番目の神経細胞が $f_i(s)$ なる平均発火率をもっているとすると，その神経細胞が n_i 個のスパイクを発する確率はポアソン分布で近似できる（Bair et al., 1994）．具体的に刺激 s が与えられたときのスパイク数 n_i の条件付き確率は

$$P(n_i|s) = \frac{e^{-f_i(s)} f_i(s)^{n_i}}{n_i!} \tag{4.68}$$

であるから，対数尤度関数は

$$L(s) = \log \left\{ \prod_i P(n_i|s) \right\} = \sum_i n_i \log f_i(s) - \sum_i f_i(s) - \sum_i \log n_i! \tag{4.69}$$

となる．いまこれらの神経細胞を入力とする読み出し神経細胞（readout neurons）を考えて，$w_{ki} = \log f_i(s_k)$ という重み付け係数を導入すると，

$$r_k = \sum_i w_{ki} n_i \tag{4.70}$$

なる神経活動は，感覚刺激 s_k に対する対数尤度 (4.69) の第一項である．第二項 $\sum_i f_i(s)$ は刺激 s が与えられた際のすべての神経活動の和であり，ここでは刺激によらない量と仮定する．すると，対数尤度 (4.69) の最大化は式 (4.70) の最大化と等価になる．さまざまな感覚刺激 s_k に対応する読み出し神経細胞がたくさんあって，それぞれの神経活動が対数尤度を神経活動 (4.70) で表現しているのである．したがって，最尤推定量を計算するためには，

$$k = \arg\max_{k'} r_{k'} \tag{4.71}$$

と，活動が最大の神経細胞を探せばよく，その神経細胞が担当している感覚刺激が最尤推定値となる．神経細胞群から活動が最大となる神経細胞を見つけるには，勝者総どり (winner-takes-all) 型の計算をすればよい (Koch & Ullman, 1987)．このように，最尤法の計算は単純なニューラルネットワークで計算可能なのである．

この他にも，最尤法に従い感覚統合を実現するニューラルネットワークモデル (Ma et al., 2006) や，カルマンフィルタの逐次ベイズ推定を行うニューラルネットワークモデル (Deneve et al., 2007) が提案されている．本章で紹介した最適推定の計算は神経系によっても実現可能なのである．また電気生理学においても，推論に必要な対数尤度が頭頂葉の神経活動と相関があることが示されている (Kiani & Shadlen, 2009; Yang & Shadlen, 2007)．最適推定の計算論は，心理物理実験と電気生理実験の両方で支持されている．

まとめ

ノイズを含み，かつ限られた情報しかもたない感覚入力から外界を推定する感覚処理の問題は，統計科学の推定問題として定式化できる．本章では最適推定の方法として，最尤法，事後確率最大推定法，カルマンフィルタ，カルマン平滑化を説明し，それらがヒトの知覚と運動感覚処理の心理物理実験結果を説明することを議論した．また，最適推定の方法とその予言は，新たな心理物理実験を考案するための指針になることも見た．最適推定に必要な計算は，ニューラルネットワークモデルとして実装可能でもある．最適計算は運動制御だけでなく感覚処理でも行われていると考えられている．一方，共分散行列やカルマンゲインといった最適推定に必要な計算要素が，どの部位のどのような神経活動で処理されているかという問題は，未解明のまま残されている．

参考文献

Bair, W., Koch, C., Newsome, W., & Britten, K. (1994). Power spectrum analysis of bursting cells in area MT in the behaving monkey. *Journal of Neuroscience*, 14(5), 2870–2892.

Banks, G., Short, P., Martínez, A. J., Latchaw, R., Ratcliff, G., & Boller, F. (1989). The alien hand syndrome: clinical and postmortem findings. *Archives of Neurology*, 46(4), 456–459.

Berniker, M., & Körding, K. (2008). Estimating the sources of motor errors for adaptation and generalization. *Nature Neuroscience*, *11*(1), 1454–1461. doi:10.1038/nn.2229

Botvinick, M., & Cohen, J. (1998). Rubber hands 'feel' touch that eyes see. *Nature*, *391*(6669), 756. doi:10.1038/35784

Burge, J., Ernst, M. O., & Banks, M. S. (2008). The statistical determinants of adaptation rate in human reaching. *Journal of Vision*, *8*(4), 20 21–19. doi:10.1167/8.4.20

Deneve, S., Duhamel, J. R., & Pouget, A. (2007). Optimal sensorimotor integration in recurrent cortical networks: a neural implementation of Kalman filters. *Journal of Neuroscience*, *27*(21), 5744–5756. doi:10.1523/JNEUROSCI.3985-06.2007

Dong, D. W., & Atick, J. J. (1995). Statistics of natural time-varying images. *Network: Computation in Neural Systems*, *6*(3), 345–358.

Eagleman, D. M., & Sejnowski, T. J. (2000). Motion integration and postdiction in visual awareness. *Science*, *287*(5460), 2036–2038.

Ernst, M. O., & Banks, M. S. (2002). Humans integrate visual and haptic information in a statistically optimal fashion. *Nature*, *415*(6870), 429–433. doi:10.1038/415429a

Frith, C. D., Blakemore, S. J., & Wolpert, D. M. (2000). Explaining the symptoms of schizophrenia: abnormalities in the awareness of action. *Brain Research Reviews*, 31(2–3), 357–363.

Hurlimann, F., Kiper, D. C., & Carandini, M. (2002). Testing the Bayesian model of perceived speed. *Vision Research*, *42*(19), 2253–2257.

Jazayeri, M., & Movshon, J. A. (2006). Optimal representation of sensory information by neural populations. *Nature Neuroscience*, *9*(5), 690–696. doi:10.1038/nn1691

Kiani, R., & Shadlen, M. N. (2009). Representation of confidence associated with a decision by neurons in the parietal cortex. *Science*, *324*(5928), 759–764. doi:10.1126/science.1169405

Koch, C., & Ullman, S. (1987). Shifts in selective visual attention: towards the underlying neural circuitry. In *Matters of Intelligence* (pp. 115–141).

Körding, K. P., Beierholm, U., Ma, W. J., Quartz, S., Tenenbaum, J. B., & Shams, L. (2007). Causal inference in multisensory perception. *PLoS One*, *2*(9), e943. doi:10.1371/journal.pone.0000943

Körding, K. P., & Wolpert, D. M. (2004). Bayesian integration in sensorimotor learning. *Nature*, *427*(6971), 244–247. doi:10.1038/nature02169

Krakauer, J. W., Mazzoni, P., Ghazizadeh, A., Ravindran, R., & Shadmehr, R. (2006). Generalization of motor learning depends on the history of prior action. *PLoS Biology*, *4*(10), e316. doi:10.1371/journal.pbio.0040316

Ma, W. J., Beck, J. M., Latham, P. E., & Pouget, A. (2006). Bayesian inference with probabilistic population codes. *Nature Neuroscience*, *9*(11), 1432–1438. doi:10.1038/nn1790

Nijhawan, R. (1994). Motion extrapolation in catching. *Nature*, *370*(6487), 256–257. doi:10.1038/370256b0

Rao, R. P., Eagleman, D. M., & Sejnowski, T. J. (2001). Optimal smoothing in visual motion perception. *Neural Computation*, *13*(6), 1243–1253.

Rauch, H. E., Striebel, C., & Tung, F. (1965). Maximum likelihood estimates of linear dynamic systems. *AIAA journal*, *3*(8), 1445–1450.

Särkkä, S. (2013). *Bayesian Filtering and Smoothing (Vol. 3)*. Cambridge University Press.

Shadmehr, R., Smith, M. A., & Krakauer, J. W. (2010). Error correction, sensory prediction, and adaptation in motor control. *Annual Review of Neuroscience, 33*, 89–108. doi:10.1146/annurev-neuro-060909-153135

Stocker, A. A., & Simoncelli, E. P. (2006). Noise characteristics and prior expectations in human visual speed perception. *Nature Neuroscience, 9*(4), 578–585. doi:10.1038/nn1669

Weiss, Y., Simoncelli, E. P., & Adelson, E. H. (2002). Motion illusions as optimal percepts. *Nature Neuroscience, 5*(6), 598–604. doi:10.1038/nn858

Yang, T., & Shadlen, M. N. (2007). Probabilistic reasoning by neurons. *Nature, 447*(7148), 1075–1080. doi:10.1038/nature05852

コラム 5 ： 脳刺激と機能局在論—運動野の発見—

　大脳皮質の機能を現代的な意味で研究したのは，イヌの脳を電気刺激したドイツのフリッシュ（Gustave Fritsch, 1838-1927）とヒツィグ（Eduard Hitzig, 1838-1907）が最初であろう（Fritsch & Hitzig, 1870）．19 世紀中頃には大脳皮質はすべて一様な機能を担っていると考えられていた．この見方は，ニワトリの脳のさまざまな部位を破壊したところ，どこを破壊しても同じような障害が見られたとするフルーラン（Jean Pierre Flourens, 1794-1864）の実験に基づいている．彼は，前脳を除去した動物では外部刺激に対する運動応答は問題なく実行できたが，自発的な行動は失われ，機械のようであったと報告している．そしてその行動障害の度合いは脳の損傷の大きさに依存したが，行動障害の種類は脳部位には依存しなかった．この実験結果から，大脳皮質は筋活動や運動制御ではなく，意思の座であるとフルーランは結論づけている．ヒトにおいては，大脳皮質は記憶や言語といった高次認知機能に関わるものと考えられ，運動制御や感覚処理など「下等」な機能は担っていないとされていた時代である．また，大流行した後に非科学的と見捨てられた骨相学への反動もあり，大脳皮質の機能局在には否定的な見方が強かったようである．ベルリンの軍医であるフリッシュと精神科医であるヒツィグは大脳皮質の表面を直流刺激することで，対側の筋肉が収縮すること（muscle twitch），脳の刺激場所を変えると収縮する筋肉も変わること（現在の用語で体部位局在）を報告した．加えて，特定の脳部位と対応する身体の部位を特定したのち，その脳部位を損傷すると，対応する身体の部位の運動に障害が生じることも報告した．彼らは研究機関での実験設備をもたず，フリッシュ夫人の衣装台で実験を行ったという（Taylor & Gross, 2003）．

　その数年後，イギリスのフェリエ（David Ferrier, 1843-1928）はサル，イヌ，ウサギなどの実験動物で，直流刺激ではなく交流刺激で同様の大脳皮質刺激実験を行った（Ferrier, 1874）．フェリエは脳外科医ヒューリングス・ジャクソン（John Hughlings Jackson, 1835-1911）による癲癇発作の観察とフリッシュとヒツィグによるイヌの電気刺激実験に影響を受けた．当時ジャクソンは癲癇発作が体の特定の部位から始まり，決まった方向で発作が他の体部位に拡がっていくことから，脳の体部位表現を提案していた．フェリエの最大の貢献は，運動野だけではなく刺激可能な大脳皮質の各部位を調べ，その行動を詳細に報告したことであろう．運動に関するところだけでも 19 カ所もの脳部位を発見し，歩

行・上肢・手首・舌・表情などの異なる運動が引き起こされることを見つけた．特に運動野の上肢に対応する部位（フェリエの図で ⑥ と描かれている部位）を刺激したところ，手を口元に運びながら口を開ける動作が観察された．この結果は 130 年ほどのちにグラツィアーノ（Michael Graziano, 1967-）らによって再発見される（Graziano et al., 2002）．

上記の複雑な運動はフリッシュとヒツィグの観察した単純な筋肉の収縮とは対照的である．この違いは両グループが直流電流刺激と交流電流刺激という異なる刺激を用いたという技術的側面もある（Taylor & Gross, 2003）．直流刺激は同じ電流方向で刺激を与えるので，長時間の刺激は脳組織に損傷を与えるだろうから，フリッシュとヒツィグの刺激は短時間のものであっただろう．フェリエの用いた交流刺激は電流の方向が変わるため組織に損傷を与えにくく，長時間の刺激を用いたようである．ここから，運動野が筋肉の収縮を表現しているのか，それとも行動学的に意味のある運動を表現しているのかという現在も未解決の論争が始まることになる（Humphrey, 1986）．脳の特定の部位を刺激してその反応性を調べることで，その部位の機能を研究するアプローチは，以上の先駆者たちの研究から，今日の実験動物を用いた微小皮質刺激，ヒトに対する非侵襲脳刺激（TMS など），光遺伝学などまで，現在にも脈々と繋がっているのである．

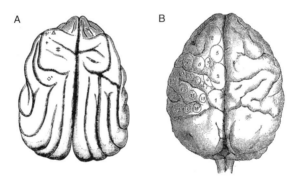

図 4.11 （A）フリッシュとヒツィグが刺激したイヌ脳と（B）フェリエが刺激したサル脳の各部位．興味深いことに，両者とも左半球を刺激している．Fritsch & Hitzig (1870) と Ferrier (1874) より．

Fritsch, G. T., Hitzig E. 1870. Über die elektrische Erregbarkeit des Grosshirns. *Arch Anat Physiol Med Wiss* 300–32. Translation in Von Bonin G. 1960. Some papers on the cerebral cortex. Springfield (IL): Charles C Thomas.

Ferrier D. 1874-1875. Experiments on the brain of monkeys—No. 1. *Proc R Soc Lond* 23:409–30.

Graziano, M. S. A., Taylor, C. S. R., Moore T. 2002. Complex movements evoked by microstimulation of precentral cortex. *Neuron* 34:841–51.

Humphrey, D. R. (1986). Representation of movements and muscles within the primate precentral motor cortex: historical and current perspectives. *Federation Proceedings*, 45(12), 2687–2699.

Taylor, C. S., & Gross, C. G. (2003). Twitches versus movements: a story of motor cortex. *The Neuroscientist*, 9(5), 332–342.

第 **5** 章

確率論的最適制御
―ノイズ下でも正確な運動を可能にする制御―

完全な秩序を保つことが難しいということは驚くことではないが，完全な無秩序も我々の手の届くものではないということは意外な真実である．

――ブライアン・ヘイズ（2001）

　ヒトの運動は，同じ標的に向けたものであっても試行ごとに少しずつ異なる．本章では，こうした試行ごとのばらつきは信号依存性ノイズでよくモデル化できることを見ていく．そのような確率論的な系の最適制御の定式化は，第2章で見た決定論システムで用いた変分法やポントリャーギンの最小原理だけでは難しい．そこで，確率論的な系を扱えるダイナミックプログラミングの手法を導入する．ダイナミックプログラミングでは，最適化問題を小分けにして逐次的に解くことにより，確率論的な系を扱うことができる．この章では，離散時間の状態空間モデルの基本形に過程ノイズ $\mathbf{w}$ と観測ノイズ $\mathbf{v}$ を加えた以下の離散時間の確率論的状態空間モデル

$$\begin{aligned}
\mathbf{x}_{t+1} &= \mathbf{A}\mathbf{x}_t + \mathbf{B}\mathbf{u}_t + \mathbf{w}_t \\
\mathbf{z}_t &= \mathbf{H}\mathbf{x}_t + \mathbf{v}_t
\end{aligned} \tag{5.1}$$

を考えることになる[†]．過程ノイズは運動出力に伴うばらつきを，観測ノイズは感覚フィードバック信号に含まれる雑音をそれぞれモデル化している．運動制御の標準モデルとして確立した最適フィードバックモデルを解説し，このモデルがヒト運動制御のさまざまな実験結果を統一的に説明することを見ていこう．

5.1★　フィードフォワード制御とフィードバック制御

　制御則には，大きく分けてフィードフォワード制御（feedforward control）とフィー

[†] 系にノイズが含まれる場合には，離散時間の方程式ではノイズが単なる確率変数として取り扱えるので，簡単である．一方，連続時間の方程式ではノイズの連続時間極限（いわゆるウィーナー過程）を考える必要があり，議論をややこしくするので，しばらく離散時間の方程式で考える．

ドバック制御（feedback control）がある．フィードフォワード制御とは，制御信号が時間 t の関数 $\mathbf{u} = \mathbf{u}(t)$（離散時間システムにおいては時間ステップの関数）として与えられる制御則である．一方，フィードバック制御では，制御信号は状態変数 $\mathbf{x}$ の関数 $\mathbf{u} = \mathbf{u}(\mathbf{x})$ として与えられる．

　決定論的な系の場合，ある時刻の状態は与えられた制御信号に対して時間の関数として一意に決まるので，これらフィードフォワード制御（制御信号が時間の関数）とフィードバック制御（制御信号が状態の関数）は等価である（Appendix C 参照のこと）．一方，確率論的な状態空間モデルにはノイズが含まれるため，制御信号が既知の場合でも状態変数には予測できないばらつきが生じる．そのため，確率論的な系では状態変数を時間の関数として書くことはできない．したがって，確率論的な系では，フィードフォワード制御とフィードバック制御は異なる制御則となる．

　確率的力学を扱ううえでは，まず離散時間システム（discrete-time system）を考えるのが簡単である．離散時間システムではばらつきを確率変数として導入できる一方，連続時間システムではウィーナー過程という確率変数の連続極限や確率積分を考える必要があり，少々数学の準備が必要だからである．そこでこの章では，まず離散時間システムの確率制御を考えよう．章末で，連続時間の最適制御を議論する．

5.2　最小分散モデル —信号依存性ノイズと終点での正確性—

　たとえ同じ目標に向かう運動でも，ヒトの運動は毎回同じ運動が正確に繰り返されるのではなく，試行ごとのばらつき，すなわち分散をもつ．では，運動の試行ごとのばらつきを記述するノイズはどのようなものであろうか．ヒトや動物は，小さな力を伴う運動は正確に行えるが，大きな力を出そうとすると失敗が多くなる．つまり，力とノイズの大きさには相関があると考えられる．このように考えて，ハリスとウォルパートは平均が 0 で標準偏差が運動指令に比例するガウス雑音を含む確率論的な力学方程式

$$\mathbf{x}_{t+1} = \mathbf{A}\mathbf{x}_t + \mathbf{B}\mathbf{u}_t(1 + \xi_t) \tag{5.2}$$

$$\mathbf{u}^{\mathrm{noise}} = \mathbf{u}(1 + \xi),\ \xi \sim \mathcal{N}(0,\ 1),\ \mathrm{E}[\mathbf{u}^{\mathrm{noise}}] = \mathbf{u},\ \mathrm{Cov}[\mathbf{u}^{\mathrm{noise}}] = \mathbf{u}\mathbf{u}^\top \tag{5.3}$$

を提案した（Harris & Wolpert, 1998）．この雑音項 $\mathbf{B}\mathbf{u}_t\xi_t$ を信号依存性ノイズ（signal-dependent noise）と呼ぶ．信号依存性ノイズのもとでなるべく正確な運動を行うモデルとして，ハリスとウォルパートは最小分散モデル（minimum-variance model）を提案した．このようなノイズのもとで正確に運動を行うためには，大きな制御信号を避け，

なるべく小さな制御信号にすべきことがわかる．これをもう少し定量化してみよう．式 (5.2) を順々に解いていけば，

$$
\begin{aligned}
\mathbf{x}_t &= \mathbf{A}\mathbf{x}_{t-1} + \mathbf{B}\mathbf{u}_{t-1}(1 + \xi_{t-1}) \\
&= \mathbf{A}^2\mathbf{x}_{t-2} + \mathbf{A}\mathbf{B}\mathbf{u}_{t-2}(1 + \xi_{t-2}) + \mathbf{B}\mathbf{u}_{t-1}(1 + \xi_{t-1}) \\
&= \cdots \\
&= \mathbf{A}^t\mathbf{x}_0 + \sum_{t'=0}^{t-1} \mathbf{A}^{t-t'-1}\mathbf{B}\mathbf{u}_{t'}(1 + \xi_{t'})
\end{aligned}
\tag{5.4}
$$

となり，時刻ステップ t における状態変数の期待値

$$
\mathrm{E}[\mathbf{x}_t] = \mathbf{A}^t\mathbf{x}_0 + \sum_{t'=0}^{t-1} \mathbf{A}^{t-t'-1}\mathbf{B}\mathbf{u}_{t'}
\tag{5.5}
$$

と共分散分散行列

$$
\mathrm{Cov}[\mathbf{x}_t] = \sum_{t'=0}^{t-1} \mathbf{A}^{t-t'-1}\mathbf{B}\mathbf{u}_{t'}\mathbf{u}_{t'}^{\top}\mathbf{B}^{\top}(\mathbf{A}^{t-t'-1})^{\top}
\tag{5.6}
$$

を計算できる．ここでノイズ ξ_t は正規分布に従うとし，各時刻のノイズは独立であることを用いた．これから，期待値と分散は制御信号のそれぞれ一次関数（式 (5.5)）と二次関数（式 (5.6)）であることがわかる．最小分散モデルでは，運動終了後のしばらくの間 $(t_{\mathrm{f}} \leq t \leq t_{\mathrm{f}} + T)$，状態の期待値が目標位置に届くという制約条件

$$
\mathrm{E}[\mathbf{x}_t] = \mathbf{A}^t\mathbf{x}_0 + \sum_{t'=0}^{t-1} \mathbf{A}^{t-t'-1}\mathbf{B}\mathbf{u}_{t'} = \mathbf{x}_{\mathrm{f}} \quad (t_{\mathrm{f}} \leq t \leq +T)
\tag{5.7}
$$

のもとで，運動終了後の区間 $(t_{\mathrm{f}} \leq t \leq t_{\mathrm{f}} + T)$ の位置分散

$$
\sum_{t=t_{\mathrm{f}}}^{t_{\mathrm{f}}+T} \mathrm{Cov}[\mathbf{x}_t]_{11} = \sum_{t=t_{\mathrm{f}}}^{t_{\mathrm{f}}+T} \left[\sum_{t'=0}^{t-1} \mathbf{A}^{t-t'-1}\mathbf{B}\mathbf{u}_{t'}\mathbf{u}_{t'}^{\top}\mathbf{B}^{\top}(\mathbf{A}^{t-t'-1})^{\top} \right]_{11}
\tag{5.8}
$$

を最小にすることを要請する．ここで添字の "11" は，行列の $(1, 1)$ 成分を表し，この場合位置の分散を意味している．最小分散モデルでは，状態変数の初期状態 $\mathbf{x}_0$，終状態 $\mathbf{x}_{\mathrm{f}}$，運動時間 t_{f}，そして運動終了後の停留時間（post-movement duration）T を与えた際の最適制御則 $\{\mathbf{u}_t\}_0^{t_{\mathrm{f}}+T-1}$ を与える．運動終了時の分散だけではなく停留時間の分散を考えるのは，運動制御の観点からは姿勢の安定性を図るためであり，また数値計算

の観点における解の安定性のためでもある．一次の制約条件 (5.7) のもと，二次のコスト関数 (5.8) を最小化する問題は，二次計画法と呼ばれる標準的な最適化法で簡単に解くことができる．特にこの場合は，ラグランジュ未定乗数法で解析解を導出することもできる（Tanaka et al., 2004）．その解では制御信号は時間の関数となるため，最小分散モデルはフィードフォワード制御である．ハリスとウォルパートは，眼球のサッカード運動と上腕の二点間到達運動に適用し，ヒト心理実験で知られている結果を見事に説明した（図 5.1A, B）．特にさまざまな振幅のサッカードにおける速度形状の実験結果との一致は見事である．また上腕の二点間到達運動では，心理物理実験で報告されているほぼ直線の軌跡と釣鐘型の速度形状を再現することができた（図 5.1C, D）．直感的に解釈すると，信号依存性ノイズの影響を最小化するためにはなるべく小さい制御信号を用いる必要があり，その結果無駄な力が抜けた滑らかな軌道が出てくるのである．第 2 章では到達運動の規則性を躍度最小やトルク変化最小といった滑らかさの基準で再現できることを見た．本節で確認したように，信号依存性ノイズのもとで正確性を最大化する最小分散モデルも滑らかな軌道を再現できることを見ると，滑らかな軌道は必ずしも滑らかさの評価関数から生じているとは限らないのかもしれない．滑らかさの評価関数はどのような機能的意味をもつのか明確ではない．一方，最小分散モデルの唱える「生

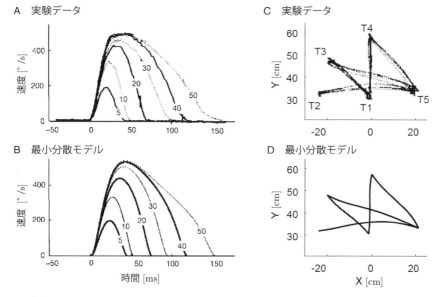

図 5.1 最小分散モデルによる眼球運動と二点到達運動のシミュレーション．サッカード速度形状の（A）実験結果と（B）最小分散モデルの結果．線上の数字は，サッカードの振幅を表している．二点到達運動の（C）実験結果と（D）最小分散モデルの結果．Harris & Wolpert（1998）より許諾を得て転載．

物がもっている不可避な揺らぎのもとでなるべく正確な運動をせよ」という要請はより
もっともらしく思える.

　最小分散モデルでは運動時間 t_f を入力変数として与える必要があった. しかし通常の
運動課題では被験者に運動時間が明確には与えられず, むしろ標的の大きさが与えられ
る. なるべく正確にせよという最小分散モデルは一見正しそうに思えるが, しかし例え
ば小石を拾うときに砂粒を拾うほどの正確さは必要ない. したがって, 「終点での分散
(5.8) を標的の大きさとしたとき, なるべく速い運動を実現せよ」という最適化問題も候
補となる (Tanaka et al., 2006). これはフィッツの実験条件 (2.1 節) と同じである.
この最小時間モデルでは, 入力として標的の大きさが与えられたとき, 最適な運動時間
t_f を予言することができる. その結果, 到達運動におけるフィッツの法則と眼球運動に
おける主系列を説明することができる. このように, 最適化モデルでは説明したい実験
に合わせて, 入力と最適化関数を適切に設定することが重要である.

5.3★　ダイナミックプログラミング

　上で紹介した最小分散モデルはフィードフォワード制御であり, 速い運動を記述する
には適している一方, 運動中に絶え間なく入力される感覚信号を使っていないことに注
意しよう. 信号依存性ノイズのもとでの確率的な系では, 感覚信号から推定される現在
の系の状態を用いて, フィードバック制御を行うのが適切だろう.

　本節では確率論的な系の最適制御を解説する. 第 2 章では決定論的な系の最適制御とし
てポントリャーギンの最小原理を導入した. 最小原理は変分法に基づく方法で,「経路全体
を一気に最適化する」, いわば鳥瞰的な方法と言えよう. しかし局所的な雑音が最適化にど
のように影響を及ぼすか, たとえば運動を始めてすぐの雑音が後の運動にどのように影響
を及ぼすかを評価しないといけないため, 変分法を確率論的な系に拡張するのは少々難し
い. そのためには, 確率的な系の最適制御を行うために道具立ての準備が幾分必要である.
本節で紹介する**ダイナミックプログラミング**（dynamic programming）は, 高次元の最
適化問題を低次元の逐次最適化問題に帰着する方法で, 分割統治 (divide-and-conquer)
の発想に則ったものである[†]. なお, ダイナミックプログラミングのやや高度な話題は
Appendix にまとめた. 興味のある読者は, 連続時間のハミルトン–ヤコビ–ベルマン

[†]　ベルマン (Richard Bellman, 1920–1984) によりダイナミックプログラミングが提案された当時は, ベ
　　ルマンが在籍したランド研究所を中心に, 発明されたばかりのコンピュータを活用するための数学が発展さ
　　れた時代でもあった. 静的な最適化法である線形計画法や二次計画法を力学的に拡張したものとして, ダ
　　イナミックプログラミング（動的計画法とも言う）という名がつけられた.「プログラミング」という名前
　　はアルゴリズムの一種という印象を与えかねない. この名前では, 軌道を大域的に最適化する変分法と逐
　　次的に最適化するダイナミックプログラミングの対比が明らかではない. なぜこの名前にしたかに関して
　　は, ベルマンの自伝に興味深い逸話がある (Bellman, 1984). 当時, ランド研究所を管轄する国防総省

方程式（Appendix F），ダイナミックプログラミングとポントリャーギンの最小値原理の等価性（Appendix G），確率的力学のもとでのハミルトン–ヤコビ–ベルマン方程式（Appendix H），ハミルトン–ヤコビ–ベルマン方程式の線形化（Appendix I）を参照されたい．

ダイナミックプログラミングの核心であるハミルトン–ヤコビ–ベルマン方程式では，制御信号を終時間から時間を後ろ向きに一ステップずつ解いていく（図 5.2）．この方法では cost-to-go 関数という関数が中心的な役割を果たし，最適制御信号に加え，評価関数の最小値自体も求まる．確率論的な系を考える前の準備として，決定論的な系でダイナミックプログラミングの考え方を理解し，そののち確率論的な系に拡張してみよう．

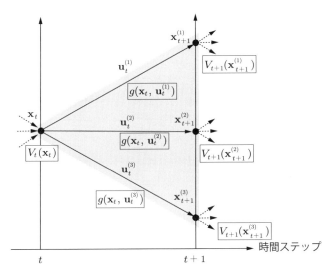

図 5.2 ダイナミックプログラミングの模式図．t ステップでの状態 $\mathbf{x}_t$ から始めて制御信号 $\mathbf{u}_t^{(i)}$ ($i=1,2,3$) を与えると，$t+1$ ステップでは $\mathbf{x}_{t+1}^{(i)}$ ($i=1,2,3$) に遷移する．ダイナミックプログラミングでは，$t+1$ ステップでの cost-to-go 関数 $V_{t+1}(\mathbf{x}_{t+1})$ と瞬時コスト $g(\mathbf{x}_t, \mathbf{u}_t)$ の和が最小になるような経路が選ばれ，t ステップでの cost-to-go 関数 $V_t(\mathbf{x}_t)$ と最適な制御信号 $\mathbf{u}_t$ が逐次的に決定できる（枠つき文字）．

5.4★ ベルマン最適方程式（決定論的システムの場合）

まずは決定論的な系の時間発展方程式

$$\mathbf{x}_{t+1} = f(\mathbf{x}_t, \mathbf{u}_t) \tag{5.9}$$

に，基礎研究を忌み嫌う官僚が在籍していた．その官僚に研究の邪魔をされないように，「プログラミング」という言葉で工学の応用研究をしている印象を与えるためだったという．

のもとで評価関数

$$J(\mathbf{u}_{0:T-1}) = \sum_{t=0}^{T-1} g(\mathbf{x}_t, \mathbf{u}_t) + g_T(\mathbf{x}_T) \tag{5.10}$$

を最小化する最適制御問題を考えよう．評価関数は制御信号の時系列 $\{\mathbf{u}_t\}_{t=0}^{T-1}$ の関数である．ここで $g(\mathbf{x}_t, \mathbf{u}_t)$ は時刻 t における瞬時コスト，$g_T(\mathbf{x}_T)$ は終点コストと呼ばれる．以下で見るように，評価関数が時刻ごとに分解できる式 (5.10) の形をしていることが，ダイナミックプログラミングを適用するうえで必要である．ダイナミックプログラミングで最も重要な関数は，時刻 t 以降の評価関数を最小化した

$$J_t(\mathbf{x}_t) = \min_{\mathbf{u}_{t:T-1}} \left\{ \sum_{t'=t}^{T-1} g(\mathbf{x}_{t'}, \mathbf{u}_{t'}) + g_T(\mathbf{x}_T) \right\} \tag{5.11}$$

であり，時刻 t から終時刻 T に遷移するのに必要な評価関数の最小値なので，cost-to-go 関数と呼ばれる[†]．cost-to-go 関数の右辺において時刻 t 以降の制御信号 $\{\mathbf{u}_{t'}\}_{t'=t}^{T-1}$ に関する最小化が行われているので，式 (5.11) は時刻 t の状態 $\mathbf{x}_t$ の関数である．右辺の最小化には制御信号 $\{\mathbf{u}_{t'}\}_{t'=t}^{T-1}$ の最適化が必要なのだが，この最適化を時刻 t での制御信号 $\mathbf{u}_t$ の部分とそれ以降の制御信号 $\mathbf{u}_{t+1}, \cdots, \mathbf{u}_{T-1}$ に分けて，

$$
\begin{aligned}
J_t(\mathbf{x}_t) &= \min_{\mathbf{u}_t} \left[g(\mathbf{x}_t, \mathbf{u}_t) + \min_{\mathbf{u}_{t+1:T-1}} \left\{ \sum_{t'=t+1}^{T-1} g(\mathbf{x}_{t'}, \mathbf{u}_{t'}) + g_T(\mathbf{x}_T) \right\} \right] \\
&= \min_{\mathbf{u}_t} \{ g(\mathbf{x}_t, \mathbf{u}_t) + J_{t+1}(\mathbf{x}_{t+1}) \} \\
&= \min_{\mathbf{u}_t} \{ g(\mathbf{x}_t, \mathbf{u}_t) + J_{t+1}(\mathbf{f}(\mathbf{x}_t, \mathbf{u}_t)) \}
\end{aligned} \tag{5.12}
$$

と書けることがわかる．ここで評価関数が，瞬時コストと終点コストの和として書けることを用いた．もし時刻 $t+1$ での $J_{t+1}(\mathbf{x}_{t+1})$ がすでに求められていたとすれば，式 (5.12) を解くことで時刻 t での制御信号 $\mathbf{u}_t$ と cost-to-go 関数 $J_t(\mathbf{x}_t)$ が同時に得られることになる．これは変分法では通常制御信号だけを求めるのとは対照的である．後の 5.9 節の項目「運動制御中の意思決定」において，cost-to-go 関数の値が必要となる運動制御問題を見る．すなわち，ダイナミックプログラミングでは制御信号を一時間ステップごとに順々に解いているわけである．この方程式をベルマンの最適方程式（Bellman optimality equation）と呼ぶ．実はこの方程式 (5.12) の連続時間極限は，解析力学で

[†] あまり良い日本語訳を見かけたことがないので，本書では cost-to-go 関数と英語で呼ぶことにする．Appendix F で見るように，制御理論の cost-to-go 関数は物理学ではハミルトンの主関数と呼ばれるものである．

知られるハミルトン‒ヤコビ方程式と同じであることが示されるので，三人に敬意を表して正式にはハミルトン‒ヤコビ‒ベルマン方程式と呼ぶべきなのだが，長いので以降はベルマン方程式と呼び方を統一することにしよう．

5.5★ 線形二次レギュレータ（LQR）制御

これまで一般の（線形とは限らない）運動方程式 (5.9) と（二乗とは限らない）評価関数 (5.10) を考えてきたが，多くの場合にはベルマン方程式 (5.12) は解析的に解けない．例外的に解析解が得られ，しかも応用が効く例として，線形の運動方程式

$$\mathbf{x}_{t+1} = \mathbf{A}\mathbf{x}_t + \mathbf{B}\mathbf{u}_t \tag{5.13}$$

のもと，二次の評価関数

$$J(\mathbf{u}_0, \mathbf{u}_1, \cdots, \mathbf{u}_{T-1}) = \frac{1}{2}\sum_{t=0}^{T-1}(\mathbf{x}_t^\top \mathbf{Q}_t \mathbf{x}_t + \mathbf{u}_t^\top \mathbf{R}\mathbf{u}_t) + \frac{1}{2}\mathbf{x}_T^\top \mathbf{Q}_T \mathbf{x}_T \tag{5.14}$$

を最小化する，**線形二次レギュレータ**（linear-quadratic-regulator, LQR）**制御**問題がある[†]．この問題は線形の拘束条件の二次のもと評価関数を最小化する拘束条件付き最小化問題である．ダイナミックプログラミングで解く前に，ポントリャーギンの最小原理を用いて解いてみよう．ラグランジュ未定乗数（または co-state ベクトルとも言う）$\{\boldsymbol{\lambda}_t\}_{t=0}^{T-1}$ を導入してラグランジュ関数を

$$\tilde{J}[\{\mathbf{x}_t\}_{t=0}^T, \{\mathbf{u}_t\}_{t=0}^{T-1}, \{\boldsymbol{\lambda}_t\}_{t=0}^{T-1}]$$
$$= \frac{1}{2}\sum_{t=0}^{T-1}(\mathbf{x}_t^\top \mathbf{Q}_t \mathbf{x}_t + \mathbf{u}_t^\top \mathbf{R}\mathbf{u}_t) + \frac{1}{2}\mathbf{x}_T^\top \mathbf{Q}_T \mathbf{x}_T - \sum_{t=0}^{T-1}\boldsymbol{\lambda}_t^\top(\mathbf{x}_{t+1} - \mathbf{A}\mathbf{x}_t - \mathbf{B}\mathbf{u}_t) \tag{5.15}$$

と書き下す．こうすることで，もともとの $\{\mathbf{u}_t\}_{t=0}^{T-1}$ に関する制約条件付き最小化問題を，拘束条件のない最小化問題に置き換えることができる．第 2 章で見たように，この変分問題では以下のハミルトニアン

[†] この評価関数において，状態変数 $\mathbf{x}$ の係数行列 $\mathbf{Q}$ は時間ステップによるとしたが，制御変数 $\mathbf{u}$ の係数行列 $\mathbf{R}$ は時不変ととることが多い．運動課題では，たとえば運動のはじめごろの誤差は構わないが，終わりごろには誤差を小さくしたいということがあるだろう．したがって，係数行列 $\mathbf{Q}$ が時間に依存するのは，運動課題のさまざまな要請をうまくモデル化するためである．一方，制御変数に関してはそのような要請を積極的に考える必要がないので，係数行列 $\mathbf{R}$ は時不変と設定するのが適切である．評価関数はモデル化したい運動課題に応じて，柔軟に対応させるべきものである．

$$H_t(\mathbf{x}_t,\ \mathbf{u}_t,\ \boldsymbol{\lambda}_t) \equiv \frac{1}{2}(\mathbf{x}_t^\top \mathbf{Q}_t \mathbf{x}_t + \mathbf{u}_t^\top \mathbf{R} \mathbf{u}_t) + \boldsymbol{\lambda}_t^\top (\mathbf{A}\mathbf{x}_t + \mathbf{B}\mathbf{u}_t) \tag{5.16}$$

を導入する．評価関数 (5.14) が極小値をとるために状態変数，制御変数，ラグランジュ未定乗数が満たすべき条件は，

$$\mathbf{x}_{t+1} = \frac{\partial H_t}{\partial \boldsymbol{\lambda}_t} = \mathbf{A}\mathbf{x}_t + \mathbf{B}\mathbf{u}_t$$

$$\boldsymbol{\lambda}_{t-1} = \frac{\partial H_t}{\partial \mathbf{x}_t} = \mathbf{A}^\top \boldsymbol{\lambda}_t + \mathbf{Q}_t \mathbf{x}_t \tag{5.17}$$

$$0 = \frac{\partial H_t}{\partial \mathbf{u}_t} = \mathbf{R}\mathbf{u}_t + \mathbf{B}^\top \boldsymbol{\lambda}_t$$

とまとめることができる．これを $\mathbf{x}$ の初期値として $\mathbf{x}_0$，$\boldsymbol{\lambda}$ の終条件として $\boldsymbol{\lambda}_N = \mathbf{Q}_N \mathbf{x}_N$ から解けばよい．この解法では，すべての変数，すなわち経路全体を一度に最適化していることに注意してほしい．

ポントリャーギンの最小原理とは対照的に，ダイナミックプログラミングでは制御信号 $\mathbf{u}_t$ を一つ一つ順々に（時間後ろ向きに）求めていく方針をとる．ダイナミックプログラミングでは時刻 t より後の制御信号 $\mathbf{u}_t$ 最適化した以下の式を

$$J_t(\mathbf{x}_t) = \min_{\mathbf{u}_t, \mathbf{u}_{t+1}, \cdots, \mathbf{u}_{T-1}} \left\{ \frac{1}{2} \sum_{t'=t}^{T-1} (\mathbf{x}_{t'}^\top \mathbf{Q}_{t'} \mathbf{x}_{t'} + \mathbf{u}_{t'}^\top \mathbf{R} \mathbf{u}_{t'}) + \frac{1}{2} \mathbf{x}_T^\top \mathbf{Q}_T \mathbf{x}_T \right\} \tag{5.18}$$

という cost-to-go 関数として導入する．この cost-to-go 関数の最適化を $\mathbf{u}_t$ とそれ以降の $\mathbf{u}_{t+1}, \cdots, \mathbf{u}_{T-1}$ で分けて考えることにすると，

$$J_t(\mathbf{x}_t) = \min_{\mathbf{u}_t} \left[\frac{1}{2}(\mathbf{x}_t^\top \mathbf{Q}_t \mathbf{x}_t + \mathbf{u}_t^\top \mathbf{R} \mathbf{u}_t) \right.$$

$$\left. + \min_{\mathbf{u}_{t+1}, \cdots, \mathbf{u}_{T-1}} \left\{ \frac{1}{2} \sum_{t'=t+1}^{T-1} (\mathbf{x}_{t'}^\top \mathbf{Q}_{t'} \mathbf{x}_{t'} + \mathbf{u}_{t'}^\top \mathbf{R} \mathbf{u}_{t'}) + \frac{1}{2} \mathbf{x}_T^\top \mathbf{Q}_T \mathbf{x}_T \right\} \right] \tag{5.19}$$

となる．最後の項は $J_{t+1}(\mathbf{x}_{t+1})$ であること，また運動方程式 $\mathbf{x}_{t+1} = \mathbf{A}\mathbf{x}_t + \mathbf{B}\mathbf{u}_t$ に注意すると，

$$J_t(\mathbf{x}_t) = \min_{\mathbf{u}_t} \left\{ \frac{1}{2}(\mathbf{x}_t^\top \mathbf{Q}_t \mathbf{x}_t + \mathbf{u}_t^\top \mathbf{R} \mathbf{u}_t) + J_{t+1}(\mathbf{A}\mathbf{x}_t + \mathbf{B}\mathbf{u}_t) \right\} \tag{5.20}$$

となり，右辺の $J_{t+1}(\mathbf{x}_{t+1})$ が与えられたときに左辺の $J_t(\mathbf{x}_t)$ を決める，時間を逆向き

にたどる逐次方程式になっていることがわかる．これは LQR 問題におけるベルマン方程式である．

　以下では，LQR 問題のベルマン方程式を具体的に解いてみよう．まず終時刻 T での cost-to-go 関数は定義より

$$J_T(\mathbf{x}_T) = \frac{1}{2}\mathbf{x}_T^\top \mathbf{Q}_T \mathbf{x}_T \tag{5.21}$$

であり状態 $\mathbf{x}_T$ の二次関数となっている．これを $t = T-1$ としたベルマン方程式に代入すると

$$
\begin{aligned}
J_{T-1}(\mathbf{x}_{T-1}) &= \min_{\mathbf{u}_{T-1}} \left\{ \frac{1}{2}(\mathbf{x}_{T-1}^\top \mathbf{Q}_{T-1}\mathbf{x}_{T-1} + \mathbf{u}_{T-1}^\top \mathbf{R}\mathbf{u}_{T-1}) + J_T(\mathbf{x}_T) \right\} \\
&= \min_{\mathbf{u}_{T-1}} \left\{ \frac{1}{2}(\mathbf{x}_{T-1}^\top \mathbf{Q}_{T-1}\mathbf{x}_{T-1} + \mathbf{u}_{T-1}^\top \mathbf{R}\mathbf{u}_{T-1} + \mathbf{x}_T^\top \mathbf{Q}_T\mathbf{x}_T) \right\} \\
&= \min_{\mathbf{u}_{T-1}} \Big[\frac{1}{2}\{\mathbf{x}_{T-1}^\top \mathbf{Q}_{T-1}\mathbf{x}_{T-1} + \mathbf{u}_{T-1}^\top \mathbf{R}\mathbf{u}_{T-1} \\
&\qquad + (\mathbf{A}\mathbf{x}_{T-1} + \mathbf{B}\mathbf{u}_{T-1})^\top \mathbf{Q}_T(\mathbf{A}\mathbf{x}_{T-1} + \mathbf{B}\mathbf{u}_{T-1})\} \Big]
\end{aligned} \tag{5.22}
$$

となるから，右辺の最小化により与えられる制御信号は

$$\mathbf{u}_{T-1} = -(\mathbf{R} + \mathbf{B}^\top \mathbf{Q}_T\mathbf{B})^{-1}\mathbf{B}^\top \mathbf{Q}_T\mathbf{A}\mathbf{x}_{T-1} \equiv -\mathbf{L}_{T-1}\mathbf{x}_{T-1} \tag{5.23}$$

であり，時刻 $T-1$ の cost-to-go 関数は

$$
\begin{aligned}
J_{T-1}(\mathbf{x}_{T-1}) &= \frac{1}{2}\mathbf{x}_{T-1}^\top \{\mathbf{Q}_{T-1} + \mathbf{A}^\top \mathbf{Q}_T(\mathbf{A} - \mathbf{B}\mathbf{L}_{T-1})\}\mathbf{x}_{T-1} \\
&\equiv \frac{1}{2}\mathbf{x}_{T-1}^\top \mathbf{S}_{T-1}\mathbf{x}_{T-1}
\end{aligned} \tag{5.24}
$$

となることがわかる．ここでフィードバックゲイン行列 $\mathbf{L}_{T-1}$ を $\mathbf{L}_{T-1} \equiv (\mathbf{R} + \mathbf{B}^\top \mathbf{Q}_T\mathbf{B})^{-1}\mathbf{B}^\top \mathbf{Q}_T\mathbf{A}$, 行列 $\mathbf{S}_{T-1}$ を $\mathbf{S}_{T-1} \equiv \mathbf{Q}_{T-1} + \mathbf{A}^\top \mathbf{Q}_T(\mathbf{A} - \mathbf{B}\mathbf{L}_{T-1})$ と定義した．この計算からわかることは，$J_T(\mathbf{x}_T)$ が $\mathbf{x}_T$ の二次関数であれば，ベルマン方程式から導かれる $J_{T-1}(\mathbf{x}_{T-1})$ も $\mathbf{x}_{T-1}$ の二次関数であるということである．また，制御信号 $\mathbf{u}_{T-1}$ は同じ時刻の状態 $\mathbf{x}_{T-1}$ にフィードバックゲイン行列 $\mathbf{L}_{T-1}$ を掛けたフィードバック制御になっていることがわかる．この計算を時間後ろ向きに繰り返せば，時刻 t の cost-to-go 関数が

$$J_t(\mathbf{x}_t) = \frac{1}{2}\mathbf{x}_t^\top \mathbf{S}_t\mathbf{x}_t \tag{5.25}$$

と状態 $\mathbf{x}_t$ の二次関数として書けることが帰納的にわかる．この二次形式を用いれば，時刻 t のベルマン方程式

$$J_t(\mathbf{x}_t) = \min_{\mathbf{u}_t} \left\{ \frac{1}{2}(\mathbf{x}_t^\top \mathbf{Q}_t \mathbf{x}_t + \mathbf{u}_t^\top \mathbf{R} \mathbf{u}_t) + \frac{1}{2}(\mathbf{A}\mathbf{x}_t + \mathbf{B}\mathbf{u}_t)^\top \mathbf{S}_{t+1}(\mathbf{A}\mathbf{x}_t + \mathbf{B}\mathbf{u}_t) \right\} \tag{5.26}$$

が得られる．この式は，行列 $\mathbf{S}_{t+1}$ から行列 $\mathbf{S}_t$ を，そして制御信号 $\mathbf{u}_t$ を決める式である．右辺の制御信号 $\mathbf{u}_t$ に関する最小化を解くと，時刻 $t+1$ の行列 $\mathbf{S}_{t+1}$ が与えられたとき，時刻 t のフィードバックゲイン行列

$$\mathbf{L}_t = (\mathbf{R} + \mathbf{B}^\top \mathbf{S}_{t+1} \mathbf{B})^{-1} \mathbf{B}^\top \mathbf{S}_{t+1} \mathbf{A} \tag{5.27}$$

および 時刻 t の行列 $\mathbf{S}_t$

$$\mathbf{S}_t = \mathbf{Q}_t + \mathbf{A}^\top \mathbf{S}_{t+1}(\mathbf{A} - \mathbf{B}\mathbf{L}_t) \tag{5.28}$$

が逐次的に求められることがわかる．

　本節では最適制御問題 (5.13), (5.14) が，ポントリャーギンの最小原理とベルマンのダイナミックプログラミングで解けることを示した．決定論システムにおいて両者は等価である（Appendix G 参照）．しかし，経路全体を一度に最適化するポントリャーギンの最小原理では，運動が確率論的である場合を扱うことが難しい．というのも，ある時刻のノイズが後の時間の状態変数に影響を及ぼすため，期待値の計算が難しくなるからである．一方，ダイナミックプログラミングでは一時刻ステップごとに最適化するため，その時刻のノイズの影響のみを評価すればよい．これは格段に簡単である．そのため，確率最適制御問題はダイナミックプログラミングを使って解かれる．

5.6★　ベルマン最適方程式（確率論的システムの場合）

　ベルマン方程式が真の威力を発揮するのは，確率論的な系の最適制御を考える場合である．手始めに以下のような加法的な過程ノイズ $\mathbf{w}_t$ が加えられた線形の運動方程式

$$\mathbf{x}_{t+1} = \mathbf{A}\mathbf{x}_t + \mathbf{B}\mathbf{u}_t + \mathbf{w}_t \tag{5.29}$$

を考えよう．過程ノイズ $\mathbf{w}_t$ は平均 $\mathrm{E}[\mathbf{w}_t] = \mathbf{0}$，共分散行列 $\mathrm{E}[\mathbf{w}_t \mathbf{w}_{t'}^\top] = \mathbf{\Omega}^{\mathbf{w}} \delta_{t,t'}$ の定常的なガウス分布に従うと仮定する．したがって状態変数 $\mathbf{x}_t$ も確率変数であり，評価関数も式 (5.14) も決まった値をとらない．そのため，過程ノイズに関して式 (5.14) の期待値をとったもの

$$J(\{\mathbf{u}_t\}_{t=0}^T) = \mathrm{E}\left[\frac{1}{2}\sum_{t=0}^{T-1}(\mathbf{x}_t^\top \mathbf{Q}_t \mathbf{x}_t + \mathbf{u}_t^\top \mathbf{R}\mathbf{u}_t) + \frac{1}{2}\mathbf{x}_T^\top \mathbf{Q}_T \mathbf{x}_T\right] \tag{5.30}$$

を評価関数としよう．この定義のなかにある期待値は $\mathrm{E}[\cdot] = \mathrm{E}_{\mathbf{w}_{0:T-1}}[\cdot]$ であり，すべての時刻にわたる過程ノイズの影響を考慮して求める必要がある．このコスト関数を評価できれば，最小化問題を変分法で解くことができる．しかし，これはなかなか難しい問題である．というのも，運動の初期の過程ノイズがその後のすべての状態変数に影響を及ぼすので，それを一気に計算するのは簡単ではないのである[†]．

一方，ダイナミックプログラミングでは，一ステップごと逐次的に解くため，一度に評価するのは一ステップで現れる過程ノイズのみである．そのため，ダイナミックプログラミングは確率的ダイナミクスをもつ系の最適化に適している．cost-to-go 関数を

$$J_t(\mathbf{x}_t) = \min_{\mathbf{u}_{t:T-1}} \mathrm{E}\left[\frac{1}{2}\sum_{t'=t}^{T-1}(\mathbf{x}_{t'}^\top \mathbf{Q}_{t'}\mathbf{x}_{t'} + \mathbf{u}_{t'}^\top \mathbf{R}\mathbf{u}_{t'}) + \frac{1}{2}\mathbf{x}_T^\top \mathbf{Q}_T \mathbf{x}_T\right] \tag{5.31}$$

と，過程ノイズに関して期待値をとったものとして定義しよう．ベルマン方程式は

$$J_t(\mathbf{x}_t) = \min_{\mathbf{u}_t} \mathrm{E}_{\mathbf{w}_t}\left[\frac{1}{2}(\mathbf{x}_t^\top \mathbf{Q}_t \mathbf{x}_t + \mathbf{u}_t^\top \mathbf{R}\mathbf{u}_t) + J_{t+1}(\mathbf{x}_{t+1})\right] \tag{5.32}$$

となる．右辺では時刻 t における過程ノイズ $\mathbf{w}_t$ の期待値と制御信号 $\mathbf{u}_t$ に関する最小化のみが現れていることに注意しよう．時刻 $t+1$ 以降の過程ノイズの期待値と制御信号に関する最小化は，$J_{t+1}(\mathbf{x}_{t+1})$ ですでに行われているからである．したがって，ダイナミックプログラミングでは各時刻のノイズの評価だけで済む．cost-to-go 関数の関数系を $\mathbf{x}$ に関する二乗の項と定数項の和として

$$J_t(\mathbf{x}_t) = \frac{1}{2}\mathbf{x}_t^\top \mathbf{S}_t \mathbf{x}_t + s_t \tag{5.33}$$

とすれば，行列 $\mathbf{S}_t$ の反復式は決定論的ダイナミクスの場合と同様に式 (5.28) で，定数項 s_t の反復式は

$$s_t = s_{t+1} + \frac{1}{2}\mathrm{tr}\left(\Omega^{\mathbf{w}} \mathbf{S}_{t+1}\right) \tag{5.34}$$

となることが導ける．過程ノイズが制御信号とは独立なガウス変数である場合を見てき

[†] 確率的ダイナミクスの力学系に対する変分法として，確率変分法（stochastic calculus of variation）なるものがある．詳しくは，保江邦夫『量子力学と最適制御理論—確率量子化と確率変分学への誘い』（2008年，海鳴社）などを参照してほしい．この本は著者独自の観点から，量子力学と最適制御理論の関係をまとめた，他に類を見ない名著である．

たが，ここまで来ると，信号依存性ノイズがある系

$$\mathbf{x}_{t+1} = \mathbf{A}\mathbf{x}_t + \mathbf{B}\mathbf{u}_t + \mathbf{C}\mathbf{u}_t\xi_t \tag{5.35}$$

の最適制御も簡単に導出できるだろう．ここで見てきたように，ダイナミックプログラミングでは一時刻ステップごとに逐次的に最適化を行うため，確率論的な系の最適化に応用できるのである．

5.7★　最適制御と最適推定

これまでは状態変数の値が知られていると仮定して，最適制御則を導出した．ベルマン方程式のもう一つの強みは，最適制御の枠組みに最適推定を自然にとり入れることができることである．過程ノイズを含む運動方程式

$$\mathbf{x}_{t+1} = \mathbf{A}\mathbf{x}_t + \mathbf{B}\mathbf{u}_t + \mathbf{w}_t \tag{5.36}$$

に加えて，観測ノイズを含む観測方程式

$$\mathbf{z}_t = \mathbf{H}\mathbf{x}_t + \mathbf{v}_t \tag{5.37}$$

を考えよう．ここでノイズはガウス分布に従い，

$$\mathrm{E}[\mathbf{w}_t] = \mathbf{0}, \ \mathrm{E}[\mathbf{w}_t\mathbf{w}_{t'}^\top] = \boldsymbol{\Omega}^{\mathbf{w}}\delta_{t,t'}, \ \mathrm{E}[\mathbf{v}_t] = \mathbf{0}, \ \mathrm{E}[\mathbf{v}_t\mathbf{v}_{t'}^\top] = \boldsymbol{\Omega}^{\mathbf{v}}\delta_{t,t'} \tag{5.38}$$

とする．評価関数は過程ノイズと観測ノイズの両方に関して期待値をとる必要があり，

$$J(\{\mathbf{u}_t\}_{t=0}^{T-1}) = \mathrm{E}_{\mathbf{w}_{0:T-1},\mathbf{v}_{0:T}} \left[\frac{1}{2}\sum_{t=0}^{T-1} (\mathbf{x}_t^\top \mathbf{Q}_t \mathbf{x}_t + \mathbf{u}_t^\top \mathbf{R}\mathbf{u}_t) + \frac{1}{2}\mathbf{x}_T^\top \mathbf{Q}_T \mathbf{x}_T \right] \tag{5.39}$$

と定義する．ここで考える制御問題は，線形状態空間モデル（linear），二乗コスト（quadratic），ガウスノイズ（Gaussian）それぞれの頭文字をとって，**LQG**（**linear-quadratic-Gaussian**）**制御問題**と呼ばれる．いままでと同様に cost-to-go 関数を導入するのだが，時刻 t での状態変数 $\mathbf{x}_t$ の値は直接与えられていないので，観測変数 $\mathbf{z}_t$ で条件付けられた期待値

$$J_t(\mathbf{z}_t) = \min_{\mathbf{u}_{t:T-1}} \mathrm{E}\left[\frac{1}{2}\sum_{t'=t}^{T-1} (\mathbf{x}_{t'}^\top \mathbf{Q}_{t'} \mathbf{x}_{t'} + \mathbf{u}_{t'}^\top \mathbf{R}\mathbf{u}_{t'}) + \frac{1}{2}\mathbf{x}_T^\top \mathbf{Q}_T \mathbf{x}_T \,\middle|\, \mathbf{z}_t \right] \tag{5.40}$$

と定義する．ここでも時刻 t の制御信号とそれ以降の制御信号の最適化を分けると，ベ

ルマン方程式

$$J_t(\mathbf{z}_t) = \min_{\mathbf{u}_t} \mathrm{E}\left[\frac{1}{2}(\mathbf{x}_t^\top \mathbf{Q}_t \mathbf{x}_t + \mathbf{u}_t^\top \mathbf{R} \mathbf{u}_t) + J_{t+1}(\mathbf{x}_{t+1})\,\middle|\, \mathbf{z}_t\right] \tag{5.41}$$

が得られる．さらに状態変数の推定値に関して二次の関数形

$$J_t(\mathbf{z}_t) = \frac{1}{2}\hat{\mathbf{x}}_t^\top \mathbf{S}_t \hat{\mathbf{x}}_t + s_t \tag{5.42}$$

を仮定しよう．式 (5.41) で観測値 $\mathbf{z}_t$ で条件付けされた際の期待値を計算する．まず右辺第一項は

$$\begin{aligned}
\mathrm{E}\left[\frac{1}{2}\mathbf{x}_t^\top \mathbf{Q}_t \mathbf{x}_t \,\middle|\, \mathbf{z}_t\right] &= \frac{1}{2}\hat{\mathbf{x}}_t^\top \mathbf{Q}_t \hat{\mathbf{x}}_t + \mathrm{E}\left[\frac{1}{2}(\mathbf{x}_t - \hat{\mathbf{x}}_t)^\top \mathbf{Q}_t (\mathbf{x}_t - \hat{\mathbf{x}}_t) \,\middle|\, \mathbf{z}_t\right] \\
&= \frac{1}{2}\hat{\mathbf{x}}_t^\top \mathbf{Q}_t \hat{\mathbf{x}}_t + \frac{1}{2}\mathrm{tr}(\mathbf{\Sigma}_{t|t}\mathbf{Q}_t)
\end{aligned} \tag{5.43}$$

となる．ここで $\hat{\mathbf{x}}_t = \mathrm{E}[\mathbf{x}_t|\mathbf{z}_t]$ および $\mathbf{\Sigma}_{t|t} = \mathrm{E}[(\mathbf{x}_t - \hat{\mathbf{x}}_t)(\mathbf{x}_t - \hat{\mathbf{x}}_t)^\top|\mathbf{z}_t]$ であり，これは第 4 章で見たカルマンフィルタで求めることができる．次に，$\mathbf{z}_t$ まで与えられたときの時刻 $t+1$ の状態変数は

$$\hat{\mathbf{x}}_{t+1} = \mathbf{A}\hat{\mathbf{x}}_t + \mathbf{B}\mathbf{u}_t + \mathbf{K}_{t+1}\mathbf{e}_{t+1} \tag{5.44}$$

で，$\mathbf{e}_{t+1} \sim \mathcal{N}(0,\, \mathbf{H}\mathbf{\Sigma}_{t+1|t}\mathbf{H}^\top + \mathbf{\Omega}^{\mathbf{v}})$ であるから，これを式 (5.41) の第三項に用いると，

$$\begin{aligned}
\mathrm{E}\left[\frac{1}{2}\mathbf{x}_{t+1}^\top \mathbf{S}_{t+1}\mathbf{x}_{t+1} \,\middle|\, \mathbf{z}_t\right] &= \frac{1}{2}(\mathbf{A}\hat{\mathbf{x}}_t + \mathbf{B}\mathbf{u}_t)^\top \mathbf{S}_{t+1}(\mathbf{A}\hat{\mathbf{x}}_t + \mathbf{B}\mathbf{u}_t) \\
&\quad + \frac{1}{2}\mathrm{tr}\{\mathbf{S}_{t+1}\mathbf{K}_{t+1}(\mathbf{H}\mathbf{\Sigma}_{t+1|t}\mathbf{H}^\top + \mathbf{\Omega}^{\mathbf{v}})\mathbf{K}_{t+1}^\top\} \\
&= \frac{1}{2}(\mathbf{A}\hat{\mathbf{x}}_t + \mathbf{B}\mathbf{u}_t)^\top \mathbf{S}_{t+1}(\mathbf{A}\hat{\mathbf{x}}_t + \mathbf{B}\mathbf{u}_t) \\
&\quad + \frac{1}{2}\mathrm{tr}\{\mathbf{S}_{t+1}(\mathbf{\Sigma}_{t+1|t} - \mathbf{\Sigma}_{t+1|t+1})\}
\end{aligned} \tag{5.45}$$

と計算される．以上まとめると，式 (5.41) は

$$\begin{aligned}
J_t(\hat{\mathbf{x}}_t) &= \frac{1}{2}\hat{\mathbf{x}}_t^\top \mathbf{Q}_t \hat{\mathbf{x}}_t + \min_{\mathbf{u}_t}\left\{\frac{1}{2}\mathbf{u}_t^\top \mathbf{R}\mathbf{u}_t + \frac{1}{2}(\mathbf{A}\hat{\mathbf{x}}_t + \mathbf{B}\mathbf{u}_t)^\top \mathbf{S}_{t+1}(\mathbf{A}\hat{\mathbf{x}}_t + \mathbf{B}\mathbf{u}_t)\right\} \\
&\quad + s_{t+1} + \frac{1}{2}\mathrm{tr}\left\{\mathbf{S}_{t+1}(\mathbf{\Sigma}_{t+1|t} - \mathbf{\Sigma}_{t+1|t+1})\right\} + \frac{1}{2}\mathrm{tr}(\mathbf{\Sigma}_{t|t}\mathbf{Q}_t)
\end{aligned} \tag{5.46}$$

となる. 少々面倒な計算だったが, なんと制御信号の最適化に関する部分は以前の式 (5.22) と同じであることがわかる. したがって制御則は

$$\mathbf{u}_t = -\mathbf{L}_t \hat{\mathbf{x}}_t \tag{5.47}$$

と再びフィードバック制御となり, フィードバックゲイン行列は

$$\mathbf{L}_t = (\mathbf{R} + \mathbf{B}^\top \mathbf{S}_{t+1} \mathbf{B})^{-1} \mathbf{B}^\top \mathbf{S}_{t+1} \mathbf{A} \tag{5.48}$$

で求まる. ここで制御則 (5.47) は, 実際の状態 $\mathbf{x}$ ではなく, 推定された状態 $\hat{\mathbf{x}}$ に基づくフィードバック制御であることに注意しよう. さらに cost-to-go 関数に現れる係数行列は

$$\mathbf{S}_t = \mathbf{Q}_t + \mathbf{A}^\top \mathbf{S}_{t+1} (\mathbf{A} - \mathbf{B} \mathbf{L}_t) \tag{5.49}$$

であり, また定数項は

$$s_t = s_{t+1} + \frac{1}{2} \mathrm{tr} \{ \mathbf{S}_{t+1} (\boldsymbol{\Sigma}_{t+1|t} - \boldsymbol{\Sigma}_{t+1|t+1}) \} + \frac{1}{2} \mathrm{tr} (\boldsymbol{\Sigma}_{t|t} \mathbf{Q}_t) \tag{5.50}$$

と時間後ろ向きに (つまり時刻 $t + 1$ から時刻 t へと) 決めることができる. ここで行列 $\mathbf{S}$ と定数項 s の終端条件は以下のとおりである.

$$\mathbf{S}_T = \mathbf{Q}_T, \quad s_T = 0 \tag{5.51}$$

最適制御に現れる状態の推定値 $\{\hat{\mathbf{x}}_t\}_{t=0}^T$ と共分散行列 $\{\boldsymbol{\Sigma}_{t|t}\}_{t=1}^T$ と $\{\boldsymbol{\Sigma}_{t+1|t}\}_{t=0}^{T-1}$ は, カルマンフィルタを用いて時間前向きに決定できる. ここで考えた LQG 最適制御問題の解法は, 与えられた観測データから状態を推定する最適推定問題と, 最適な推定値を用いて状態を制御する最適制御問題という二つの問題を同時に解いていることになる.

LQG 最適制御問題に関して二つコメントをしよう. まずは, 最適制御には最適推定が不可欠であるという点である. 式 (5.47) のフィードバック制御則には状態変数 $\mathbf{x}_t$ ではなく, カルマンフィルタによる最適推定値 $\hat{\mathbf{x}}_t$ が入っている. もちろんこれは状態が直接観測できないためであるが, $\hat{\mathbf{x}}_t$ を求めるには順モデルの予測 (5.44) が必要となる. これは, 確率論的最適制御では順モデル計算が不可欠であること, 標語的に言えば「よく制御したくば, まず己を知れ」ということを意味する. これは一般の確率論的最適制御に当てはまる. もう一つ, 制御と推定の関係性についてを指摘しておきたい. フィードバックゲインの計算式とカルマンゲインの計算式は互いに独立である. これを制御と推定の**分離可能性** (separability) と呼ぶ. 運動の開始前にカルマンゲインの計算を時間前向きに, フィードバックゲインの計算を時間後ろ向きに行っておけば, 後は運動中に

最適制御を計算することができる．

5.8　ヒト運動制御モデルとしての最適フィードバックモデル

前節では，LQG 最適制御問題は，最適制御と最適推定を統一的に定式化できることを見た．トドロフとジョーダンは，信号依存性ノイズのもとでの**最適フィードバックモデル**（optimal feedback model）をヒト随意運動制御のモデルとして提案した（Todorov & Jordan, 2002）．いままで見てきたように，確率的なダイナミクスをもつ制御対象の制御問題には，状態推定の計算も自然に含まれるのである．したがって，最適フィードバックモデルは，内部順モデル，カルマンフィルタ，最適フィードバック制御といった身体制御に必要な成分を含む包括的なモデルであることがわかる（図 5.3）．以下に見るように，このモデルは単純でありながら，ヒト運動制御のさまざまな実験結果を説明するのである．これをヒト運動制御に適用するには，もう一歩，ハリスとウォルパートの考えた信号依存性ノイズ項を含む確率論的な運動方程式

$$\mathbf{x}_{t+1} = \mathbf{A}\mathbf{x}_t + \mathbf{B}\mathbf{u}_t + \mathbf{C}\mathbf{u}_t \xi_t + \mathbf{w}_t \tag{5.52}$$

と，観測ノイズ項を含む観測方程式

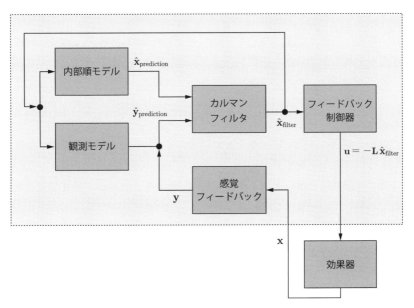

図 5.3　最適フィードバックモデルの模式図．濃い灰色で色付けされた箱はモデルの各計算要素に対応する．薄い灰色で囲まれた部分は脳のなかで行われている計算，その外は身体の効果器である．

$$\mathbf{z}_t = \mathbf{H}\mathbf{x}_t + \mathbf{v}_t \tag{5.53}$$

が与えられたときの最適制御を考えなくてはならない. 最適フィードバックモデルの評価関数は観測データが与えられたときの

$$J(\{\mathbf{u}_t\}_{t=0}^{T-1}|\mathbf{z}_{0:T}) = \mathrm{E}\left[\frac{1}{2}\sum_{t=0}^{T-1}(\mathbf{x}_t^\top \mathbf{Q}_t \mathbf{x}_t + \mathbf{u}_t^\top \mathbf{R}\mathbf{u}_t) + \frac{1}{2}\mathbf{x}_T^\top \mathbf{Q}_T \mathbf{x}_T \,\middle|\, \mathbf{z}_{0:T}\right]$$
$$\tag{5.54}$$

とする (Todorov, 2005; Todorov & Jordan, 2002). この最適化問題はいままで用いたダイナミックプログラミングの計算で行うことができ, 制御則は

$$\mathbf{u}_t = -\mathbf{L}_t \hat{\mathbf{x}}_t \tag{5.55}$$

と, フィードバック則, 推定則は

$$\hat{\mathbf{x}}_{t+1} = \mathbf{A}\hat{\mathbf{x}}_t + \mathbf{B}\mathbf{u}_t + \mathbf{K}_t(\mathbf{z}_t - \mathbf{H}\hat{\mathbf{x}}_t) \tag{5.56}$$

とカルマンフィルタの式で与えられる. いままでの計算を拡張することで, カルマンゲインとフィードバックゲインの式を導出することができる. 問題を少々複雑にしているのは, 信号依存性ノイズ (5.52) の存在である. 分散の推定を行う際に制御信号の二乗が入ってきてしまうため, 推定問題と制御問題が分離可能ではなくなってしまうのである. そのため, カルマンゲインとフィードバックゲインの逐次式が独立ではなく連立方程式となってしまい, 数値的に解く必要がある. 最適フィードバックモデルの計算要素 (内部順モデル, カルマンフィルタ, フィードバック制御器) をブロック図としてまとめたものを, 図 5.3 に示す. 数式の導出とゲイン計算のアルゴリズムに関しては, トドロフらの原著論文を参照されたい.

　最適フィードバックモデルはこのモデル以前に考えられてきた運動制御の枠組みと概念的に大きく異なる点をいくつかもつ. 一つは, 運動の理想軌道を必要としないことである. 運動の理想軌道とは, どのように運動すべきかを記述する, 身体状態に関する時間の関数である. この理想軌道が与えられれば, 内部逆モデルを用いて, その理想軌道を実現できる制御信号を生成することができる (Kawato, 1999). 運動前に理想軌道が与えられていれば, 制御信号も時間の関数として計算できるので, これはフィードフォワード制御である. それに対し最適フィードバックモデルでは, 各時刻で状態を推定し, その推定した状態をもとにフィードバック制御を行うため, 理想軌道を必要としない. そのため, 最適フィードバックモデルは, 逆モデルに基づく運動制御とは異なる思想に基づく. 最適フィードバックモデルでは状態の推定が必須であるので, むしろ順モデル

5.9 最適フィードバックモデルによるヒト運動制御・運動学習のモデル化 | 139

の果たす役割が大きい．脳が理想軌道を用いているかどうかは，脳が逆モデルに基づく
運動制御と，順モデルに基づく最適フィードバックモデルのどちらを用いているかとい
う問題に帰着する．小脳が順逆どちらの内部モデル計算をしているかに関しては，後の
10.3節「内部順モデルと内部逆モデルに関する論争再考」で議論する．

5.9 最適フィードバックモデルによるヒト運動制御・運動学習の モデル化

最適フィードバックモデルはさまざまな計算過程を含むヒト運動制御のモデルとして
提案された．このモデルが説明する心理物理実験は多数あるが，ここでは，(1) 両手協
調運動，(2) 再最適化としての運動適応，そして (3) 運動中の意思決定，という3例の
研究を紹介しよう．

両手協調運動のモデル化

最適フィードバックモデルの長所はその柔軟性，すなわち評価関数を決める際の自由
度の高さにある．評価関数の $\mathbf{x}_t^\top \mathbf{Q}_t \mathbf{x}_t$ の項では，課題に合わせて行列 $\mathbf{Q}_t$ を決めること
ができる．これは，最小分散モデルが終点の誤差分散 (5.8) のみを最適化していたのと
は対照的である．

左右の手を独立に運動させる，もしくは協調させて運動させる場合には，それぞれの状
況に応じて評価関数を設定する必要がある．その評価関数の違いにより，最適フィード
バックモデルはどのように運動を補正すべきかどうかを予言する．以下では，最適フィー
ドバックモデルを用いてヒト両手協調運動をモデル化したディードリヒセンの研究を紹
介しよう (Diedrichsen, 2007)．

被験者が両手運動を行い，画面上のカーソルを操作する実験を考えよう (図 5.4A)．
2-カーソル条件では，左手と右手それぞれに対応する二つのカーソルを独立に操作する．
一方，1-カーソル条件では，左手と右手の平均位置に対応する一つのカーソルを協調し
て操作する．左手の運動に外乱を与えたときに，この二条件で被験者がどのように運
動を補正するかをモデル化してみよう．まず，状態変数として，左手・右手・標的の位
置の三成分ベクトル $\mathbf{x} = (x_\mathrm{L} \ x_\mathrm{R} \ x_\mathrm{T})^\top$ を導入する．2-カーソル条件の評価関数は，
$\mathbf{d}_\mathrm{L} = (1 \ \ 0 \ \ -1)^\top$ と $\mathbf{d}_\mathrm{R} = (0 \ \ 1 \ \ -1)^\top$ を用いて，$\mathbf{Q}_2 = q(\mathbf{d}_\mathrm{L}\mathbf{d}_\mathrm{L}^\top + \mathbf{d}_\mathrm{R}\mathbf{d}_\mathrm{R}^\top)$ と
すれば，この評価関数の状態の二次項は

$$\mathbf{x}^\top \mathbf{Q}_2 \mathbf{x} = q(x_\mathrm{L} - x_\mathrm{T})^2 + q(x_\mathrm{R} - x_\mathrm{T})^2 \tag{5.57}$$

となり，左手と標的の位置誤差と右手と標的の位置誤差の和となっている．つまり，左

手の位置誤差は右手に影響を与えないということである．一方，1-カーソル条件の評価関数は，$\mathbf{d} = \begin{pmatrix} 1/2 & 1/2 & -1 \end{pmatrix}^\top$ を用いて $\mathbf{Q}_1 = q\mathbf{dd}^\top$ ととれば，

$$\mathbf{x}^\top \mathbf{Q}_1 \mathbf{x} = q \left(\frac{x_\mathrm{L} + x_\mathrm{R}}{2} - x_\mathrm{T} \right)^2 \tag{5.58}$$

となり，右手と左手の平均位置と標的の位置誤差を最小化することになる．このため，左手が原因で生じた誤差であっても，右手の運動で修正することができる．まとめると，最適フィードバックモデルは，2-カーソル条件では左手に摂動を与えても右手の運動は変わらないが，1-カーソル条件では左手に与えた摂動を打ち消すように右手の運動が補正することを予言する（図5.4B）．実際の実験結果はモデルの予言どおりである（図5.4C）．この実験からわかるように，ヒトは条件に応じて柔軟かつ適切に評価関数を設定し，最

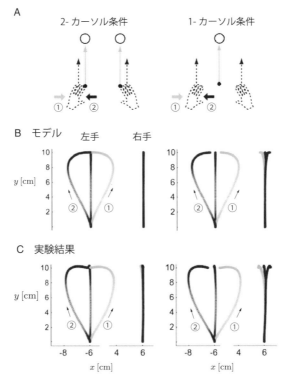

図 5.4 （A）2-カーソル条件および 1-カーソル条件．運動開始時に左手に右向き（①）または左向き（②）の摂動を加える．（B）最適フィードバックモデルの予言と（C）実験結果．2-カーソル条件では左手の摂動にかかわらず右手はまっすぐの軌道を描くが，1 カーソル条件では左手の摂動を打ち消すのを助けるように，右手に運動補正が現れる．Diedrichsen (2007) より（© Diedrichsen, CC-BY ライセンス）．

適制御を行っているようである．

再最適化としての運動適応

粘性外力場に代表されるダイナミック運動適応やプリズム適応に代表されるキネマティック運動適応では，運動適応は課された外力や視覚運動変換を打ち消してまっすぐの軌道を回復しているように見える．しかし適応後の運動軌道を詳しく見てみると，課された外乱を完全には打ち消されず，軌道は微妙に曲がっていることが知られている．これは運動適応が完全に進んでいないことを反映しているのだろうか．それとも他の理由があるのだろうか．

井澤らは「運動適応後に見られる微妙に曲がった軌道は，新たな環境のもとで運動を最適化しなおした結果である」という，**再最適化**（reoptimization）の考え方を提唱した（Izawa et al., 2008）．具体的には，力場を与えていないダイナミクス（$\mathbf{A}_{\text{null}}, \mathbf{B}_{\text{null}}$）のもとでの最適制御軌道と，力場を与えたダイナミクス（$\mathbf{A}_{\text{field}}, \mathbf{B}_{\text{field}}$）のもとでの最適

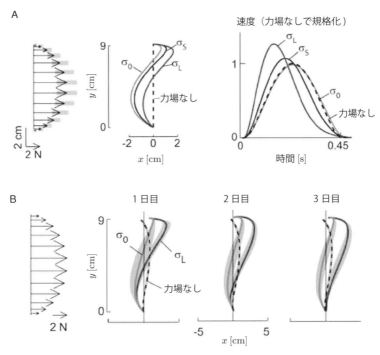

図 5.5 （A）最適フィードバックモデルが予言する外力場適応後の運動軌道（中央）と速度形状（右）．外力場の分散が小さくなる（$\sigma_L > \sigma_S > \sigma_0$）につれて，運動初期の過剰補正の度合いが大きくなる．（B）ヒト心理物理実験結果．運動適応を 3 日繰り返した後も，過剰補正が残る．これは過剰補正が不完全な運動適応から生じたものではないことを示している．Izawa et al. (2008) より許諾を得て転載．

制御軌道を計算した（図5.5A）．モデル化の際，ダイナミクスの不定性を状態 $\mathbf{x}$ に比例するノイズ項（状態依存性ノイズ）として導入し，そのノイズのもとでの最適制御問題を解いた．その最適解では軌道はまっすぐにならず，むしろ s 字型に曲がった形をしている（図5.5A 中図）．しかも力場が確定したばらつきをもたない場合（σ_0）と力場が試行ごとにばらつきをもつ場合（σ_L）では，軌道の s 字型が系統的に変化する（図5.5B）．重要な点は，運動の初期には課された力場を打ち消すよりも大きな力を出して，過剰補正（overcompensation）している点である．これは，「運動適応とは課された力場を打ち消すことである」という立場では説明できない．直感的には，「外力が小さい運動の初期に大きな力を出して軌道を左側に押し出して，運動の後期には外力に押し戻して目標にたどり着く」というのが，誤差と運動コストの面で最適である．したがって，最適制御では運動適応後にまっすぐの軌道でなく，過剰補正された曲がった軌道を予言するのである．実験結果は最適フィードバックモデルの予言を支持するものである．

運動制御中の意思決定

　最適フィードバックモデルで計算される cost-to-go 関数 $J(\mathbf{x})$ は，状態 $\mathbf{x}$ が与えられたときの評価関数の最小値を表している．もし，状態 $\mathbf{x}$ からとりうる運動計画が複数あったとすると，その運動計画に対応する cost-to-go 関数も複数ある．たとえば，障害物の向こうに標的がある場合，右回りまたは左回りに障害物を避けて標的に到達するという二つの運動計画が考えられる（図5.6）．脳はこのような複数の運動計画を同時に行っているのだろうか．ナシェドらは，二つの障害物の間の向こうにある標的への到達運動を考え，運動の途中にさまざまな外乱を加えたときの被験者の運動軌道を調べた（Nashed et al., 2014）．外乱がないときや小さいときには，運動軌道は二つの障害物の間を通り抜けていくものとなる．外乱が大きくなると，ある試行では二つの障害物の間を通るが，他の試行では左の障害物の向こうを通る場合も出てくる．この実験結果から，脳は障害物の間を通る場合の cost-to-go 関数 $J_1(\mathbf{x})$ と，左の障害物の左側を通る場合の cost-to-go 関数 $J_2(\mathbf{x})$ を運動中に常に比較して，小さいほうの運動計画を採用していると考えられる．すなわち，脳のなかで複数の評価関数を同時に計算しており，それら評価関数の値を比較することで，どちらの運動計画をとるべきかを運動制御中に意思決定していることをこの結果は示している（図5.6A）．ヒト心理実験の結果は，外乱の大小に応じて障害物を避ける軌道は，最適フィードバックモデルを支持するものであった（図5.6B）．この結果は，運動開始前にあらかじめ理想軌道が準備されていて，その理想軌道を入力として制御信号を生成するとする逆モデルの立場とは矛盾する．むしろ，最適フィードバックモデルの計算が示唆するように，時々刻々変化する身体の状態と cost-to-go 関数の値を推定して，その時々で最適な運動制御を行っていることをこの研究の結果は示し

A モデル

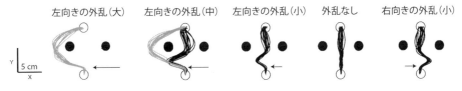

B 実験（ある被験者の例）

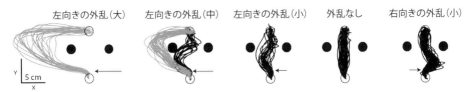

図 5.6 二つの障害物の向こうにある標的への到達運動．左右方向へさまざまな大きさの外乱を加えた場合の手先軌道を示している．黒は二つの障害物の間を通った軌道，灰色は左の障害物の左側を通った軌道を表している．(A) 最適フィードバックモデルの予言．(B) ヒト心理物理実験の結果．Nashed et al. (2014) より許諾を得て転載．

ている．

5.10 無限時間最適制御

　最適フィードバックモデルは非常によくできたモデルで，多くの心理物理実験の結果をうまく説明する．その一方で，生物学的な身体制御の問題としては以下二点の問題が残る．まずは運動時間の問題である．最適フィードバックでは運動時間 T をあらかじめ与える必要があり，実際に数値計算する場合には，実験結果をうまく説明するように運動時間を調節する必要がある．したがって，ヒトの運動時間がどのように決まっているかに関しては，最適フィードバックモデルは説明しない．もう一点はゲイン行列の計算である．評価関数が与えられれば，カルマンゲイン行列とフィードバックゲイン行列を前もって計算する必要がある．同じ評価関数を用いても，運動時間が異なる場合にはゲイン行列は異なる値をもつ．そのため，最適フィードバックモデルでは，さまざまな評価関数や運動時間に対して，運動のたびにゲイン行列を計算するか，もしくは記憶しておかないといけない．生物がそのような計算を行っているとは考えにくい．その問題を解決するために，運動時間を指定しないといけない有限時間の最適制御の代わりに，**無限時間の最適制御**（infinite-horizon optimal control）が考えられている．無限の未来までの最適制御を考えることで，運動制御と姿勢保持を区別して考える必要がなく，また運動時間の法則であるフィッツの法則を導くことができる（Qian et al., 2013）．さらに，無限時間の最適制御ではゲイン行列は時間によらず定数行列となるので，ゲイン行

列の計算コストを抑えるという利点もある.

あまり知られていないようだが,信号依存性ノイズを含む最適制御問題はすでに 1985 年にフィリスが解いており,彼の論文は(確率微分方程式を知っていれば)トドロフの定式化よりわかりやすい(Phillis, 1985).連続時間の確率論的な系は確率微分方程式

$$\mathrm{d}\mathbf{x}_t = (\mathbf{A}\mathbf{x}_t + \mathbf{B}\mathbf{u}_t)\mathrm{d}t + \mathbf{Y}\mathbf{u}_t\mathrm{d}\boldsymbol{\gamma}_t + \mathbf{G}\mathrm{d}\boldsymbol{\omega}_t \tag{5.59}$$

で記述される.ここで $\mathbf{Y}\mathbf{u}_t\mathrm{d}\boldsymbol{\gamma}_t$ は制御信号に依存する信号依存性ノイズの項,$\mathbf{G}\mathrm{d}\boldsymbol{\omega}_t$ は加法的なノイズの項とする.$\mathrm{d}\boldsymbol{\gamma}_t$ と $\mathrm{d}\boldsymbol{\omega}_t$ は**ウィーナー過程**(Wiener process)と呼ばれる,離散時間のガウスノイズに関して連続時間極限をとったものである.詳しい説明は確率微分方程式の教科書に譲るとして,ここでのウィーナー過程の取り扱いでは,式 (5.59) に含まれるノイズが

$$\mathrm{E}[\mathrm{d}\boldsymbol{\gamma}_t] = \mathbf{0}, \quad \mathrm{E}[\mathrm{d}\boldsymbol{\gamma}_t\mathrm{d}\boldsymbol{\gamma}_t^\top] = \mathbf{I}\mathrm{d}t, \quad \mathrm{E}[\mathrm{d}\boldsymbol{\omega}_t] = \mathbf{0}, \quad \mathrm{E}[\mathrm{d}\boldsymbol{\omega}_t\mathrm{d}\boldsymbol{\omega}_t^\top] = \mathbf{I}\mathrm{d}t \tag{5.60}$$

と,平均が 0 で分散が微小時間 $\mathrm{d}t$ に比例することだけ押さえておけば十分である.連続時間の観測方程式は

$$\mathrm{d}\mathbf{y}_t = \mathbf{C}\mathbf{x}_t\mathrm{d}t + \mathbf{D}\mathrm{d}\boldsymbol{\xi}_t \tag{5.61}$$

と与えられる.ここで $d\boldsymbol{\xi}$ は再びウィーナー過程である.フィリスは,推定誤差 $\tilde{\mathbf{x}} = \mathbf{x} - \hat{\mathbf{x}}$ の分散

$$J_1 = \lim_{t \to \infty} \mathrm{E}[\tilde{\mathbf{x}}_t^\top \mathbf{U}\tilde{\mathbf{x}}_t] \tag{5.62}$$

と二次の評価関数

$$J_2 = \lim_{T \to \infty} \mathrm{E}\left[\frac{1}{T}\int_0^T (\mathbf{x}_t^\top \mathbf{Q}\mathbf{x}_t + \mathbf{u}_t^\top \mathbf{R}\mathbf{u}_t)\mathrm{d}t\right] \tag{5.63}$$

を足し合わせたものを最適制御の評価関数 $J = J_1 + J_2$ として定義した.ここで,評価関数は無限未来まで考慮してあり,運動時間を指定する必要がない.フィリスは有限時間の最適制御も同様に定式化していることを付け加えておく.状態の推定値 $\hat{\mathbf{x}}$ の確率微分方程式を

$$\mathrm{d}\hat{\mathbf{x}}_t = (\mathbf{A}\hat{\mathbf{x}}_t + \mathbf{B}\mathbf{u}_t)\mathrm{d}t + \mathbf{K}(\mathrm{d}\mathbf{y}_t - \mathbf{C}\hat{\mathbf{x}}_t\mathrm{d}t) \tag{5.64}$$

フィードバック制御を

$$\mathbf{u}_t = -\mathbf{L}_t\hat{\mathbf{x}}_t \tag{5.65}$$

とすると，定数行列であるカルマンゲイン $\mathbf{K}$ とフィードバックゲイン $\mathbf{L}$ を求める問題となる.

フィリスの定式化では，状態変数 $\mathbf{x}$ と推定誤差 $\tilde{\mathbf{x}}$ からなる新たな変数

$$\bar{\mathbf{x}} = \begin{pmatrix} \mathbf{x} \\ \tilde{\mathbf{x}} \end{pmatrix} \tag{5.66}$$

を導入する．式 (5.59) と式 (5.64) から，状態 $\bar{\mathbf{x}}$ に関する微分方程式は

$$d\bar{\mathbf{x}}_t = \bar{\mathbf{A}}\bar{\mathbf{x}}_t dt + \bar{\mathbf{Y}}\bar{\mathbf{x}}_t d\gamma_t + \bar{\mathbf{G}}d\bar{\boldsymbol{\omega}}_t \tag{5.67}$$

$$d\bar{\boldsymbol{\omega}} = \begin{pmatrix} d\boldsymbol{\omega} \\ d\boldsymbol{\xi} \end{pmatrix}, \quad \bar{\mathbf{A}} = \begin{pmatrix} \mathbf{A} - \mathbf{BL} & \mathbf{BL} \\ \mathbf{0} & \mathbf{A} - \mathbf{KC} \end{pmatrix},$$

$$\bar{\mathbf{Y}} = \begin{pmatrix} -\mathbf{YL} & \mathbf{YL} \\ -\mathbf{YL} & \mathbf{YL} \end{pmatrix}, \quad \bar{\mathbf{G}} = \begin{pmatrix} \mathbf{G} & \mathbf{0} \\ \mathbf{G} & -\mathbf{KD} \end{pmatrix} \tag{5.68}$$

で与えられる．状態 $\bar{\mathbf{x}}$ の共分散行列として $\mathbf{P} = \mathrm{E}[\bar{\mathbf{x}}\bar{\mathbf{x}}^{\top}]$ を導入し，ウィーナー過程の性質 (5.60) を用いれば，行列 $\mathbf{P}$ は以下の代数リッカチ方程式

$$0 = \bar{\mathbf{A}}\mathbf{P} + \mathbf{P}\bar{\mathbf{A}}^{\top} + \bar{\mathbf{Y}}\mathbf{P}\bar{\mathbf{Y}}^{\top} + \bar{\mathbf{G}}\bar{\mathbf{G}}^{\top} \tag{5.69}$$

を満たすことがわかる．また評価関数は行列 $\mathbf{P}$ を用いて

$$J = J_1 + J_2 = \mathrm{tr}(\mathbf{VP}) \tag{5.70}$$

$$\mathbf{V} = \begin{pmatrix} \mathbf{Q} + \mathbf{L}^{\top}\mathbf{RL} & -\mathbf{L}^{\top}\mathbf{RL} \\ -\mathbf{L}^{\top}\mathbf{RL} & \mathbf{U} + \mathbf{L}^{\top}\mathbf{RL} \end{pmatrix} \tag{5.71}$$

となる．この最適制御問題は，式 (5.69) の拘束条件のもとで式 (5.70) を最小化する問題となるので，ラグランジュ未定乗数行列 $\mathbf{S}$ を導入して，

$$\mathrm{tr}(\mathbf{VP}) + \mathrm{tr}\{\mathbf{S}(\bar{\mathbf{A}}\mathbf{P} + \mathbf{P}\bar{\mathbf{A}}^{\top} + \bar{\mathbf{Y}}\mathbf{P}\bar{\mathbf{Y}}^{\top} + \bar{\mathbf{G}}\bar{\mathbf{G}}^{\top})\} \tag{5.72}$$

の最小化を考えればよい．カルマンゲイン $\mathbf{K}$，フィードバックゲイン $\mathbf{L}$，共分散行列 $\mathbf{P}$，そしてラグランジュ未定乗数行列 $\mathbf{S}$ を決めればよいので，これらに関して微分して 0 とおいた式をそれぞれ解くと，

$$\mathbf{K} = \mathbf{P}_{22}\mathbf{C}^{\top}(\mathbf{DD}^{\top})^{-1} \tag{5.73}$$

$$\mathbf{L} = \{\mathbf{R} + \mathbf{Y}^{\top}(\mathbf{S}_{11} + \mathbf{S}_{22})\mathbf{Y}\}^{-1}\mathbf{B}^{\top}\mathbf{S}_{11} \tag{5.74}$$

$$\bar{A}^\top S + S\bar{A} + \bar{Y}^\top S\bar{Y} + V = 0 \tag{5.75}$$

$$\bar{A}^\top P + P\bar{A} + \bar{Y}^\top P\bar{Y} + \bar{G}\bar{G}^\top = 0 \tag{5.76}$$

という四つの行列連立方程式が得られる．これらはまず S と P を固定して K と L を更新し，更新した K と L を用いて S と P を更新する，という計算を収束まで繰り返す固定点法で数値的に解くことができる．このようにして，与えられた評価関数行列の組 u，Q，R に対して，カルマンゲイン K とフィードバックゲイン L が求められる．

チェンらはフィリスの定式化をもとに，ヒト運動制御の**無限時間最適制御モデル**（infinite-horizon optimal control model）を提案した（Li et al., 2018; Qian et al., 2013）．最適フィードバックモデルではゲイン行列 K と L は時間に依存する行列の時系列であったが，このモデルでは K と L は時間によらない定数行列のため，一度計算して記憶しておけば，運動のたびに再計算する必要がない．また，モデルの入力として運動時間を必要としないという利点がある．無限時間最適制御モデルでは，評価関数は無限未来まで考慮するが，試行ごとの運動は有限の時間で標的に近づく．そこで，始点から距離 d だけ離れた大きさ w の標的を考え，標的内に十分収まる程度の時間を無限時間最適制御モデルの運動時間と定義する．すると，無限時間最適制御モデルは運動時間のフィッツの法則（もしくはその拡張版である対数フィッツの法則）を再現することが示された（図5.7A）．

無限時間最適制御モデルのもう一つの特徴として，運動制御 (5.65) と最適推定 (5.64) が定数のゲイン行列を用いているため，運動制御則が運動中ずっと固定されたままであることが挙げられる．たとえば，予測できない方向やタイミングでジャンプする標的に対して，到達運動を行う課題を考えよう．大きな振幅のジャンプや，運動終了間際のジャンプでは，それに対応して大きな補正運動が行われ，最初の運動と補正運動から速度形状は二峰性になる．最初の運動と補正運動は異なる運動計画に基づくものとし，補正運動を副次的運動（sub movements）と考える試みも，過去の研究ではなされている（Novak et al., 2002）．一方，無限時間最適制御モデルによると，一つの運動制御則から実験で見られるような二峰性の速度形状を再現できることが示された．運動開始直後に標的がジャンプした場合には速度形状は一峰性だが，運動の終了間際に標的がジャンプすると速度形状が二峰性になる様子が，よく再現される（図5.7B）．これは運動時間をあらかじめ決めずに，無限時間の未来までの運動を評価しているからである．このように，無限時間最適制御モデルには，アルゴリズムの観点からゲインの計算を簡略化できるという利点，加えてフィッツの法則や運動補正の実験結果を自然に説明できるという利点がある．

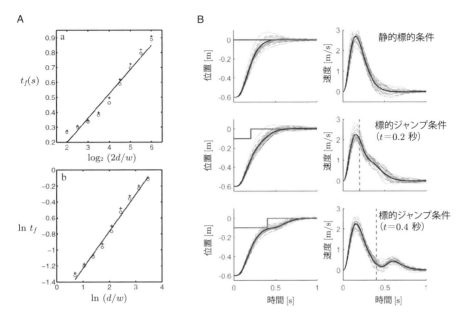

図 5.7 (A) 無限時間最適制御モデルから予測される運動時間．フィッツの法則と対数フィッツの法則．縦軸の違いに注意．(B) 運動中の標的ジャンプに対する運動補正の様子．Qian et al. (2013) より許諾を得て転載．

5.11 最適フィードバックモデルと計算論的神経解剖学

最適フィードバックモデルはヒトの心理物理実験結果をうまく説明できることを見てきた．このモデルには鍵となるいくつかの計算過程が含まれている．いままで見てきたように，最適フィードバックモデルには (1) 評価関数の設定, (2) 内部順モデルによる状態予測, (3) 順モデル予測と感覚フィードバックを統合するカルマンフィルタ, そして (4) フィードバック則による運動制御信号の生成, の四つの計算過程が必要である．それらは脳のどの部位で計算されているのだろうか．臨床観察・心理物理実験・電気生理実験の結果から，シャドメアとクラカワーは最適フィードバックモデルの計算過程と脳部位の対応を試みた (Shadmehr & Krakauer, 2008)．計算論の計算過程と脳部位を対応づける研究分野を，計算論的神経解剖学 (computational neuroanatomy) と呼ぶ．

先行研究から, (1) は大脳基底核, (2) は小脳, (3) は頭頂葉, そして (4) は大脳運動野 (運動前野と第一次運動野) とよく対応づけられる (表 5.1)．視覚処理にも部位ごとの計算に階層性があったように，運動制御にもそれぞれの部位が異なる機能的役割を果たしているようである．このように，計算論は実験データの整理と理解に役立つのである．

表 5.1 最適フィードバックモデルの計算論的神経解剖学

脳部位	計算過程	証拠となる研究
大脳基底核	評価関数の設定	● 尾状核と被殻の障害による小文字症（micrographia）(Barbarulo et al., 2007) ● パーキンソン患者における制御信号コストの増加 (Mazzoni et al., 2007) ● 腹側線条体の報酬反応性 (Schultz, 2006)
小脳	内部順モデル予測	● 小脳欠損患者における予測的筋電活動の欠如 (Nowak et al., 2007) ● 磁気刺激による到達運動の予測成分の障害 (Miall et al., 2007)
頭頂葉	カルマンフィルタ	● 上頭頂葉小葉障害による身体推定の阻害 (Wolpert et al., 1998) ● 頭頂葉障害による標的ジャンプ課題の阻害 (Grea et al., 2002; Desmurget et al., 1999)
運動野	フィードバック制御	● 運動野障害による視覚運動変換の阻害 (Raghavan et al., 2006)

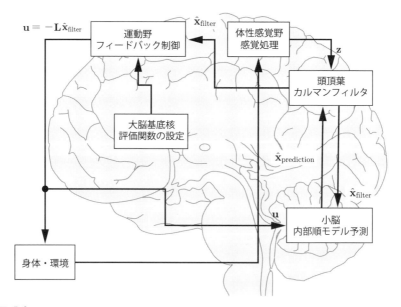

図 5.8 最適フィードバックモデルの計算論的神経解剖学．最適フィードバックモデルの各計算と対応する脳部位を示す．

この対応関係は大枠では正しいと考えられるが，問題がないわけではない．一つには，小脳の内部モデルが運動野と頭頂葉から入力を受けて頭頂葉に投射するとされているが，これは小脳は特定の皮質部位と閉ループ構造（大脳小脳連関という）をなすとする解剖

学的報告と矛盾する（Kelly & Strick, 2003）．もう一点として，小脳は大脳皮質からの入力を受け，小脳での予測値が頭頂葉で感覚フィードバック信号と統合されるとされているが，小脳は登上線維を通して豊富な感覚入力を受けていることが知られている．また，最適フィードバックモデルではカルマンゲインとフィードバックゲインの込み入った計算が必要なのだが，それが運動野でどのように計算されているかはまったく見当がつかない．さらに評価関数を設定している大脳基底核では，運動制御の際に運動全体の評価関数 (5.10) もしくは cost-to-go 関数 (5.11) のどちらが表現されているのか，また意思決定の際に複数の cost-to-go 関数の値がどのように比較されているのかといった疑問も残る．今後，この提案をもとに計算論と脳部位の対応関係を精密なものに仕上げる必要がある．

まとめ

ヒトの運動には試行ごとにばらつく変動があり，その変動は制御信号の大きさに比例する信号依存性ノイズでよく記述できる．そのような確率論的な系の最適化のために，本章では逐次的な最適化法であるダイナミックプログラミングを導入した．信号依存性ノイズのもとでなるべく正確な運動を行うとする最適制御モデルは，驚くほどヒトの運動を説明する．特に最適フィードバックモデルは，最適制御と最適推定を統合する枠組みで，評価関数を柔軟に設計することでさまざまな心理物理実験の結果を統一的に説明することができる．その一方で，評価関数の決定，内部順モデル予測，カルマンフィルタ，フィードバック制御といった計算が神経系でどのような表現やアルゴリズムを用いて処理されているかに関してはほとんどわかっておらず，その解明はこれからの課題として残されている．

参考文献

Barbarulo, A. M., Grossi, D., Merola, S., Conson, M., & Trojano, L. (2007). On the genesis of unilateral micrographia of the progressive type. *Neuropsychologia*, 45(8), 1685–1696.

Bellman, R. E. (1984). *Eye of the Hurricane*. World Scientific.

Desmurget, M., Epstein, C. M., Turner, R. S., Prablanc, C., Alexander, G. E., & Grafton, S. T. (1999). Role of the posterior parietal cortex in updating reaching movements to a visual target. *Nature Neuroscience*, 2(6), 563.

Diedrichsen, J. (2007). Optimal task-dependent changes of bimanual feedback control and adaptation. *Current Biology, 17*(19), 1675–1679. doi:10.1016/j.cub.2007.08.051

Gréa, H., Pisella, L., Rossetti, Y., Desmurget, M., Tilikete, C., Grafton, S., ... & Vighetto, A. (2002). A lesion of the posterior parietal cortex disrupts on-line adjustments during aiming movements. *Neuropsychologia*, 40(13), 2471–2480.

Harris, C. M., & Wolpert, D. M. (1998). Signal-dependent noise determines motor planning. *Nature*, *394*(6695), 780–784. doi:10.1038/29528

Izawa, J., Rane, T., Donchin, O., & Shadmehr, R. (2008). Motor adaptation as a process of reoptimization. *Journal of Neuroscience*, *28*(11), 2883–2891. doi:10.1523/JNEUROSCI.5359-07.2008

Kawato, M. (1999). Internal models for motor control and trajectory planning. *Current Opinion in Neurobiology*, *9*(eq6), 718–727.

Kelly, R. M., & Strick, P. L. (2003). Cerebellar loops with motor cortex and prefrontal cortex of a nonhuman primate. *Journal of Neuroscience*, 23(23), 8432–8444.

Li, Z., Mazzoni, P., Song, S., & Qian, N. (2018). A Single, Continuously Applied Control Policy for Modeling Reaching Movements with and without Perturbation. *Neural Computation*, *30*(2), 397–427. doi:10.1162/neco_a_01040

Mazzoni, P., Hristova, A., & Krakauer, J. W. (2007). Why don't we move faster? Parkinson's disease, movement vigor, and implicit motivation. *Journal of Neuroscience*, 27(27), 7105–7116.

Miall, R. C., Christensen, L. O., Cain, O., & Stanley, J. (2007). Disruption of state estimation in the human lateral cerebellum. *PLoS biology*, 5(11), e316.

Nashed, J. Y., Crevecoeur, F., & Scott, S. H. (2014). Rapid online selection between multiple motor plans. *Journal of Neuroscience*, *34*(5), 1769–1780. doi:10.1523/JNEUROSCI.3063-13.2014

Novak, K. E., Miller, L. E., & Houk, J. C. (2002). The use of overlapping submovements in the control of rapid hand movements. *Experimental Brain Research*, 144(3), 351–364.

Nowak, D. A., Timmann, D., & Hermsdörfer, J. (2007). Dexterity in cerebellar agenesis. *Neuropsychologia*, 45(4), 696–703.

Phillis, Y. (1985). Controller design of systems with multiplicative noise. *IEEE Transactions on Automatic Control*, *30*(10), 1017–1019.

Qian, N., Jiang, Y., Jiang, Z. P., & Mazzoni, P. (2013). Movement duration, Fitts's law, and an infinite-horizon optimal feedback control model for biological motor systems. *Neural Computation*, *25*(3), 697–724. doi:10.1162/NECO_a_00410

Raghavan, P., Krakauer, J. W., & Gordon, A. M. (2006). Impaired anticipatory control of fingertip forces in patients with a pure motor or sensorimotor lacunar syndrome. *Brain*, 129(6), 1415–1425.

Shadmehr, R., & Krakauer, J. W. (2008). A computational neuroanatomy for motor control. *Experimental Brain Research*, *185*(3), 359–381. doi:10.1007/s00221-008-1280-5

Tanaka, H., Krakauer, J. W., & Qian, N. (2006). An optimization principle for determining movement duration. *Journal of Neurophysiology*, *95*(6), 3875–3886. doi:10.1152/jn.00751.2005

Tanaka, H., Tai, M., & Qian, N. (2004). Different predictions by the minimum variance and minimum torque-change models on the skewness of movement velocity profiles. *Neural Computation*, *16*(10), 2021–2040. doi:10.1162/0899766041732431

Todorov, E. (2005). Stochastic optimal control and estimation methods adapted to the noise characteristics of the sensorimotor system. *Neural Computation*, *17*(5), 1084–1108.

Todorov, E., & Jordan, M. I. (2002). Optimal feedback control as a theory of motor coordination. *Nature Neuroscience*, *5*(11), 1226–1235. doi:10.1038/nn963

Wolpert, D. M., Goodbody, S. J., & Husain, M. (1998). Maintaining internal representations: the role of the human superior parietal lobe. *Nature Neuroscience*, 1(6), 529.

コラム6：視覚野からの単一細胞記録

　実験動物を用いた単一細胞記録による機能解明も神経科学の発展のうえで大きな役割を果たした．ケイトン（Richard Caton, 1842-1926）はウサギとサルの灰白質に電極を刺し，視覚刺激や特定の運動など，皮質電流が機能に応じて負の方向に変化するのを報告した（Caton, 1875）．フィリッシュとヒツィグの脳表面刺激（コラム5参照）やケイトンの脳表面記録は，神経集団の平均化された活動を見ているのであって，個々の神経細胞の活動が見えるほどの解像度はない．単一細胞記録のパイオニアはイギリスのエイドリアン（Edgar D. Adrian, 1889-1977）であり，視覚刺激の明るさと神経活動（つまり発火頻度）が比例することを報告した．特筆すべきは，ヒューベル（David H. Hubel, 1926-2013）とウィーゼル（Torsten Wiesel, 1924-）による第一次視覚野の一連の研究である．ヒューベルの開発したタングステン電極により，硬膜を貫いての細胞外記録が可能になった．網膜の神経節細胞が中心-周辺の円形受容野をもつことを発見したクフラー（Stephen Kuffler, 1913-1980）の研究室で，ヒューベルとウィーゼルは第一次視覚野の神経細胞の反応性を調べた．特定の線分方向への反応性，運動方向への反応性，単純細胞や複雑細胞といった第一次視覚野内での階層的処理，眼優位性，同様の反応性をもつ神経細胞が群をなすコラム構造など，第一次視覚野の主要な神経活動特性を単一神経細胞記録で次々と明らかにしていった（Hubel & Wiesel, 1962, 1968）（図5.9A）．視床の外側膝状体における方向性をもたない反応性から，第一次視覚野の方位選択性がどのように生じるかという，神経回路としての理解も進んだ（図5.9B, C）．彼らの手法は第一次視覚野に留まらず，高次視覚野の神経反応特性を調べる標準的な手法として確立した．彼らの開

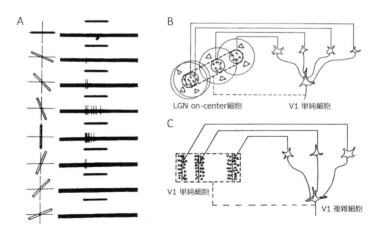

図5.9　(A) 第一次視覚野（V1）の単純細胞の線分刺激に対する神経活動．縦方向の線分に活動を高める様子がわかる．(B) 外側膝状体（LGN）の on-center 細胞から V1 単純細胞の線分反応性が生じる模式図．(C) V1 単純細胞の線分反応性から V1 複雑細胞の位置不変性が生じる模式図．(B) は視床から V1 へ，(C) は V1 内での視覚情報処理の階層性を表している．(A) は Hubel & Wiesel (1959) より，(B) および (C) は Hubel & Wiesel (1962) より許諾を得て転載．

拓した研究分野により，単一神経細胞レベルでの視覚処理の理解への道が拓かれたわけである．

Hubel, D. H., & Wiesel, T. N. (1959). Receptive fields of single neurones in the cat's striate cortex. *The Journal of Physiology*, 148(3), 574–591.

Hubel, D. H., & Wiesel, T. N. (1962). Receptive fields, binocular interaction and functional architecture in the cat's visual cortex. *The Journal of Physiology*, 160(1), 106–154.

Hubel, D. H., & Wiesel, T. N. (1968). Receptive fields and functional architecture of monkey striate cortex. *The Journal of Physiology*, 195(1), 215–243.

第 **6** 章

強化学習
―報酬に基づく運動学習―

自己の脳を電気刺激することで，ラットは空腹・渇き・性行動の衝動を満た
すように訓練することができる．感覚と同様，動機づけにも脳に局在した中
枢があるようである．

――ジェームズ・オルズ（1956）

ハチと霊長類という系統樹で離れた動物種において，特筆すべき報酬予測系
の収斂進化が見られるのである．

――ラオ，セジノフスキ（2003）

　運動学習では教師信号である運動誤差が常に与えられるとは限らない．むしろ多いの
は，成功または失敗に伴う報酬や罰則が与えられ，それに基づいて行われる運動学習で
ある．オルズとミルナーは脳のなかに報酬に関連する部位を発見し，これをオペラント
条件づけ（報酬が得られる行動を強化する条件づけ）の神経基盤であると考えた（Olds
& Milner, 1954）．報酬に導いた行動を強化し，罰則に導いた行動を減弱する学習則は，
強化学習と呼ばれる．最適制御のダイナミックプログラミングでは，制御対象の力学，
すなわち内部順モデルが既知であると仮定するのに対し，強化学習では内部順モデルの
知識を仮定せず，実際に行われた状態遷移から価値関数と制御則を求めるという問題設
定をする．本章では，ダイナミックプログラミングと強化学習の関係を明らかにし，強
化学習の代表的なアルゴリズムである Actor-Critic 学習と Q 学習を紹介する．強化学
習では報酬の予測誤差である時間差分誤差が中心的な役割を果たす．神経科学の観点か
ら強化学習が重要なのは，時間差分誤差と大脳基底核ドーパミン細胞の神経活動の関連
性が報告されたからである．加えて，強化学習で最適制御のリッカチ方程式を解く方法
を紹介し，運動適応への応用を紹介する．ラオとセジノフスキの言にあるように，強化
学習は報酬に関する動物の学習行動を説明する枠組みであり，さまざまな動物の行動と
神経活動に関する普遍的な理解をもたらすものである．

6.1★　ダイナミックプログラミングの復習と強化学習の問題設定

　本章での内容を一言でまとめると，**強化学習**（reinforcement learning）とはダイナミックプログラミングで状態の**遷移確率**（transition probability）と**評価関数**（cost function）の知識を仮定しない最適制御問題のアルゴリズムである，ということである．以下で見るように，状態の遷移確率は制御対象のモデルであり，評価関数は報酬のモデルである．ダイナミックプログラミングの最適方程式を解く際，遷移確率と評価関数のモデルを仮定する場合をモデルベースの強化学習，仮定しない場合をモデルフリーの強化学習と呼ぶ．

　確率論的最適制御に関して第 5 章で見たように，一般に制御信号 $\mathbf{u}_t$ は同じ時刻の状態変数 $\mathbf{x}_t$ の関数として書け，フィードバック制御となる[†]．強化学習ではこの関数を特にポリシー（policy）と呼び，適切な関数形 $\boldsymbol{\pi}$ を用いて，$\mathbf{u}_t = \boldsymbol{\pi}(\mathbf{x}_t)$ と書くのが慣習である．一般に最適制御では評価関数は制御コストや誤差の関数として定義されることが多いため最小化問題を考える一方，強化学習では報酬と呼び最大化問題を考える[‡]．ここでもその慣習にならい，評価関数を報酬 $r(\mathbf{x}_t, \mathbf{u}_t)$ の和として定義しよう．あるポリシーが与えられたとき，状態 $\mathbf{x}$ から開始した場合の報酬の和の期待値を**価値関数**（value function）と呼び，

$$V^{\boldsymbol{\pi}}(\mathbf{x}) = \mathrm{E}\left[\sum_{t=0}^{\infty} r(\mathbf{x}_t, \mathbf{u}_t)\middle| \mathbf{x}_0 = \mathbf{x}, \boldsymbol{\pi}\right] \tag{6.1}$$

と定義する[†††]．ここで $\mathrm{E}[\cdot]$ は未来の状態 $\mathbf{x}_1$，$\mathbf{x}_2$，$\cdots$ に関する期待値である．価値関数がポリシー $\boldsymbol{\pi}$ の関数であることを明記するため，$V^{\boldsymbol{\pi}}$ と書く．期待値の後にある $\mathbf{x}_0 = \mathbf{x}, \boldsymbol{\pi}$ というのは期待値の条件で，$\mathbf{x}_0 = \mathbf{x}$ の初期条件からポリシー $\boldsymbol{\pi}$ を採用するという意味である．もちろん，適当に選んだポリシーは価値関数を最大にするものとは限らない．価値関数を最大にするポリシーを $\boldsymbol{\pi}^*$ と書くことにすると，最適価値関数はベルマン最適方程式

$$V^*(\mathbf{x}) = \max_{\boldsymbol{\pi}} \mathrm{E}\left[\sum_{t=0}^{\infty} r(\mathbf{x}_t, \mathbf{u}_t)\middle| \mathbf{x}_0 = \mathbf{x}, \boldsymbol{\pi}\right] \tag{6.2}$$

[†]　一般に強化学習の教科書では，状態変数を $\mathbf{s}$，制御信号を $\mathbf{a}$ と書くことが多い．ここでは，最適制御の章と統一するため，状態変数を $\mathbf{x}$，制御信号を $\mathbf{u}$ と書くことにする．本章で示すように，強化学習は最適制御の特殊な場合と考えることができるのだが，最適制御と強化学習との関連はあまり明確にされていないように感じる．同じ概念や量に異なる記法や名前を用いていることが混乱の一因であろう．

[‡]　評価関数の符号を変えれば最小化問題は最大化問題に（またその逆に）置き換えられるので，最小化問題と最大化問題は等価である．

[†††]　強化学習における価値関数は，最適制御における cost-to-go 関数に対応する．

を満たすものである．反対に，価値関数は最適ポリシーを見出す指針となる関数とも言える．ダイナミックプログラミングで学んだように，最適方程式はその時刻の報酬とそれ以降の報酬和に分離することで

$$V^*(\mathbf{x}) = \max_{\mathbf{u}} \{ r(\mathbf{x}, \mathbf{u}) + \mathrm{E}_{\mathbf{x}' \sim p(\cdot|\mathbf{x}, \mathbf{u})}[V^*(\mathbf{x}')] \} \tag{6.3}$$

と式を変形することができる．ここで，報酬は現在の状態と制御信号に加えて次の状態に依存すると仮定すると，$r(\mathbf{x}, \mathbf{u}) = \sum_{\mathbf{x}'} r(\mathbf{x}', \mathbf{x}, \mathbf{u}) \, p(\mathbf{x}'|\mathbf{x}, \mathbf{u})$ と書けるから，ベルマン最適方程式は状態遷移確率を明確にする形で

$$\begin{aligned} V^*(\mathbf{x}) &= \max_{\boldsymbol{\pi}} \mathrm{E}_{\mathbf{x}' \sim p(\cdot|\mathbf{x}, \mathbf{u})}[r(\mathbf{x}', \mathbf{x}, \mathbf{u}) + V^*(\mathbf{x}')] \\ &= \max_{\boldsymbol{\pi}} \sum_{\mathbf{x}'} (r(\mathbf{x}', \mathbf{x}, \mathbf{u}) + V^*(\mathbf{x}')) \, p(\mathbf{x}'|\mathbf{x}, \mathbf{u}) \end{aligned} \tag{6.4}$$

と書ける．すなわち，この方程式を解くためには，現在の制御信号 $\mathbf{u}$ が与えられたとき，現在の状態 $\mathbf{x}$ が次の状態 $\mathbf{x}'$ に遷移する条件付き確率

$$p(\mathbf{x}'|\mathbf{x}, \mathbf{u}) \tag{6.5}$$

を事前に知る必要がある．これは，最適制御の言葉で言えば，制御対象の（確率論的な）内部順モデルである．うまく制御するためには制御対象のダイナミクスを知らなくてはならないわけである．制御対象が自分自身の身体のダイナミクスであれば，経験から学んだ遷移確率をすでに学習済みであると仮定してもよいかもしれない．しかし，状態が表している対象が何か未知のダイナミクスをもつ場合，たとえば新しく使用する道具や初めて話す他者の場合には，遷移確率の知識を仮定することはできないだろう．その場合には，ダイナミックプログラミングの方法では最適制御問題を解くことができない．

　加えてもう一つの問題は，報酬の関数形 $r(\mathbf{x}', \mathbf{x}, \mathbf{u})$ である．最適制御においては，評価関数は工学的応用の場合には設計者が，運動制御の場合には脳が，それぞれ決めるものであり，定義により既知の関数である．一方，上記の評価関数に現れる報酬は外界から与えられるものであり，たとえば迷路課題でどこがゴールかわからない場合やどの選択肢を選べば報酬をもらえるかわからない場合では，報酬の関数形の知識は仮定できない．関数 $r(\mathbf{x}', \mathbf{x}, \mathbf{u})$ はいわば評価関数（報酬）の内部モデルと考えてよいだろう．まとめると，強化学習では制御対象の内部モデル $p(\mathbf{x}'|\mathbf{x}, \mathbf{u})$ や報酬の内部モデル $r(\mathbf{x}', \mathbf{x}, \mathbf{u})$ を未知であるとし，その状況で報酬を最大にする制御則を求めることを目指す．

　では，制御対象の内部順モデルや報酬の内部モデルを仮定できない場合に，ベルマン最適方程式を解くにはどうしたらよいだろうか．これから述べる強化学習における基本的な考え方は，実際の状態遷移 $\{\mathbf{x}_t, \mathbf{x}_{t+1}, \mathbf{x}_{t+2}, \cdots\}$ と制御信号の時系列 $\{\mathbf{u}_t, \mathbf{u}_{t+1}, \mathbf{u}_{t+2}, \cdots\}$

からなる

$$\cdots \underset{\mathbf{u}_{t-2}}{\rightarrow} \mathbf{x}_{t-1} \underset{\mathbf{u}_{t-1}}{\rightarrow} \mathbf{x}_t \underset{\mathbf{u}_t}{\rightarrow} \mathbf{x}_{t+1} \underset{\mathbf{u}_{t+1}}{\rightarrow} \cdots \tag{6.6}$$

によって，遷移確率 $p(\mathbf{x}'|\mathbf{x}, \mathbf{u})$ を近似するということである．これらの状態遷移は遷移確率 $p(\mathbf{x}'|\mathbf{x}, \mathbf{u})$ から生じたものであるから，確率をサンプル点で近似する数値的解法（モンテカルロ法，Monte-Carlo method）とみなすことができる．これらの時系列が無限の長さで与えられれば，原理的に遷移確率は推定できる．しかし，ずーっと待って遷移確率を推定した後，ベルマン最適方程式を解いて制御則を求めるというのは悠長すぎる．限られた時間内で学習をしなくてはならない生物がそんな方法を採用しているとは思えない．無限の状態遷移 (6.6) の代わりに，各時刻で得られる状態遷移 $\mathbf{x}_t \underset{\mathbf{u}_t}{\rightarrow} \mathbf{x}_{t+1}$ が与えられたとき，この状態遷移を使って逐次的に最適制御を行う方法がないだろうか．そこで，強化学習では以下に見るような工夫をする．

6.2★　価値関数と割引報酬和

　強化学習では無限の未来までの報酬和を評価関数とする．このままでは評価関数が発散するので，未来の報酬を割り引いたものを**割引報酬和**（discounted reward sum）

$$V^{\boldsymbol{\pi}}(\mathbf{x}) = \mathrm{E}\left[\sum_{t=0}^{\infty} \gamma^t r(\mathbf{x}_{t+1}, \ \mathbf{x}_t, \ \mathbf{u}_t) \middle| \mathbf{x}_0 = \mathbf{x}, \boldsymbol{\pi}\right] \tag{6.7}$$

として導入する．ここで γ は**割引率**（discount factor）と呼ばれる定数，$0 < \gamma < 1$ をとる．遠い未来の報酬はそれだけ割り引かれるので，なるべく近い未来でなるべく多くの報酬を得るのが有利になる評価関数である．この定義を用いると最適方程式は

$$V^*(\mathbf{x}) = \max_{\boldsymbol{\pi}} \mathrm{E}_{\mathbf{x}' \sim p(\cdot|\mathbf{x}, \mathbf{u})}[r(\mathbf{x}', \ \mathbf{x}, \ \mathbf{u}) + \gamma V^*(\mathbf{x}')] \tag{6.8}$$

と書ける．したがって，もし最適価値関数 $V^*(\mathbf{x})$ と最適ポリシー $\boldsymbol{\pi}^*(\mathbf{x})$ が求まっていれば，確率的に $\mathbf{x} \underset{\mathbf{u}}{\rightarrow} \mathbf{x}'$ に対して

$$V^*(\mathbf{x}) = r(\mathbf{x}', \ \mathbf{x}, \ \boldsymbol{\pi}^*) + \gamma V^*(\mathbf{x}') \tag{6.9}$$

が成り立っているはずである．また，必ずしも最適とは限らないポリシー $\boldsymbol{\pi}(\mathbf{x})$ に関しても，

$$V^{\boldsymbol{\pi}}(\mathbf{x}) = \mathrm{E}_{\mathbf{x}' \sim p(\cdot|\mathbf{x}, \mathbf{u})}[r(\mathbf{x}', \ \mathbf{x}, \ \mathbf{u}) + \gamma V^{\boldsymbol{\pi}}(\mathbf{x}')] \tag{6.10}$$

が成立しており，これの $\mathbf{x}$ と $\mathbf{u}$ に関する期待値をとると，

$$0 = \mathrm{E}_{\mathbf{x},\mathbf{x}',\mathbf{u}}[r(\mathbf{x}',\mathbf{x},\mathbf{u}) + \gamma V^\pi(\mathbf{x}') - V^\pi(\mathbf{x})] \tag{6.11}$$

である．ある与えられたポリシーに関して対応する価値関数が求められているのなら，この方程式は成り立っているはずである．したがって，右辺と左辺の誤差

$$\delta(\mathbf{x}',\mathbf{x},\mathbf{u}) = r(\mathbf{x}',\mathbf{x},\mathbf{u}) + \gamma V^\pi(\mathbf{x}') - V^\pi(\mathbf{x}) \tag{6.12}$$

は，価値関数とポリシーがどれくらい最適かを示す量となる．この式 (6.12) は，現在得られた報酬と次の状態での価値関数の和と，現在の状態での価値関数の差であり，**時間差分誤差**（time difference error）と呼ばれる．英語の頭文字から TD 誤差と呼ぶのが一般的である．TD 誤差の二乗の平均値

$$\mathrm{E}_{\mathbf{x},\mathbf{x}',\mathbf{u}}[(\delta(\mathbf{x}',\mathbf{x},\mathbf{u}))^2] \tag{6.13}$$

は，ポリシー π と対応する価値関数 V^π がどれくらい最適解から離れているかの指標になる．

少し話が抽象的になったかもしれない．TD 誤差を学習信号として価値関数を学習することは，ある関数の微分を用いた関数近似と同等であることがわかると，よりイメージが容易になる．このことを以下で見てみよう．簡単な例として，ある関数 $F(x)$ がもう一つのある関数 $f(x)$ の積分

$$F(x) = \int_x^\infty f(x')\mathrm{d}x' \tag{6.14}$$

として定義されるとする．ここで被積分関数 $f(x)$ は未知であるとする．ある x の値に対して $F(x)$ の値を求めるには，定義通りには $x' \in [x, \infty]$ の $f(x')$ の値を知らないといけない．これは式 (6.7) を真面目に評価するようなものである．一方，サンプル点 x_1, x_2, $\cdots$, x_n における $f(x)$ の値 $f(x_1)$, $f(x_2)$, $\cdots$, $f(x_n)$ が与えられていたとする．定義から，微少量 Δ に対して $F(x_i + \Delta) - F(x_i) = f(x_i)\Delta$ が成り立つのだが，この式は TD 誤差 (6.12) に対応する．関数 $F(x)$ を近似するには

$$\frac{1}{n}\sum_{i=1}^n (f(x_i)\Delta - F(x_i + \Delta) + F(x_i))^2 \tag{6.15}$$

が最小になるようにすればよい．これは式 (6.13) の最小化と同じである．TD 誤差学習とは報酬の未来遠方への割引和を局所的な TD 誤差で学習する手法だが，その本質は，関数近似の際に関数そのものの値ではなくその関数の微分を用いることと同じなのである．

TD 誤差の式 (6.12) で重要な点は、学習に必要な信号は報酬そのものではなく、得られた報酬 $r(\mathbf{x}', \mathbf{x}, \mathbf{u})$ と報酬の予測 $V^\pi(\mathbf{x}) - \gamma V^\pi(\mathbf{x}')$ との差だということである。カルマンフィルタのときも同様に、フィルタリングの際に用いられるのは観測値 $\mathbf{z}$ とその予測値 $\mathbf{C}\hat{\mathbf{x}}$ の差であった。学習では外界から受動的に情報を得ることだけではなく、内部で主体的に報酬を予測し、その予測との誤差を計算することが重要である。

6.3* Actor-Critic 学習

いままで見てきたように、ベルマン最適方程式では、価値関数と制御則の両方を決める方程式となっている。これから説明する Actor-Critic 学習では、価値関数の学習を行う Critic と制御則の学習を行う Actor とに分割する (Barto et al., 1983)。Critic と Actor の学習は共に TD 誤差による。あるポリシー $\boldsymbol{\pi}$ に従って行動を行ったところ、状態の時系列 $\{\mathbf{x}_t, \mathbf{x}_{t+1}, \mathbf{x}_{t+2}, \cdots\}$ と制御信号 $\{\mathbf{u}_t, \mathbf{u}_{t+1}, \mathbf{u}_{t+2}, \cdots\}$ からなる次の状態遷移の系列が得られたとしよう。

$$\cdots \underset{\mathbf{u}_{t-2}}{\to} \mathbf{x}_{t-1} \underset{\mathbf{u}_{t-1}}{\to} \mathbf{x}_t \underset{\mathbf{u}_t}{\to} \mathbf{x}_{t+1} \underset{\mathbf{u}_{t+1}}{\to} \cdots \tag{6.16}$$

これから、時刻 t における TD 誤差は

$$\delta_t = r(\mathbf{x}_{t+1}, \mathbf{x}_t, \mathbf{u}_t) + \gamma V^\pi(\mathbf{x}_{t+1}) - V^\pi(\mathbf{x}_t) \tag{6.17}$$

となる。TD 誤差は、実際に得られた報酬 $r(\mathbf{x}_{t+1}, \mathbf{x}_t, \mathbf{u}_t)$ と価値関数から期待される報酬 $V^\pi(\mathbf{x}_t) - \gamma V^\pi(\mathbf{x}_{t+1})$ の差とみなすことができる。TD 誤差が正であれば期待より多くの報酬を、負であれば期待より少ない報酬が得られたということである。直感的には、ある行動に対して正の TD 誤差が得られた場合にはその行動をとる確率を増やし、負の TD 誤差が得られた場合にはその行動をとる確率を減らせばよい。

ベルマン方程式を満たす最適ポリシー $\boldsymbol{\pi}^*$ と最適価値関数 $V^*(\mathbf{x})$ に関して TD 誤差が 0 であるから、誤差の二乗の期待値

$$\mathrm{E}_{\mathbf{x}, \mathbf{x}', \mathbf{u}}[\delta(\mathbf{x}', \mathbf{x}, \mathbf{u})^2] \tag{6.18}$$

も確率収束して 0 となるはずである。つまり、この関数が 0 になるように、ポリシーと価値関数を最適化すればよい。しかし、この式を計算するためには確率分布を知る必要がある。そのため、強化学習では期待値 (6.18) の代わりに、実際に観測された状態遷移と制御信号を用いて、

$$\lim_{T \to \infty} \frac{1}{T} \sum_{t=0}^{T} \delta(\mathbf{x}_{t+1}, \mathbf{x}_t, \mathbf{u}_t)^2 \tag{6.19}$$

と近似することを考える†. この量を最小化するように価値関数を決めればよい.

まず, 価値関数を計算する Critic の学習を見てみよう. TD 誤差が 0 であれば, 価値関数の推定がうまくいっているということだから, 修正の必要はない. TD 誤差が正(負)であれば, 現在の状態における価値関数はより大きい (小さい) 値のはずである. したがって, ある正の学習率 α を用いて確率勾配学習により

$$V^{\boldsymbol{\pi}}(\mathbf{x}_t) \leftarrow V^{\boldsymbol{\pi}}(\mathbf{x}_t) + \alpha \delta_t \tag{6.20}$$

と更新すればよいだろう. ここで, 価値関数は実際に訪れた状態 $\mathbf{x}_t$ の値のみ変更を受け, 他の値は変更を受けないことに注意する. このようにして, ポリシー $\boldsymbol{\pi}$ に対する価値関数は学習できる.

さて, Critic により価値関数の推定値が与えられたとして, 次に考えるのは Actor による制御則の学習である. ベルマン方程式では右辺を最大にすることで制御則を求めることができた. 一方, 状態の時系列 $\{\mathbf{x}_t, \mathbf{x}_{t+1}, \mathbf{x}_{t+2}, \cdots\}$ と制御信号 $\{\mathbf{u}_t, \mathbf{u}_{t+1}, \mathbf{u}_{t+2}, \cdots\}$ がすでに与えられているので, ベルマン方程式から制御則を決めることができない. そこで, Actor-Critic アルゴリズムでは少々天下り的に制御則を決めることになる. ポリシーすなわち制御信号の確率が, 以下のソフトマックス関数

$$p(\mathbf{u}_t = \mathbf{u} | \mathbf{x}_t = \mathbf{x}) = \frac{e^{q(\mathbf{x}, \mathbf{u})}}{\sum_{\mathbf{u}'} e^{q(\mathbf{x}, \mathbf{u}')}} \tag{6.21}$$

で規定されるとしよう. このようにとれば, どのような実数関数 $q(\mathbf{x}, \mathbf{u})$ をとっても, $p(\mathbf{u}_t = \mathbf{u} | \mathbf{x}_t = \mathbf{x}) \geq 0$ と $\sum_{\mathbf{u}} p(\mathbf{u}_t = \mathbf{u} | \mathbf{x}_t = \mathbf{x}) = 1$ が保証されるため, 便利である. 指数関数の右肩に載っている関数 $q(\mathbf{x}, \mathbf{u})$ に関して, TD 誤差を用いて

$$q(\mathbf{x}_t, \mathbf{u}_t) \leftarrow q(\mathbf{x}_t, \mathbf{u}_t) + \beta \delta_t \tag{6.22}$$

とすればよいだろう. これは, 正 (負) の TD 誤差が得られた行動をとる確率を増やす(減らす) 学習則である. ここで学習率 β は**逆温度** (inverse temperature) と呼ばれるパラメタである. β が小さい場合には報酬の値によらず複数の制御信号が等確率で選ばれ, 逆に β が大きい場合には大きい報酬を得られる制御信号が選ばれる. したがって β

$\dagger$ 分布に関する平均 (6.18) を時間に関する平均 (6.19) で置き換えているので, 暗にエルゴード性 (時間平均と分布平均が等しいという性質) を仮定している.

は，探索（exploration）と搾取†（exploitation）のバランスを決めるパラメタである．

　ここで TD 学習は実際に行われた行動遷移（$\mathbf{x}_t \to \mathbf{x}_{t+1}$）と制御信号（$\mathbf{u}_t$）に基づいていること，また，学習によって更新されるのも現在の状態における価値関数とポリシーだけであることに注意してほしい．学習されるのは選んだ行動とその結果に関係する部分だけであって，他の状態に関する部分は変更を受けないのである．このように，Actor-Critic 学習は，実際に観測された状態遷移と実際に用いられた制御信号に基づく学習則なので，on-policy 学習（現在のポリシーで求められた制御信号に基づく学習）と呼ばれることがある．

6.4*　Q 学習

　強化学習におけるもう一つの代表的なアルゴリズムとして，ここでは **Q 学習**（Q learning）を紹介する（Watkins & Dayan, 1992）．そのため，ベルマン最適方程式を少し書き換えてみよう．ベルマン方程式 (6.4) の右辺を見ると，制御信号を決めるのは

$$Q(\mathbf{x}, \mathbf{u}) = \mathrm{E}_{\mathbf{x}' \sim p(\cdot|\mathbf{x},\mathbf{u})}[r(\mathbf{x}', \mathbf{x}, \mathbf{u}) + \gamma V^*(\mathbf{x}')] \tag{6.23}$$

という関数であることがわかる．この関数は状態変数 $\mathbf{x}$ と制御信号 $\mathbf{u}$ の関数であるから，**行動価値関数**（action value function）と呼ばれる．行動価値関数に基づく強化学習は，その記号から Q 学習と呼ばれる．この Q 関数を用いると，ベルマン最適方程式 (6.4) は

$$Q(\mathbf{x}, \mathbf{u}) = \mathrm{E}_{\mathbf{x}' \sim p(\cdot|\mathbf{x},\mathbf{u})}[r(\mathbf{x}', \mathbf{x}, \mathbf{u}) + \gamma \max_{\mathbf{u}'} Q^*(\mathbf{x}', \mathbf{u}')]$$
$$V(\mathbf{x}) = \max_{\mathbf{u}} Q(\mathbf{x}, \mathbf{u}) \tag{6.24}$$

のように，行動価値関数 Q の更新式（式 (6.24) の第一式）と，Q の最大化により価値関数 V と制御信号 $\mathbf{u}$ を決定する式（式 (6.24) の第二式）に分かれる．したがって，価値関数 V は行動価値関数 Q から求まるから，Q 学習では行動価値関数 Q をより基礎的な関数と考える．

　式 (6.24) も遷移確率 $p(\mathbf{x}'|\mathbf{x}, \mathbf{u})$ に依存しているので，価値関数の場合と同様に，実際に観察された状態遷移と制御信号 $(\mathbf{x}', \mathbf{x}, \mathbf{u})$ を用いて，以下の TD 誤差

$$\delta(\mathbf{x}', \mathbf{x}, \mathbf{u}) = r(\mathbf{x}', \mathbf{x}, \mathbf{u}) + \gamma \max_{\mathbf{u}'} Q^{\boldsymbol{\pi}}(\mathbf{x}', \mathbf{u}') - Q^{\boldsymbol{\pi}}(\mathbf{x}, \mathbf{u}) \tag{6.25}$$

を学習信号とすればよい．右辺には $\max_{\mathbf{u}'} Q^{\boldsymbol{\pi}}(\mathbf{x}', \mathbf{u}')$ の項があるため，実際に行った行

$\dagger$　「利用」と訳されることもある．

動 $\mathbf{u}$ に加えて，実際には行われなかった他の複数の行動 $\mathbf{u}'$ も考慮する必要があることになる．このため，Q 学習では与えられた状態 $\mathbf{x}$ で可能なすべての制御信号を考える必要がある．TD 誤差が与えられたら，Actor-Critic の場合と同様に，Q 関数は学習率を α として，

$$Q(\mathbf{x}, \mathbf{u}) \leftarrow Q(\mathbf{x}, \mathbf{u}) + \alpha \delta(\mathbf{x}', \mathbf{x}, \mathbf{u}) \tag{6.26}$$

と更新すればよい．式 (6.24) の第二式から，制御則は行動価値関数を最大化するもの

$$\mathbf{u}(\mathbf{x}) = \arg \max_{\mathbf{u}'} Q(\mathbf{x}, \mathbf{u}') \tag{6.27}$$

を選べばよい．しかし，行動価値関数が学習できていない段階では，不正確な Q 関数を最大化する制御則では最適解にたどり着けない可能性があるので，探索的な制御則とするのがよい場合もあるだろう．その際は，制御則を確率的として，再びソフトマックス関数

$$p(\mathbf{u}|\mathbf{x}) = \frac{e^{\beta Q(\mathbf{x}, \mathbf{u})}}{\displaystyle\sum_{\mathbf{u}'} e^{\beta Q(\mathbf{x}, \mathbf{u}')}} \tag{6.28}$$

を採用することもある．β は行動の探索を制御するパラメタで，統計力学のボルツマン分布との類似性から逆温度と呼ばれる．式 (6.28) において $\beta \to \infty$ の極限をとると式 (6.27) になることから，式 (6.28) は式 (6.27) を特殊な場合として含む．$\beta \to \infty$ では最大の Q 値を与える行動が確率 1 で，$\beta \to 0$ では Q の値に関係なくすべての行動が等確率で選ばれるのが，ソフトマックス関数の特徴である．

Actor-Critic アルゴリズムでは制御則がベルマン最適方程式から直接導かれなかったのに対し，Q 学習はベルマン最適方程式から導かれる素直な確率学習となっている．しかし，状態と行動の両方の空間で学習する必要があり，学習には時間がかかる．特に，行動が連続値をとる場合には Q 学習の探索空間は膨大となるので，Actor-Critic アルゴリズムのほうが現実的である．

6.5 ドーパミン細胞と脳内報酬表現

強化学習の一つの特徴は，報酬（罰則）から学習する際に，常に価値関数 $V(\mathbf{s})$ もしくは行動価値関数 $Q(\mathbf{s}, \mathbf{a})$ という量を計算し，状態や行動を評価しているということである[†]．その価値関数により，次にとる行動を決める．もう一つの特徴は，価値関数の学習

[†] この節では，強化学習の慣習にならい，状態と行動を表す変数として，それぞれ $\mathbf{s}$ と $\mathbf{a}$ を用いる．

に，報酬の予測誤差である TD 誤差を用いているということである．TD 誤差は価値関数の差分であるので，価値関数の関数形の局所的な情報をもっている．TD 誤差を用いることで，無限未来への重み付け和を現在の報酬予測誤差で学習することができる．したがって，価値関数や TD 誤差を表現している神経活動が見つかれば，脳が強化学習を行っている一つの証拠となる．

神経科学において強化学習が注目されたのは，強化学習に現れる TD 誤差と報酬に関与するドーパミン神経細胞活動の類似性が指摘された以降のことである．1990 年代初頭から，基底核黒質緻密部のドーパミン神経細胞が報酬に対する反応性を示すことは，シュルツ（Wolfram Shultz）のグループにより報告されてきた．一方，強化学習における TD 誤差学習はサットンにより 1980 年代後半にすでに発表されていた（Sutton, 1988）．科学研究の興味深いところは，まったく異なる分野での独立な研究が一つになって，新しい視点を与えることである．基底核ドーパミン細胞と強化学習の関係もその一つの好例だろう．シュルツの論文では，報酬の条件づけ実験を行い，報酬に対するドーパミン細胞の神経活動を強化学習で見事に説明した（Schultz et al., 1997）（最近の電気生理研究に関してはシュルツによるレビュー（Schultz, 2016a, 2016b）がわかりやすい）．

彼らの実験では，サルに視覚刺激と報酬の条件づけを学習させ，学習前後のドーパミン細胞の神経活動を計測した．強化学習による神経活動の説明は以下のとおりである．まず学習前には視覚刺激と報酬の間に関係がつけられていないので，価値関数は 0 である．したがって，予測成分である価値関数の微分も 0 なので，TD 誤差は報酬が与えられたタイミングで生じる（図 6.1，学習前（報酬あり））．学習後には価値関数は視覚刺激呈示後から報酬をもらえるまで一定値をとるので，予測成分は視覚提示のときに正のピークを，報酬がもらえるときに負のピークをもつ（図 6.1，学習後（報酬あり））．予測の負のピークは報酬と打ち消し合うので，TD 誤差は視覚提示のタイミングで生じる．また，学習後に報酬がもらえなかったとすると，予測成分の負のピークは打ち消されないので，TD 誤差は視覚提示のタイミングで正の値を，報酬をもらえるはずだったタイミングで負の値をとる（図 6.1，学習後（報酬なし））．この TD 誤差はまさしくシュルツらがドーパミン細胞の神経活動として観察したものである．同じ実験をヒト fMRI で行った研究では，条件づけ学習前で報酬そのものに，学習後に視覚刺激に，反応のタイミングが早まる活動が，腹側線条体と前頭眼窩野に見出されることが報告されている（O'Doherty et al., 2003）．マーの「表現とアルゴリズムのレベル」の理解では，脳は TD 誤差を学習信号として採用していると考えられる．

TD 学習とドーパミン細胞の神経活動の発見を契機に，強化学習の枠組みで大脳基底核を理解する研究が一気に進んだ．そこでは，脳は強化学習のアルゴリズムをどのよう

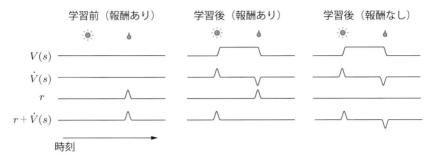

図 6.1 刺激と報酬の間の古典的条件づけと強化学習の関係．学習前（左）は TD 誤差は報酬が与えられたときに生じる．一方，学習後（中央）は刺激が与えられたときに TD 誤差が生じる．刺激が与えられたにもかかわらず報酬が与えられなかった場合（右），報酬が出なかったときに TD 誤差は負になる．

な神経回路で実現しているのかという問題が生じる．これはマーの「実装のレベル」の理解に関わる問題である．銅谷によると，線条体（被殻と尾状核）・淡蒼球・黒質などの皮質下核の集合からなる大脳基底核で強化学習の計算が行われているようである（Doya, 2002）．この論文では，大脳皮質の神経活動が表現する状態 $\mathbf{s}$ を入力として，線条体では価値関数 $V(\mathbf{s})$ または行動価値関数 $Q(\mathbf{s}, \mathbf{a})$ が，黒質緻密部では TD 誤差 δ が，そして淡蒼球では行動 $\mathbf{a}$ がそれぞれ計算されているという計算論モデルが提案されている．また，強化学習にはメタパラメタとして，式 (6.20) と式 (6.26) での価値関数の学習率 α，式 (6.22) と式 (6.28) での行動の探索を決める逆温度 β，そして式 (6.7) での報酬の割引率 γ の三つがある．これらはそれぞれ，アセチルコリン系，ノルアドレナリン系，セロトニン系といった神経修飾系に対応すると提案されている．

振り返ってみると，1980 年に出版された伊藤正男の『脳の設計図』には，大脳基底核に関して以下のような記述がある（伊藤正男，1980）．

> （大脳基底核には）とくに機械系と直接のアナロジーのできる対応物がないことは，制御理論的な観点からみても興味深いところである．

この本が出版された 1980 年はバートとサットンの TD 誤差学習の論文がまだ出版される前であることを考えると，この記述は納得がいく．強化学習はベルマンとカルマンらによる最適制御理論と，レスコーラ（Rescorla）とワグナー（Wagner）らによる動物の学習理論から発展したという背景をもつ（Niv, 2009）．まさに，『脳の設計図』の当時には神経科学者には知られていなかった，大脳基底核を理解するために適切な理論的枠組みと言えるだろう．

6.6 成功と失敗に基づく運動適応

第3章で説明した状態空間モデルでは，運動記憶が運動誤差により変化する様子を記述できた．しかし，運動学習においても，運動誤差が常に明確に与えられるとは限らない．むしろ動物は，獲物を捕らえられたか（取り逃がしたか），捕食者から逃げきれたか（または食べられたか），といった報酬と罰則から学習しなくてはならない．運動誤差に基づく運動学習と比較すると，報酬（または成功・失敗）に基づく運動学習に関する研究ははるかに少ない．誤差または報酬に基づく学習は同じなのか，それとも異なるのか，それらは脳のなかでどのようにして処理されているのか，未解明の点が多く残されている．運動適応や運動学習が誤差だけによるものではないことが，心理物理実験から知られている（Schmidt & Bjork, 1992）．

視覚運動回転課題（visuomotor rotation task）は運動適応の代表的な課題である．この課題では，通常は軌道や終点の誤差などといった運動の誤差を明確に与えて，被験者の学習曲線，後効果や他の条件への汎化などを調べる．一方，標的に当たったかどうかといった運動の成否のみを与える条件で回転変換に適応した場合，(1) 運動適応ができるのか，そして (2) 誤差を明確に提示した場合と成否のみで誤差を提示しない場合で適応の何が異なるのか，という疑問が生じる．

井澤とシャドメアは，上記の問いに応えるべく，目標位置とカーソル位置の誤差を与える条件（ERR 条件）と，目標に当たったかどうかの成否のみ与える条件（RWD 条件）で視覚運動回転課題を行った（Izawa & Shadmehr, 2011）．想像できるように，後者の条件のほうが難しく学習曲線のばらつきは大きかったが，両条件で被験者は回転変換に適応できることが示された（図 6.2A）．その適応後に，隣接する運動方向への汎化と自分の手先位置の自己報告を行った．ERR 条件に比べて RWD 条件の汎化は狭く，RWD 条件では隣接した運動方向には運動適応の効果が転移しなかった（図 6.2B）．また，ERR 条件では画面上のカーソルの位置（すなわち自分の手の位置から回転した位置）を指し，一方，RWD 条件では実際の自分の手の位置を指した（図 6.2C）．これらの結果から，二つの条件で被験者が運動適応できたにもかかわらず，背後のメカニズムは異なることが示唆された．特に，RWD 条件で手の位置が変更を受けなかったことから，自己の状態を推定する内部順モデルの学習が行われなかったと推測される．このことから，ERR 条件では内部順モデルの予測と実際の運動との誤差（予測誤差）を用いて，内部順モデルを学習していたと考えられ，したがってモデルベースの運動学習がなされたと言えよう．内部順モデルを用いた運動適応では隣接する標的にも内部順モデルの予測が使えるため，広い汎化が見られたと考えられる．一方，RWD 条件では，内部順モデルの学習ではなく，むしろ試行錯誤のなかでたまたま標的に当たった試行の制御

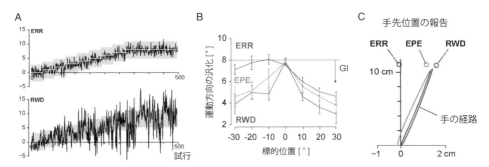

図 6.2 誤差条件（ERR 条件）と報酬条件（RWD 条件）による視覚回転適応．(A) ERR 条件と RWD 条件の学習曲線．(B) 視覚回転適応の多方向への汎化．(C) 被験者による手先位置の報告．Izawa & Shadmehr（2011）より（© Izawa & Shadmehr, CC-BY ライセンス）．

信号を強化しており，このため運動適応は訓練された標的に限定され，その結果狭い汎化が見られたのであろう．訓練に用いられた標的には両条件とも同様に適応したが，汎化と順モデルの予測を調べることで，ERR 条件と RWD 条件で異なる適応メカニズムが働いていることが明らかになった．

6.7 再び最適制御

再び最適制御と運動制御の問題を考えよう．以下では最適制御を解く際に，制御対象の順モデルの知識が必要になることをリッカチ方程式から復習しよう．もう一度問題を整理するため，特に決定論的かつ時不変線形の力学系

$$\dot{\mathbf{x}}(t) = \mathbf{A}\mathbf{x}(t) + \mathbf{B}\mathbf{u}(t) \tag{6.29}$$

を評価関数

$$J = \int_{t_0}^{t_\mathrm{f}} \frac{1}{2}(\mathbf{x}^\top(t)\mathbf{Q}\mathbf{x}(t) + \mathbf{u}^\top(t)\mathbf{R}\mathbf{u}(t))\,\mathrm{d}t + \frac{1}{2}\mathbf{x}^\top(t_\mathrm{f})\mathbf{Q}_\mathrm{f}\mathbf{x}(t_\mathrm{f}) \tag{6.30}$$

で最適制御することを考えよう．ポントリャーギンの最小原理もしくはダイナミックプログラミングから，リッカチ方程式は

$$\frac{\mathrm{d}}{\mathrm{d}t}\mathbf{P}(t) + \mathbf{A}^\top \mathbf{P}(t) + \mathbf{P}(t)\mathbf{A} + \mathbf{Q} - \mathbf{P}(t)\mathbf{B}\mathbf{R}^{-1}\mathbf{B}^\top \mathbf{P}(t) = 0 \tag{6.31}$$

となる（Appendix C および H 参照）．特に終時間 t_f を無限にした無限時間の最適制御では，行列 $\mathbf{P}$ は時間によらない定数行列となり，以下の**代数的リッカチ方程式**（algebraic

Riccati equation）

$$\mathbf{A}^\top \mathbf{P} + \mathbf{P}\mathbf{A} + \mathbf{Q} - \mathbf{P}\mathbf{B}\mathbf{R}^{-1}\mathbf{B}^\top \mathbf{P} = 0 \tag{6.32}$$

を満たす．ひとたび行列 $\mathbf{P}$ が求まれば，制御則はフィードバックゲイン行列

$$\mathbf{L} = \mathbf{R}^{-1}\mathbf{B}^\top \mathbf{P} \tag{6.33}$$

を用いて，$\mathbf{u} = -\mathbf{L}\mathbf{x}$ なるフィードバック制御を導くことができる．しかし，行列 $\mathbf{P}$ の
リッカチ方程式を解くためには，運動方程式に現れる行列 $\mathbf{A}$ と $\mathbf{B}$ を知らなければなら
ない．制御則を求めるためには，制御対象の力学（すなわち順モデル）の知識が要るわ
けである．

　強化学習では，内部順モデルである遷移確率を実際の行動と状態遷移（いまの状態と次
の状態）で置き換えることを行った．同じような考え方で，実際に用いられた制御信号と
観測された運動を内部順モデルの知識の代わりとすることで，最適制御のリッカチ方程式
(6.32) が解けることを示したジャンらの研究を紹介しよう（Jiang & Jiang, 2014）．そ
の準備として，リッカチ方程式の数値的解法を見ることにする．リッカチ方程式 (6.32)
は行列 $\mathbf{P}$ に関して二次なので，式 (6.33) を用いて

$$(\mathbf{A} - \mathbf{B}\mathbf{L})^\top \mathbf{P} + \mathbf{P}(\mathbf{A} - \mathbf{B}\mathbf{L}) + \mathbf{Q} + \mathbf{L}^\top \mathbf{R}\mathbf{L} = 0 \tag{6.34}$$

$$\mathbf{L} = \mathbf{R}^{-1}\mathbf{B}^\top \mathbf{P} \tag{6.35}$$

と分解して書いてみよう．これにより，行列 $\mathbf{P}$ に関して見かけ上線形化できた．これ
は Appendix J で説明するクロネッカー積の方法で解くことができる．式 (6.34) と式
(6.35) がもともとの式 (6.32) と等価であることは，行列 $\mathbf{L}$ を消去すればわかる．した
がって，リッカチ方程式は以下のアルゴリズムで求めることができる．

- ステップ 0：$k = 0$ として，$\mathbf{A} - \mathbf{B}\mathbf{L}_0$ が安定であるように（すべての固有値の実部
  が負であるように）行列 $\mathbf{L}_0$ を初期化する．

- ステップ 1：行列 $\mathbf{L}_k$ が与えられているとして

$$(\mathbf{A} - \mathbf{B}\mathbf{L}_k)^\top \mathbf{P}_{k+1} + \mathbf{P}_{k+1}(\mathbf{A} - \mathbf{B}\mathbf{L}_k) + \mathbf{Q} + \mathbf{L}_k^\top \mathbf{R}\mathbf{L}_k = 0 \tag{6.36}$$

  を解き，行列 $\mathbf{P}_{k+1}$ を求める．

- ステップ 2：行列 $\mathbf{P}_{k+1}$ を用いて行列 $\mathbf{L}$ を

$$\mathbf{L}_{k+1} = \mathbf{R}^{-1}\mathbf{B}^\top \mathbf{P}_{k+1} \tag{6.37}$$

で更新し，行列 $\mathbf{L}_{k+1}$ とする．

● ステップ 3：$k \leftarrow k+1$ とし，収束するまでステップ 1，2 を繰り返す．

このアルゴリズムを用いると，評価関数は $\mathbf{P}_{k+1} \leq \mathbf{P}_k$ と単調非増加であり，リッカチ方程式の解 $\mathbf{P}_*$ に収束すること（$\lim_{k \to \infty} \mathbf{P}_k = \mathbf{P}_*$）が知られている（Kleinman, 1969）．

上記のアルゴリズムではまだ行列 $\mathbf{A}$ と $\mathbf{B}$ を陽に使っているので，これを使わないアルゴリズムに書き換えてみよう．まず式 (6.34) の左辺から $\mathbf{x}^\top$，右辺から $\mathbf{x}$ を掛けると

$$\mathbf{x}^\top \{(\mathbf{A} - \mathbf{BL})^\top \mathbf{P} + \mathbf{P}(\mathbf{A} - \mathbf{BL}) + \mathbf{Q} + \mathbf{L}^\top \mathbf{RL}\}\mathbf{x}$$
$$= \dot{\mathbf{x}}^\top \mathbf{Px} + \mathbf{x}^\top \mathbf{P}\dot{\mathbf{x}} + \mathbf{x}^\top \mathbf{Qx} + \mathbf{u}^\top \mathbf{Ru} \tag{6.38}$$

であることがわかる．ここで $\dot{\mathbf{x}} = \mathbf{Ax} + \mathbf{Bu} = (\mathbf{A} - \mathbf{BL})\mathbf{x}$ を用いた．この式を書き換えると，

$$\frac{\mathrm{d}}{\mathrm{d}t}(\mathbf{x}^\top \mathbf{Px}) = -\mathbf{x}^\top \mathbf{Qx} - \mathbf{u}^\top \mathbf{Ru} \tag{6.39}$$

であることがわかる．状態の時間微分 $\dot{\mathbf{x}}$ を導入することで，行列 $\mathbf{A}$ と $\mathbf{B}$ を消すことができた．さらに区間 $[t, t + \Delta t]$ で積分して

$$\mathbf{x}(t + \Delta t)^\top \mathbf{Px}(t + \Delta t) - \mathbf{x}(t)^\top \mathbf{Px}(t)$$
$$= -\int_t^{t+\Delta t} (\mathbf{x}(t')^\top \mathbf{Qx}(t')^\top + \mathbf{u}(t')^\top \mathbf{Ru}(t'))\mathrm{d}t'$$
$$\approx (\mathbf{x}(t)^\top \mathbf{Qx}(t)^\top + \mathbf{u}(t)^\top \mathbf{Ru}(t))\Delta t \tag{6.40}$$

を得る．まとめると，リッカチ方程式に現れていた行列 $\mathbf{A}$ と $\mathbf{B}$ を，$\mathbf{x}(t)$，$\mathbf{x}(t + \Delta t)$，$\mathbf{u}(t)$ で置き換えたことに対応する．実際の状態遷移と制御信号が与えられた際の行列 $\mathbf{P}$ の条件式となる．たくさんの時間ステップに対して，現在の状態，次の状態そして制御信号の組が与えられれば，行列 $\mathbf{P}$ を最小二乗法で決定することができる．

この方程式は行列 $\mathbf{P}$ に対して線形だが，状態 $\mathbf{x}$ に挟まれているため，少々不便である．この方程式を解くためには，行列 $\mathbf{P}$ をベクトル化した $\mathrm{vec}(\mathbf{P})$ を導入すると便利である．行列のクロネッカー積の公式

$$\mathbf{x}^\top \mathbf{Px} = (\mathbf{x}^\top \otimes \mathbf{x}^\top)\mathrm{vec}(\mathbf{P}) \tag{6.41}$$

を用いると，

$$(\mathbf{x}(t + \Delta t)^\top \otimes \mathbf{x}(t + \Delta t)^\top - \mathbf{x}(t)^\top \otimes \mathbf{x}(t)^\top)\mathrm{vec}(\mathbf{P})$$

$$= (\mathbf{x}(t)^\top \mathbf{Q}\mathbf{x}(t) + \mathbf{u}(t)^\top \mathbf{R}\mathbf{u}(t))\Delta t \tag{6.42}$$

と変形できる（クロネッカー積と関連する公式や $\mathrm{vec}(\mathbf{P})$ に関しては Appendix K を参照のこと）．この方程式 (6.42) は各時刻に対して成立するものだから，$t_i = i\Delta t\ (i = 0, 1, \cdots, N)$ とすると，行列としてまとめれば，

$$
\begin{pmatrix}
\mathbf{x}(t_N)^\top \otimes \mathbf{x}(t_N)^\top - \mathbf{x}(t_{N-1})^\top \otimes \mathbf{x}(t_{N-1})^\top \\
\vdots \\
\mathbf{x}(t_2)^\top \otimes \mathbf{x}(t_2)^\top - \mathbf{x}(t_1)^\top \otimes \mathbf{x}(t_1)^\top \\
\mathbf{x}(t_1)^\top \otimes \mathbf{x}(t_1)^\top - \mathbf{x}(t_0)^\top \otimes \mathbf{x}(t_0)^\top
\end{pmatrix} \mathrm{vec}(\mathbf{P})
$$
$$
=
\begin{pmatrix}
(\mathbf{x}(t_{N-1})^\top \mathbf{Q}\mathbf{x}(t_{N-1}) + \mathbf{u}(t_{N-1})^\top \mathbf{R}\mathbf{u}(t_{N-1}))\Delta t \\
\vdots \\
(\mathbf{x}(t_1)^\top \mathbf{Q}\mathbf{x}(t_1) + \mathbf{u}(t_1)^\top \mathbf{R}\mathbf{u}(t_1))\Delta t \\
(\mathbf{x}(t_0)^\top \mathbf{Q}\mathbf{x}(t_0) + \mathbf{u}(t_0)^\top \mathbf{R}\mathbf{u}(t_0))\Delta t
\end{pmatrix} \tag{6.43}
$$

となる．ここには力学を定義する行列 $\mathbf{A}$ と $\mathbf{B}$ は現れず，その代わり実際に観察された状態と制御則に置き換わっていることに注意しよう．この式で未定なのは行列 $\mathbf{P}$ のみなので，疑似逆行列を用いて解くことができる．したがって，状態変数 $\{\mathbf{x}(t_i)\}_{i=0}^N$ と制御信号 $\{\mathbf{u}(t_i)\}_{i=0}^{N-1}$ が与えられれば行列 $\mathbf{P}$ が求まる．制御対象の順モデルである行列 $\mathbf{A}$ と $\mathbf{B}$ を用いずにリッカチ方程式が解けるのである．

　しかし上の議論では少々ズルをしている．というのは，制御信号を決めるのにフィードバックゲインを計算する必要があり，フィードバックゲインには行列 $\mathbf{P}$ が含まれているからである．したがって，行列 $\mathbf{P}$ とフィードバックゲイン $\mathbf{L}$ を同時に求める式を考える必要がある．ジャンらはここでの議論を拡張して，

$$\mathbf{x}(t+\Delta t)^\top \mathbf{P}_{k+1}\mathbf{x}(t+\Delta t) - \mathbf{x}(t)^\top \mathbf{P}_{k+1}\mathbf{x}(t)$$
$$\approx \mathbf{x}(t)^\top(\mathbf{Q} + \mathbf{L}_k^\top \mathbf{R}\mathbf{L}_k)\mathbf{x}(t)\Delta t + 2\mathbf{x}(t)^\top \mathbf{L}_k^\top \mathbf{R}\mathbf{L}_{k+1}\mathbf{x}(t)^\top \Delta t \tag{6.44}$$

という式を導出している．この式では，行列 $\mathbf{L}_k$ が与えられたとき，行列 $\mathbf{P}_{k+1}$ と行列 $\mathbf{L}_{k+1}$ に関して線形となっており，二つの行列の同時更新式となっている．この式を用いれば，状態変数 $\{\mathbf{x}(t_i)\}_{i=0}^N$ から行列 $\mathbf{P}$ とフィードバックゲイン $\mathbf{L}$ を同時に決めることができる．この枠組みを使えば，内部順モデルの知識を仮定せずに運動適応の過程を記述することができる．1 回目の試行で得られた $\{\mathbf{x}(t_i)\}_{i=0}^N$ から行列 $\mathbf{P}$ と $\mathbf{L}$ を更新する．その更新した制御則で 2 回目の試行を行い，新たに $\{\mathbf{x}(t_i)\}_{i=0}^N$ が得られる．再び行列 $\mathbf{P}$ と $\mathbf{L}$ を更新する．これを繰り返すことで，試行ごとの運動適応をモデル化する

ことができる．再度強調するが，ここでは内部順モデルの行列 **A** と **B** を陽に使っていない．運動で得られた状態の時系列を用いているのである．これはヒトが運動適応で得られる観測データと同じであり，より現実に近い形で運動適応をモデル化したものと考えられよう．

再最適化としての運動適応再考

第5章の確率論的最適制御の箇所では，運動適応が課された外乱をキャンセルするのではなく，新たな力学的条件で運動を再最適化することを示した井澤らの研究を紹介した．そこではどのような外乱が課されたかという情報が既知である，すなわち運動適応前後の力学の行列 **A** と **B** が学習済みであるとして，最適制御を解いて実験結果を説明している．この研究は運動適応に関する新たな視点を与えるものだが，力学の行列をどのように学習するかに関しては未解決のままである．また，運動適応前後の力学行列を用いているため，試行ごとの運動適応過程を記述することができない．いままで説明してきたように，力学の行列で表現される内部順モデルも同様に経験から学習すべきものである．

ジャンらは上記で説明した枠組みを用いて，粘性外力場と発散外力場に関する運動適応の過程をモデル化した（Jiang & Jiang, 2014）．粘性外力場では試行を重ねるごとにまっすぐの軌道を回復する様子を再現する（図 6.3A（2））．このモデルでは順モデルを陽に使わずに，ある試行で観察された運動軌道を用いて，式 (6.44) によりフィードバックゲイン **L** を更新する．適応前の軌道はほぼ直線だが（図 6.3A（1）），適応後の軌道は直線ではなく少々曲がったものとなり（図 6.3A（3）），井澤らの結果を再現している．また，適応後に外力場を打ち切ると外力場とは反対方向に軌道が逸れる後効果も再現できる（図 6.3A（4））．

粘性場に加えて，運動を不安定にする発散場（divergent field）のシミュレーションも行っている．発散場では x 方向に比例する不安定な外力場であり，少しでも原点から逸れるとさらに原点から離れる力が加わる．この不安定性のため，適応中は標的に達することができず，左右に大きく逸れた軌道となってしまう（図 6.3B（2））．このような不安定な外力場に対応するためには，ガタガタ揺れるバスのなかで立っているときに両足を踏ん張るように，上腕を固くするインピーダンス制御を行う必要がある（Burdet et al., 2001）．モデルでは，フィードバックゲイン **L** において y 方向のインピーダンスは変化させることなく，x 方向のインピーダンスを増加させることで，発散外力場に適応してまっすぐの軌道を取り戻す（図 6.3B（3））．適応後に発散外力場を打ち切ると，x 方向への軌道のばらつきは小さくなる（図 6.3B（4））．これは実験で報告されたとおりである（Burdet et al., 2001）．

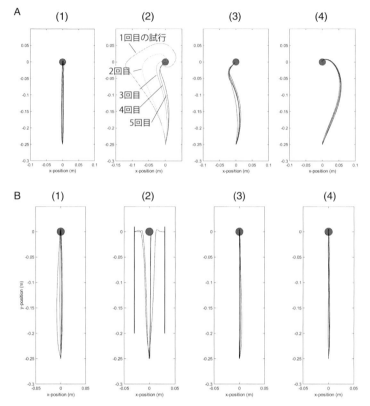

図 6.3 運動適応過程のモデル化．(A) 粘性外力場と (B) 発散外力場に対する運動適応過程を示す．それぞれ，(1) 運動適応前，(2) 運動適応中，(3) 運動適応後，(4) 後効果の様子．粘性外力場への運動適応 (A2) では，適応開始から 5 試行の軌跡を示した．

フィードバック行列を求める方法として，与えられた内部順モデルの行列 $\mathbf{A}$ と $\mathbf{B}$ を用いてリッカチ方程式 (6.32) を解く方法と，実際の制御信号と観測された運動軌道を用いて式 (6.43)（もしくは式 (6.44)）を解く方法があることを見てきた．マーの表現・アルゴリズムのレベルの観点から考えると，行列そのものが表現されて最適制御問題が解かれるとする前者の方法は，脳内で用いられているとは考えにくい．一方，運動軌道は視覚系の入力として，制御信号は**遠心性コピー**（efference copy）[†] として，それぞれ脳のなかで表現されている．したがって，実際の運動軌道と制御信号に基づく後者の方法は，脳内の表現に基づくものであるから，脳が採用しているアルゴリズムとしてはもっともらしいと考えられる．

[†] 運動制御信号は運動野から上腕や眼球といった運動器官へと遠心性に送られるだけでなく，感覚野などの他の脳部位にも送られる．この制御信号のコピーを遠心性コピーと呼ぶ．また，遠心性コピーは随伴発射（collorary discharge）と呼ばれることもある．

まとめ

制御対象の状態遷移確率（順モデル）と評価関数（報酬）は外界のモデルと考えることができる．ダイナミックプログラミングと強化学習はどちらもベルマン最適方程式を解くことを目標とするが，ダイナミックプログラミングは外界のモデルを陽に用いるモデルベースの方法であるのに対し，強化学習は外界のモデルの知識を仮定しないモデルフリーの方法である．強化学習では外界との相互作用を通して得られた実際の状態遷移や報酬を用いて，外界のモデルの代わりとする．TD誤差は現在の価値関数がどれくらいよいかを判断する基準であり，Actor-Critic法やQ学習で中心的な役割を果たす．また，TD誤差は大脳基底核ドーパミン細胞の活動をよく再現することから，基底核回路で強化学習が実装されていると考えられている．近年運動適応にも強化学習は適用されており，誤差で学習する運動適応と報酬で学習する運動適応は脳内で異なるメカニズムで処理されていることがわかってきている．

参考文献

Barto, A. G., Sutton, R. S., & Anderson, C. W. (1983). Neuronlike adaptive elements that can solve difficult learning control problems. *IEEE Transactions on Systems, Man, and Cybernetics*(5), 834–846.

Burdet, E., Osu, R., Franklin, D. W., Milner, T. E., & Kawato, M. (2001). The central nervous system stabilizes unstable dynamics by learning optimal impedance. *Nature, 414*(6862), 446–449. doi:10.1038/35106566

Doya, K. (2002). Metalearning and neuromodulation. *Neural Networks, 15*(4–6), 495–506.

Izawa, J., & Shadmehr, R. (2011). Learning from sensory and reward prediction errors during motor adaptation. *PLoS Computational Biology, 7*(3), e1002012. doi:10.1371/journal.pcbi.1002012

Jiang, Y., & Jiang, Z.-P. (2014). Adaptive dynamic programming as a theory of sensorimotor control. *Biological Cybernetics, 108*(4), 459–473.

Kleinman, D. (1969). Optimal stationary control of linear systems with control-dependent noise. *IEEE Transactions on Automatic Control, 14*(6), 673–677.

Niv, Y. (2009). Reinforcement learning in the brain. *Journal of Mathematical Psychology, 53*(3), 139–154.

O'Doherty, J. P., Dayan, P., Friston, K., Critchley, H., & Dolan, R. J. (2003). Temporal difference models and reward-related learning in the human brain. *Neuron, 38*(2), 329–337.

Olds, J. (1956). Pleasure centers in the brain. *Scientific American, 195*(4), 105–117.

Olds, J., & Milner, P. (1954). Positive reinforcement produced by electrical stimulation of septal area and other regions of rat brain. *Journal of Comparative and Physiological Psychology, 47*(6), 419–427.

Rao, R. P., & Sejnowski, T. J. (2003). Self-organizing neural systems based on predictive learning. *Philos Trans A Math Phys Eng Sci, 361*(1807), 1149–1175. doi:10.1098/rsta.2003.1190

Schmidt, R. A., & Bjork, R. A. (1992). New conceptualizations of practice: Common principles in three paradigms suggest new concepts for training. *Psychological Science, 3*(4), 207–218.

Schultz, W. (2016a). Dopamine reward prediction-error signalling: a two-component response. *Nature Reviews Neuroscience, 17*(3), 183–195. doi:10.1038/nrn.2015.26

Schultz, W. (2016b). Dopamine reward prediction error coding. *Dialogues Clin Neurosci*, *18*(1), 23–32.

Schultz, W., Dayan, P., & Montague, P. R. (1997). A neural substrate of prediction and reward. *Science*, *275*(5306), 1593–1599.

Sutton, R. S. (1988). Learning to predict by the methods of temporal differences. *Machine Learning*, *3*(1), 9–44.

Watkins, C. J., & Dayan, P. (1992). Q-learning. *Machine Learning*, *8*(3–4), 279–292.

伊藤正男（1980）『脳の設計図』. 中央公論社.

コラム7：運動野からの単一細胞記録

　　　ヒューベルとウィーゼルは麻酔下の動物を用いて実験を行ったが，随意的な運動制御を調べるには覚醒下の動物から記録する必要がある. マウントキャッスル（Vernon B. Mountcastle, 1918-2015）から覚醒動物の記録法を伝授されたエヴァーツ（Edward V. Evarts, 1926-1985）は，手首伸展・屈曲課題中のサルの第一次運動野から単一細胞記録を行った（Evarts, 1966）. まず錐体路神経線維を刺激した際の逆行性の反応から，錐体路神経細胞であることを確認し，手首運動に関わる神経活動を記録した. この実験で巧妙な点は，サルが手首屈伸運動をする際，滑車を通じて重りを課すことができる点である. このため，手首運動が見かけ上同じでも，必要な力の大きさを変えることができて，運動（キネマティクス）と力（ダイナミクス）を分離することができるのである. その結果，同じ手首運動でもより大きな力が必要な場合には神経活動が増加し，少ない力が必要な場合には神経活動が減少する神経細胞が見つかった（Evarts, 1968）. この結果から，エヴァーツは第一次運動野ではキネマティクスではなくダイナミクスが表現されていると考えた. エヴァーツの最大の貢献は，動物の慢性記録で随意運動の神経活動を調べられるように，動物のオペラント条件づけの実験パラダイムを開発したことであろう. 課題中の動物のさまざまな脳部位からの活動記録が可能になり，第一次運動野・運動前野・補足運動野・前補足運動野における異なる機能的役割が解明され，運動制御でも階層的情報処理が行われていることが明らかになった.

　　　日本における霊長類の電気生理学研究はエヴァーツによるところが大きい. 創設されたばかりの京都大学霊長類研究所に招かれたエヴァーツは，サルのオペラント条件づけによる行動訓練法，実験制御のための電子回路製作，単一細胞記録といった電気生理学の技術を伝えていった. その際，エヴァーツは流暢な日本語で講演したという. 携帯型のカセットテープで日本語を聞き続けるという，米陸軍の外国語学習プログラムで日本語を習得したとのことである（三上，2009）.

Evarts, E. V. (1966). Pyramidal tract activity associated with a conditioned hand movement in the monkey. *Journal of Neurophysiology*, 29(6), 1011–1027.

Evarts, E. V. (1968). Relation of pyramidal tract activity to force exerted during voluntary movement. *Journal of Neurophysiology*, 31(1), 14–27.

三上章允（2009）. 細胞レベルの霊長類脳機能研究40年. 霊長類研究, 24(3), 197–212.

第7章

システム同定
―運動適応過程のリバースエンジニアリング―

数学や物理というのは，神様のやっているチェスを横から眺めて，そこにどんなルールがあるのか，どんな美しい法則があるのか，探していくことだ．
——リチャード・P・ファインマン[†]

いままで見てきたように，状態空間モデルは運動学習過程を統一的に説明するモデルであり，最適推定や最適制御の定式化に欠かせない．一方，状態空間モデルに含まれる行列の値は，運動方程式などといった物理的要請から決定できることもあるが，運動適応の学習係数などは未知のパラメタであることが多い．したがって，与えられた実験データから状態空間モデルのパラメタを決定する必要がある．このパラメタ推定は制御理論においてシステム同定（system identification）と呼ばれる．冒頭の引用のようにファインマンは数学や物理を自然界のシステム同定とみなした．我々は，ある入力（たとえば外力場）とそれに対応する被験者の出力（たとえば腕の軌道）が与えられた際，脳の適応メカニズムのシステム同定を行うのである．ここでは，システム同定の代表的な手法（予測誤差法，Expectation-Maximization 法，部分空間同定法）を紹介し，ヒト運動適応実験への応用例を紹介する．

7.1★　システム同定と状態空間モデルの不定性

ある系を考えたとき，その系への入力とその系からの出力が与えられたときにその系の入出力関係を推定することを，制御工学の分野でシステム同定と呼ぶ．ここでは線形時不変の状態空間モデル

$$\mathbf{x}_{k+1} = \mathbf{A}\mathbf{x}_k + \mathbf{B}\mathbf{u}_k$$
$$\mathbf{z}_k = \mathbf{C}\mathbf{x}_k \tag{7.1}$$

[†] 坪井忠二訳（1967）『ファインマン物理学 1〈力学〉』，岩波書店 より引用．

を考えよう.状態空間モデルの入力は制御信号 $\mathbf{u}_k$,出力は観測変数 $\mathbf{z}_k$ である.これらの時系列 $\{\mathbf{u}_0, \mathbf{u}_1, \cdots, \mathbf{u}_{T-1}\}$ と $\{\mathbf{z}_0, \mathbf{z}_1, \cdots, \mathbf{z}_T\}$ が与えられた際に,システム同定の問題は「状態空間モデルの行列 $\mathbf{A}$,$\mathbf{B}$,$\mathbf{C}$ の各要素を推定する」ことである.運動適応の例で言えば,入力は被験者に与えられる各試行の外乱(例:プリズムによる視覚の変位や手に課される外力場),出力は被験者の運動出力(例:手先の軌道)である.その際,行列 $\mathbf{A}$ に含まれる記憶の保持率や行列 $\mathbf{B}$ に含まれる学習率を推定することで,脳内の運動適応過程に関する理解を目指すのである.

状態空間モデルに関して,一つ注意をしておこう.ある入出力関係を記述する状態空間モデルは唯一に決まらず,変換でつながる状態空間モデル間は同値であることを,第3章で見た.この不定性を取り除くための一つの方法として,状態空間モデルに現れる行列の形に制約を置くことが考えられる.たとえば,状態変数の各成分は独立に時間発展するとして,行列 $\mathbf{A}$ を次のように対角形(すなわち非対角成分が 0 の形),

$$\mathbf{A} = \begin{pmatrix} \lambda_1 & \cdots & 0 \\ \vdots & \ddots & \vdots \\ 0 & \cdots & \lambda_n \end{pmatrix} = \mathrm{diag}(\lambda_1, \cdots, \lambda_n) \tag{7.2}$$

に限定する.この対角化により,行列 $\mathbf{A}$ のもつ n^2 個の自由度を n 個に制限し,また行列 $\mathbf{A}$ の固有値を時間スケールの逆数として理解することができる.ここで,系の安定性の条件は,連続時間の系の場合にはすべての i に関して $\mathrm{Re}\,\lambda_i < 0$,離散時間の系の場合にはすべての i に関して $|\lambda_i| < 1$ である.もう一つのやり方として,連続時間の系では

$$\mathbf{A} = \begin{pmatrix} 0 & 1 & 0 & \cdots & 0 \\ 0 & 0 & 1 & \cdots & 0 \\ 0 & 0 & 0 & \cdots & 0 \\ \vdots & \vdots & \vdots & \ddots & \vdots \\ -a_n & -a_{n-1} & -a_{n-2} & \cdots & -a_1 \end{pmatrix} \tag{7.3}$$

の形にとることもよく行われる.行列のこの形は,**制御の正準形**(canonical form of control)と呼ばれる.

7.2 予測誤差法

予測誤差法とは ★

予測誤差法では,モデル出力と実験データの二乗誤差を最小化することで,状態空間

モデルのパラメタを最適化する．状態空間モデルがあるパラメタ θ で特徴づけられ，

$$
\begin{aligned}
\mathbf{x}_{k+1} &= \mathbf{A}(\theta)\mathbf{x}_k + \mathbf{B}(\theta)\mathbf{u}_k \\
\mathbf{z}_k &= \mathbf{C}(\theta)\mathbf{x}_k
\end{aligned}
\tag{7.4}
$$

の形で与えられるとする．たとえば制御の正準形であれば，行列 $\mathbf{A}$ に関しては $\theta = (a_1 \ \cdots \ a_n)^\top$ とおくことができよう．一つのあるパラメタの値は状態空間モデルを定義する．ここで制御信号入力が与えられたとすると，この状態空間モデルを用いて，$\hat{\mathbf{z}}_0(\theta)$，$\hat{\mathbf{z}}_1(\theta)$，$\cdots$，$\hat{\mathbf{z}}_T(\theta)$ を計算することができて，その際パラメタ θ は二乗誤差

$$
\hat{\theta} = \arg \min_{\theta} \sum_k (\mathbf{z}_k - \hat{\mathbf{z}}_k(\theta))^2
\tag{7.5}
$$

を最小にするものとして決めることができる．実際の観測変数の値と状態空間モデルから予測される値の間の誤差を最小にするので，**予測誤差法**（prediction error method）と呼ばれる（Ljung, 1987）．状態空間モデルは線形だが，式 (7.5) の右辺の最小化では必ずしも解析解が得られるとは限らない．また，上で説明したように，状態空間モデルには変換の不定性があるため，複数の等価な解が生じる可能性がある．一般に予測誤差法は，何らかの事前知識や仮定をもっていて状態空間モデルの形がある程度決まっている際に，いくつかのパラメタを推定するという問題設定に適している．

視覚回転運動適応の汎化

　第 3 章で議論したように，ある訓練条件で運動適応を行い適応が完了した後，その適応が他のテスト条件に影響を及ぼすことを**汎化**（generalization）と言う．汎化を調べることで，脳が運動適応をどのように処理しているかに関して理解することができる．たとえば，右手の運動でプリズムのずれに適応した後，その右手での適応が左手の運動に汎化するかどうか（両手間転移効果，intermanual transfer）を調べた研究がある．もし視覚処理でプリズムのずれに適応しているのであれば，右手で学習した適応は左手の運動に汎化するだろうし，運動制御でプリズムのずれに適応しているのであれば，左手の運動には汎化しないだろう．実験結果は汎化がないことを報告しており，この結果は，運動制御の側で運動適応が処理されているとする説を支持する．このように，訓練条件での運動適応を可能にするメカニズムが複数あるとき，それらが異なるテスト条件でどのような汎化を示すかを調べ，それと実験結果を比べることで，脳のなかで実際に用いられているメカニズムを特定することができる．

　外力粘性場への運動適応（3.5 節および第 3 章の図 3.3 を参照）に関しても，ある方向の適応が他の方向の運動にどのような影響を与えるかをヒトを被験者として調べた運

動適応実験がある（Thoroughman & Shadmehr, 2000; Donchin et al., 2003）.

　この実験では，円周上 45° 間隔に置かれた 8 方向の標的への運動を行う際に，手先の速度に比例する外力粘性場を課し，被験者がどのように試行ごとの運動適応を行ったかを調べた．具体的には，k 回目の試行である標的に運動を行った際の誤差が，次の $k+1$ 回目の試行での他の標的への運動にどのような影響を与えるかを調べ，状態空間モデルでモデル化した．8 方向への標的それぞれに対して，どれくらい適応したかを記述する運動記憶変数を考えて，状態空間ベクトルを $\mathbf{x} = (x_1 \; \cdots \; x_8)^\top$ として定義する．x_i は方向 i の運動適応の度合いとみなせる．学習率の (i, j) 成分 B_{ij} は，方向 j での運動誤差が方向 i の運動適応に与える汎化の度合いとして解釈できる．すなわち，このケースでは，システム同定の問題は汎化を求める問題でもある．第 3 章では他の標的への汎化と神経細胞の運動方向に対する反応特性が関係していることを見た．予測誤差法を用いて，行動データから行列 $\mathbf{B}$ を推定し，行列 $\mathbf{B}$ の成分に見られる汎化を説明するような反応特性をもつ脳部位を推定することができる．その結果，外力粘性場の運動方向への汎化は小脳神経細胞の反応特性からよく説明することが示された．これは小脳が運動適応に関わっているという臨床観察ともよく一致する．

　外力粘性場への適応はダイナミック適応である．では，キネマティック適応である視覚回転適応はどのような汎化を見せるだろうか（Tanaka et al., 2009）．ここで問いたいのは，ダイナミック運動適応とキネマティック運動適応が同じ部位で処理されているのか，それとも異なる部位で処理されているのかという問題である．これに答えるため，筆者らは視覚回転適応を状態空間モデルで定式化し，実験データをもとに予測誤差法でシステム同定を行った（図 7.1A）．その結果，広い運動方向に汎化を示すダイナミック適応とは対照的に，キネマティック適応では試行ごとの汎化は非常に狭く（図 7.1B），45°離れた隣の標的にすらほとんど汎化しないことがわかった（図 7.1C, D）．これは運動方向に対する選択性が非常に狭い（最適方向近傍でしか活動しない）脳部位で視覚回転適応が処理されていることを示唆している．このような神経細胞の特性は，頭頂葉の到達関連部位（parietal reach region, PRR）に見られるものである．このように狭い運動方向選択性を用いると，適応後に回転変換の汎化の仕方も説明できる．第 3 章で見たダイナミック適応での広い汎化と，ここで見たキネマティック適応の狭い汎化は対照的であり，これら二つの適応が異なる脳部位で処理されていることを示唆する（Krakauer et al., 1999）．この説を支持する結果として，最近の運動適応中の神経集団活動をモデル化した研究では，ダイナミック適応において運動前野から第一次運動野への投射が適応的に変化した一方，キネマティック適応では変化が見られなかったことを報告している（Perich et al., 2018）．心理物理，臨床観察，脳機能イメージングなどの先行研究から，ダイナミック適応は小脳と運動野，キネマティック適応は頭頂葉で，それぞれ処理

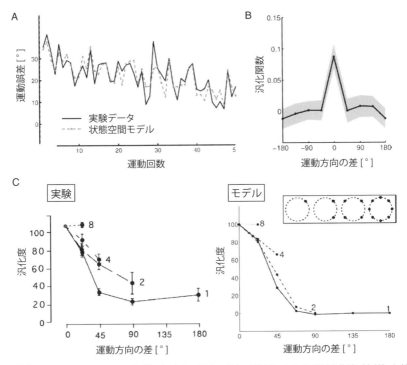

図 7.1 状態空間モデルによる視覚回転適応の記述．(A) 実験データからの学習曲線（実線）と状態空間モデル（破線）でのフィット．(B) 汎化関数．実線は平均値を，影部はブートストラップ法で求めた信頼区間を示している．(C) 1, 2, 4, または 8 個の標的に十分適応した後の汎化関数．左が実験，右が状態空間モデルからの再現．Tanaka et al. (2009) より改変．

されていると考えられている．

7.3 Expectation-Maximization 法

Expectation-Maximization 法とは ★

第 4 章では古典推定の一例として最尤法を議論した．ここでは，最尤法を用いたシステム同定，特に隠れ変数がある場合の最尤法のアルゴリズムである **Expectation-Maximization (EM) 法**を紹介しよう (Dempster et al., 1977)．先ほどの予測誤差法ではパラメタの最適化を行う一方，状態変数 x の推定は陽には行わなかった．EM 法は，状態変数の推定を計算する Expectation ステップ（E ステップ）と，E ステップで推定された状態変数に基づき尤度の最大化を計算する Maximization ステップ（M ステップ）を交互に行うことで，最尤推定を解く方法である．

観測変数 $\mathbf{Z} = \{\mathbf{z}_{0:T}\}$ が与えられたとき，パラメタ $\boldsymbol{\theta}$ を最尤法で求めることを考えよう．最尤法では，$\mathbf{Z}$ の対数尤度 $\log p(\mathbf{Z}|\boldsymbol{\theta})$ を最大化するようにパラメタ $\boldsymbol{\theta}$ を決定するのであった．一方，状態空間モデルでは状態変数 $\mathbf{X} = \{\mathbf{x}_{0:T}\}$ は直接観測できないので，隠れ変数と呼ばれる．隠れ変数を含めた同時分布 $p(\mathbf{X}, \mathbf{Z}|\boldsymbol{\theta})$ が計算できたとしても，その周辺分布である尤度関数 $p(\mathbf{Z}|\boldsymbol{\theta})$ を計算するために，隠れ変数に関する積分 $\int d\mathbf{X} p(\mathbf{X}, \mathbf{Z}|\boldsymbol{\theta})$ を行うのは難しい．したがって，積分で周辺分布を求めた後に最尤法を適用するという単純なアイディアはうまくいかない．

このように隠れ変数がある場合の最尤法の解法として，前述の Expectation-Maximization（EM）アルゴリズムという反復最適化法が知られている．核となるアイディアは，同時確率分布 $p(\mathbf{X}, \mathbf{Z}|\boldsymbol{\theta})$ と条件付き確率 $p(\mathbf{X}|\mathbf{Z}, \boldsymbol{\theta})$ や $p(\mathbf{Z}|\mathbf{X}, \boldsymbol{\theta})$ を使って，尤度関数の下限を導くことである．そのため，パラメタのある値 $\boldsymbol{\theta}$ に対応する対数尤度関数 $\log p(\mathbf{Z}|\boldsymbol{\theta})$ と，異なる値 $\boldsymbol{\theta}'$ に対応する対数尤度関数 $\log p(\mathbf{Z}|\boldsymbol{\theta}')$ の差 $\log p(\mathbf{Z}|\boldsymbol{\theta}) - \log p(\mathbf{Z}|\boldsymbol{\theta}')$ が満たす不等式を導こう．同時確率分布と条件付き確率の定義 $p(\mathbf{X}, \mathbf{Z}|\boldsymbol{\theta}) = p(\mathbf{X}|\mathbf{Z}, \boldsymbol{\theta}) p(\mathbf{Z}|\boldsymbol{\theta})$ から，対数尤度は $\log p(\mathbf{Z}|\boldsymbol{\theta}) = \log p(\mathbf{X}, \mathbf{Z}|\boldsymbol{\theta}) - \log p(\mathbf{Z}|\mathbf{X}, \boldsymbol{\theta})$ と分解できる．この両辺に $p(\mathbf{X}|\mathbf{Z}, \boldsymbol{\theta}')$ を掛けて $\mathbf{X}$ に関して和をとると（ここでパラメタの値が $\boldsymbol{\theta}'$ であることに注意して），

$$\log p(\mathbf{Z}|\boldsymbol{\theta}) = \sum_{\mathbf{X}} p(\mathbf{X}|\mathbf{Z}, \boldsymbol{\theta}') \log p(\mathbf{X}, \mathbf{Z}|\boldsymbol{\theta}) - \sum_{\mathbf{X}} p(\mathbf{X}|\mathbf{Z}, \boldsymbol{\theta}') \log p(\mathbf{Z}|\mathbf{X}, \boldsymbol{\theta})$$

(7.6)

という恒等式が得られる．この式を用いて $\log p(\mathbf{Z}|\boldsymbol{\theta}) - \log p(\mathbf{Z}|\boldsymbol{\theta}')$ を計算すると

$$\log p(\mathbf{Z}|\boldsymbol{\theta}) - \log p(\mathbf{Z}|\boldsymbol{\theta}')$$
$$= \sum_{\mathbf{X}} p(\mathbf{X}|\mathbf{Z}, \boldsymbol{\theta}') \log \frac{p(\mathbf{X}, \mathbf{Z}|\boldsymbol{\theta})}{p(\mathbf{X}, \mathbf{Z}|\boldsymbol{\theta}')} + \sum_{\mathbf{X}} p(\mathbf{X}|\mathbf{Z}, \boldsymbol{\theta}') \log \frac{p(\mathbf{Z}|\mathbf{X}, \boldsymbol{\theta}')}{p(\mathbf{Z}|\mathbf{X}, \boldsymbol{\theta})} \quad (7.7)$$

となる．この第2項は KL ダイバージェンスなので，非負の量である．したがって，パラメタを $\boldsymbol{\theta}'$ から $\boldsymbol{\theta}$ に変更した際の尤度関数の変化の下限は

$$\log p(\mathbf{Z}|\boldsymbol{\theta}) - \log p(\mathbf{Z}|\boldsymbol{\theta}') \geq \sum_{\mathbf{X}} p(\mathbf{X}|\mathbf{Z}, \boldsymbol{\theta}') \log \frac{p(\mathbf{X}, \mathbf{Z}|\boldsymbol{\theta})}{p(\mathbf{X}, \mathbf{Z}|\boldsymbol{\theta}')} \quad (7.8)$$

と与えられる．この不等式の右辺を最大にするようにパラメタを $\boldsymbol{\theta}'$ から $\boldsymbol{\theta}$ に更新すれば，尤度関数を増加させることができる．パラメタ $\boldsymbol{\theta}'$ がすでに与えられているとして，式 (7.8) の右辺で $\boldsymbol{\theta}$ に関係する項を取り出して，新たな関数 Q を

$$Q(\theta|\theta') = \mathrm{E}_{\mathbf{X}}\left[\log p(\mathbf{X}, \mathbf{Z}|\theta)|\mathbf{Z}, \theta'\right] = \sum_{\mathbf{X}} p(\mathbf{X}|\mathbf{Z}, \theta') \log p(\mathbf{X}, \mathbf{Z}|\theta) \quad (7.9)$$

と定義する．この Q 関数を θ に関して最大化することは，不等式 (7.8) の右辺を最大化することと等しいことがわかる．

EM アルゴリズムでは，与えられたパラメタ θ' に対して Q 関数を評価することを E ステップ，そして Q 関数を最大にするようにパラメタ θ を最適化することを M ステップとして，これらのステップの反復により尤度関数を最大化する．

1. E ステップ：与えられたパラメタ θ' に対して以下の Q 関数を計算する．

$$Q(\theta|\theta') = \mathrm{E}_{\mathbf{X}}[\log p(\mathbf{X}, \mathbf{Z}|\theta)|\mathbf{Z}, \theta'] = \sum_{\mathbf{X}} p(\mathbf{X}|\mathbf{Z}, \theta') \log p(\mathbf{X}, \mathbf{Z}|\theta)$$
$$(7.10)$$

2. M ステップ：E ステップで計算された Q 関数を最大化するような θ の値を求める．

$$\theta \leftarrow \arg \max_{\theta} Q(\theta|\theta') \qquad (7.11)$$

3. $\theta' \leftarrow \theta$ として，収束するまで E ステップと M ステップを繰り返す．

式 (7.10) と式 (7.11) により，EM アルゴリズムは尤度を増加させる方向にパラメタ θ を変化させる．したがって，EM アルゴリズムは局所的最小解を保証する（大域的最小解でないことに注意）．

ここまで EM アルゴリズムの一般論を説明したので，状態空間モデルに関して具体的に計算してみよう（Shumway & Stoffer, 1982）．まずは E ステップにおける Q 関数の計算である．ここでパラメタを $\theta' = \{\mathbf{A}', \mathbf{B}', \mathbf{C}', \mathbf{\Omega}^{\mathbf{w}'}, \mathbf{\Omega}^{\mathbf{v}'}\}$ と $\theta = \{\mathbf{A}, \mathbf{B}, \mathbf{C}, \mathbf{\Omega}^{\mathbf{w}}, \mathbf{\Omega}^{\mathbf{v}}\}$ として，同時確率密度関数の対数は

$$\begin{aligned}
\log p(\mathbf{X}, \mathbf{Z}|\theta) &= \log p(\mathbf{X}|\theta) + \log p(\mathbf{Z}|\mathbf{X}, \theta) \\
&= \log \left(\prod_{k=0}^{T-1} p(\mathbf{x}_{k+1}|\mathbf{x}_k, \theta) \cdot p(\mathbf{x}_0|\theta)\right) + \log \left(\prod_{k=0}^{T} p(\mathbf{z}_k|\mathbf{x}_k, \theta)\right) \\
&= \sum_{k=0}^{T-1} \log p(\mathbf{x}_{k+1}|\mathbf{x}_k, \theta) + \log p(\mathbf{x}_0|\theta) + \sum_{k=0}^{T} \log p(\mathbf{z}_k|\mathbf{x}_k, \theta)
\end{aligned}$$
$$(7.12)$$

で与えられる．若干の計算の後，個々の項を具体的に書き下すと

$$\log p(\mathbf{x}_{k+1}|\mathbf{x}_k, \theta) = -\frac{n}{2}\log(2\pi) - \frac{1}{2}\log|\mathbf{\Omega}^{\mathbf{w}}|$$

$$
-\frac{1}{2}(\mathbf{x}_{k+1} - \mathbf{A}\mathbf{x}_k - \mathbf{B}\mathbf{u}_k)^\top (\mathbf{\Omega}^{\mathbf{w}})^{-1}(\mathbf{x}_{k+1} - \mathbf{A}\mathbf{x}_k - \mathbf{B}\mathbf{u}_k)
$$

(7.13)

$$
\log p(\mathbf{z}_k|\mathbf{x}_k, \mathbf{\theta}) = -\frac{m}{2}\log(2\pi) - \frac{1}{2}\log|\mathbf{\Omega}^{\mathbf{v}}| - \frac{1}{2}(\mathbf{z}_k - \mathbf{C}\mathbf{x}_k)^\top (\mathbf{\Omega}^{\mathbf{v}})^{-1}(\mathbf{z}_k - \mathbf{C}\mathbf{x}_k)
$$

(7.14)

となることがわかる．これを $p(\mathbf{X}|\mathbf{Z}, \mathbf{\theta}')$ で期待値をとり，パラメタに依存する項を抜き出すと，

$$
\begin{aligned}
Q(\mathbf{\theta}|\mathbf{\theta}') = &-\frac{T}{2}\log|\mathbf{\Omega}^{\mathbf{w}}| \\
&-\frac{1}{2}\sum_{k=0}^{T-1}(\hat{\mathbf{x}}_{k+1|T} - \mathbf{A}\hat{\mathbf{x}}_{k|T} - \mathbf{B}\mathbf{u}_k)^\top (\mathbf{\Omega}^{\mathbf{w}})^{-1}(\hat{\mathbf{x}}_{k+1|T} - \mathbf{A}\hat{\mathbf{x}}_{k|T} - \mathbf{B}\mathbf{u}_k) \\
&-\frac{T+1}{2}\log|\mathbf{\Omega}^{\mathbf{v}}| - \frac{1}{2}\sum_{k=0}^{T}(\mathbf{z}_k - \mathbf{C}\hat{\mathbf{x}}_{k|T})^\top (\mathbf{\Omega}^{\mathbf{v}})^{-1}(\mathbf{z}_k - \mathbf{C}\hat{\mathbf{x}}_{k|T})
\end{aligned}
$$

(7.15)

となる．式 (7.15) に現れる状態の推定値 $\{\hat{\mathbf{x}}_{k|T}\}$ は現在のパラメタ $\mathbf{\theta}' = \{\mathbf{A}', \mathbf{B}', \mathbf{C}', \mathbf{\Omega}^{\mathbf{w}'}, \mathbf{\Omega}^{\mathbf{v}'}\}$ の値で計算したカルマン平滑化の推定値である．この状態推定値は，4.10 節で紹介したカルマン平滑化のアルゴリズムで計算できる．一方，式 (7.15) に現れる $\mathbf{A}$，$\mathbf{B}$，$\mathbf{C}$，$\mathbf{\Omega}^{\mathbf{w}}$，$\mathbf{\Omega}^{\mathbf{v}}$ はこれから最適化する新しいパラメタ $\mathbf{\theta}$ である．

次に M ステップでは，カルマン平滑化の推定値 $\{\hat{\mathbf{x}}_{k|T}\}$ が与えられているとして，パラメタを更新すればよい．式 (7.15) を行列 $\mathbf{A}$，$\mathbf{B}$，$\mathbf{C}$ それぞれで偏微分したものを 0 とおいたものを解けば，

$$
\begin{pmatrix} \hat{\mathbf{A}} & \hat{\mathbf{B}} \end{pmatrix} = \begin{pmatrix} \displaystyle\sum_{k=0}^{T-1}\hat{\mathbf{x}}_{k+1|T}\hat{\mathbf{x}}_{k|T}^\top & \displaystyle\sum_{k=0}^{T-1}\hat{\mathbf{x}}_{k+1|T}\mathbf{u}_{k|T}^\top \end{pmatrix}
$$
$$
\begin{pmatrix} \displaystyle\sum_{k=0}^{T-1}\hat{\mathbf{x}}_{k|T}\hat{\mathbf{x}}_{k|T}^\top & \displaystyle\sum_{k=0}^{T-1}\hat{\mathbf{x}}_{k|T}\mathbf{u}_k^\top \\ \displaystyle\sum_{k=0}^{T-1}\mathbf{u}_k\hat{\mathbf{x}}_{k|T}^\top & \displaystyle\sum_{k=0}^{T-1}\mathbf{u}_k\mathbf{u}_k^\top \end{pmatrix}^{-1}
$$

(7.16)

$$
\hat{\mathbf{C}} = \left(\sum_{k=0}^{T}\mathbf{z}_k\hat{\mathbf{x}}_{k|T}^\top\right)\left(\sum_{k=0}^{T}\hat{\mathbf{x}}_{k|T}\hat{\mathbf{x}}_{k|T}^\top\right)^{-1}
$$

(7.17)

が得られる．この行列 $\hat{\mathbf{A}}$，$\hat{\mathbf{B}}$，$\hat{\mathbf{C}}$ を用いて，ノイズの共分散行列は

$$\hat{\boldsymbol{\Omega}}^{\mathrm{w}} = \frac{1}{T}\sum_{k=0}^{T-1}(\hat{\mathbf{x}}_{k+1|T} - \hat{\mathbf{A}}\hat{\mathbf{x}}_{k|T} - \hat{\mathbf{B}}\mathbf{u}_k)(\hat{\mathbf{x}}_{k+1|T} - \hat{\mathbf{A}}\hat{\mathbf{x}}_{k|T} - \hat{\mathbf{B}}\mathbf{u}_k)^{\top} \tag{7.18}$$

$$\hat{\boldsymbol{\Omega}}^{\mathrm{v}} = \frac{1}{T+1}\sum_{k=0}^{T}(\mathbf{z}_k - \hat{\mathbf{C}}\hat{x}_k)(\mathbf{z}_k - \hat{\mathbf{C}}\hat{\mathbf{x}}_k)^{\top} \tag{7.19}$$

と更新することができる．このように EM 法では，状態変数の推定を行う E ステップと，状態空間モデルのパラメタを更新する M ステップを繰り返すことで，システム同定を行うのである．このように，EM 法では状態空間モデルの行列だけではなく，状態変数とノイズの共分散行列を陽に推定することができる．これは予測誤差法にはない EM 法の特徴である．

EM 法によるプリズム適応の状態空間モデル推定

プリズム適応の適応過程を状態空間モデルで定式化し，その状態空間モデルのパラメタを EM 法で推定した研究を紹介しよう（Cheng & Sabes, 2006）．この論文では，状態変数と観測変数がどちらも二次元面内の手先の位置を表現していると仮定し，観測行列を $\mathbf{C} = \mathbf{I}$ の形に固定することで，状態空間モデルの不定性を除いている．推定の結果，2×2 行列 $\mathbf{A}$ は対角行列で対角要素は 1 に近いこと（図 7.2A），2×2 行列 $\mathbf{B}$ も

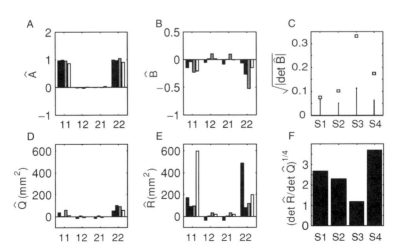

図 7.2　EM 法による状態空間モデルのシステム同定．4 人の被験者データを示す．(A) 行列 $\mathbf{A}$ と (B) 行列 $\mathbf{B}$ の推定値．それぞれのバーは 4 人の被験者から得られたものを示す．(C) 4 人の被験者から得られた行列 $\mathbf{B}$ の行列式（四角）．下の棒は，並べ替え検定で得られた信頼区間である．(D) 行列 $\mathbf{Q}$ と (E) 行列 $\mathbf{R}$ の推定値．(F) 行列 $\mathbf{R}$ と行列 $\mathbf{Q}$ の行列式の比．Cheng & Sabes (2006) より許諾を得て転載．

対角行列に近く，水平方向の誤差が鉛直方向の学習に影響を与えないこと（逆もしかり）
（図 7.2B），などがわかる．興味深いのはノイズの共分散行列である．過程ノイズの共分
散行列 $\mathbf{Q}$ に比べて，観測ノイズの共分散行列 $\mathbf{R}$ のほうがかなり大きい（図 7.2D，E，
F）．これは運動記憶のふらつきに比べて，運動出力のばらつきのほうがずいぶん大きい
ということである（図 7.2C）．では，なぜこのように 2 種類のノイズの大きさが異なる
のだろうか．このノイズの大きさはどのような生理学的起源をもつのだろうか．脳はノ
イズの大きさを最適化できるのだろうか．このような疑問は尽きない．この一例からわ
かるように，EM 法によるシステム同定は，ノイズを推定するのに強力な武器となるの
である．

7.4 部分空間同定法

部分空間同定法とは ★

　ここで，部分空間同定法（subspace system identification method）という比較的新
しいシステム同定の方法を紹介する．これは，観測変数の張る空間を，制御変数の部分空
間と状態変数の部分空間に分けたうえで状態変数の推定を行い，その状態の推定値をもと
に状態空間モデルの行列を推定するという方法である．線形時不変の状態空間モデルに
限定されるが，幾何学的に直感的で，アルゴリズムも線形代数の基礎のみを用いている点
で，非常にシンプルで美しい方法と言える．予測誤差法や EM 法では状態変数の次元は
何らかの基準で決めないといけないが，部分空間同定法では状態変数の次元をデータか
ら寄与の大きい特異値を残すことで，データ駆動的に決めることもできる．部分空間同
定法にはさまざまなアルゴリズムが提案されているので，ここでは一番わかりやすいと
思われる N4SID を説明し，詳細に関しては成書を引用するに留める（Van Overschee
& De Moor, 2012）．部分空間同定法の基本的なアイディアはとても単純なのだが，記
号が煩雑なため，その単純なアイディアが一見わかりにくい．しかし，以下に見るよう
に，部分空間同定法の基本的なアイディアは，観測変数を制御変数の張る空間とその直
交空間に分解するだけのことである．

　具体的に部分空間同定法を説明する前に，線形回帰と部分空間への射影の間の関係
を復習してみよう．目的変数 $\mathbf{Z} = (\mathbf{z}_1\ \mathbf{z}_2\ \cdots\ \mathbf{z}_n) \in \mathbb{R}^{n_z \times n}$ と説明変数 $\mathbf{X} = (\mathbf{x}_1\ \mathbf{x}_2\ \cdots\ \mathbf{x}_n) \in \mathbb{R}^{n_x \times n}$ が与えられたとき，線形回帰 $\mathbf{Z} = \mathbf{\Gamma X} + \varepsilon$ の問題を考
えて，係数行列 $\mathbf{\Gamma} \in \mathbb{R}^{n_z \times n_x}$ を求めたい．行列誤差のフロベニウスノルム $\|\mathbf{Z} - \mathbf{\Gamma X}\|_{\mathrm{F}}^2$
を最小にするようにして，$\mathbf{\Gamma} = \mathbf{Z X}^\top (\mathbf{X X}^\top)^{-1}$ が求まる．したがって

$$\mathbf{Z} = \mathbf{\Gamma X} + (\mathbf{Z} - \mathbf{\Gamma X}) = \mathbf{Z \Pi_X} + \mathbf{Z \Pi_X^\perp} \tag{7.20}$$

と分解できる．これは，目的変数 $\mathbf{Z}$ が，説明変数 $\mathbf{X}$ で説明できる部分 $\mathbf{Z}\mathbf{\Pi}_{\mathbf{X}}$ とそれと直交する（説明変数 $\mathbf{X}$ で説明できない）残差 $\mathbf{Z}\mathbf{\Pi}_{\mathbf{X}}^{\perp}$ に分解できることを示している（図 7.3A）．ここで，**射影演算子**（projection operator）

$$\mathbf{\Pi}_{\mathbf{X}} = \mathbf{X}^{\top}(\mathbf{X}\mathbf{X}^{\top})^{-1}\mathbf{X} \in \mathbb{R}^{n_{\mathsf{x}} \times n_{\mathsf{x}}} \tag{7.21}$$

は $\mathbf{X}$ に平行な成分を取り出す演算子であり，定義より $\mathbf{X}\mathbf{\Pi}_{\mathbf{X}} = \mathbf{X}$ は明らかである．また，$\mathbf{X}$ と直交する成分を取り出す射影演算子は

$$\mathbf{\Pi}_{\mathbf{X}}^{\perp} = \mathbf{I}_{n_{\mathsf{x}}} - \mathbf{X}^{\top}(\mathbf{X}\mathbf{X}^{\top})^{-1}\mathbf{X} \in \mathbb{R}^{n_{\mathsf{x}} \times n_{\mathsf{x}}} \tag{7.22}$$

であり，$\mathbf{X}\mathbf{\Pi}_{\mathbf{X}}^{\perp} = \mathbf{0}$ であることがわかる．また，$\mathbf{\Pi}_{\mathbf{X}} + \mathbf{\Pi}_{\mathbf{X}}^{\perp} = \mathbf{I}_{n_{\mathsf{x}}}$ から，$\mathbf{\Pi}_{\mathbf{X}}$ と $\mathbf{\Pi}_{\mathbf{X}}^{\perp}$ の射影する部分空間は互いに補集合になっていることがわかる．つまり，式 (7.20) から，目的変数 $\mathbf{Z}$ を説明変数 $\mathbf{X}$ の部分空間内のベクトル $\mathbf{Z}\mathbf{\Pi}_{\mathbf{X}}$ とそれに直交する補空間内のベクトル $\mathbf{Z}\mathbf{\Pi}_{\mathbf{X}}^{\perp}$ に分解することが，線形回帰の幾何学的解釈であることがわかる．

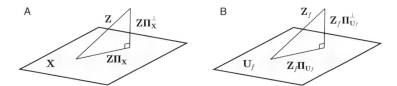

図 7.3 （A）線形回帰の幾何学的解釈．目的変数 $\mathbf{Z}$ は，説明変数の張る空間に射影される $\mathbf{Z}\mathbf{\Pi}_{\mathbf{X}}$ とそれに直交する $\mathbf{Z}\mathbf{\Pi}_{\mathbf{X}}^{\perp}$ に分解できる．（B）部分空間同定法の幾何学的解釈．観測変数から作られる行列 $\mathbf{Z}_f$ は，制御変数から作られる行列の張る空間に射影される $\mathbf{Z}_f\mathbf{\Pi}_{\mathbf{U}_f}$ とそれに直交する $\mathbf{Z}_f\mathbf{\Pi}_{\mathbf{U}_f}^{\perp}$ に分解することができる．状態変数は，制御変数では説明できない $\mathbf{Z}\mathbf{\Pi}_{\mathbf{U}_f}^{\perp}$ の部分に含まれるはずである．

部分空間同定法は次のように直感的に理解できる．出力変数 $\mathbf{z}$ を状態変数 $\mathbf{x}$ と制御変数 $\mathbf{u}$ の線形和とし，制御変数から作られる射影演算子を用いて，制御変数で説明できる部分空間と説明できない残差の補空間に分けることである（図 7.3B）．観測変数の張る空間を制御変数の部分空間と補空間に分けることが，この部分空間同定法の名前の由来である．この残差は状態変数の寄与であるから，この残差に状態空間モデルの情報が残っているはずである．部分空間同定法を初めて学ぶときの難点は，煩雑な記法の陰に幾何学的な直感が隠れてしまうことであろう．いままで変数の次元を明確に定義してこなかったが，式変形を間違えないためにも，変数の次元に気をつけながら式を追うとよい．状態変数 $\mathbf{x} \in \mathbb{R}^{n_{\mathsf{x}}}$，観測変数 $\mathbf{z} \in \mathbb{R}^{n_{\mathsf{z}}}$，制御変数 $\mathbf{u} \in \mathbb{R}^{n_{\mathsf{u}}}$ とすると，

$$\mathbf{x}_{k+1} = \mathbf{A}\mathbf{x}_k + \mathbf{B}\mathbf{u}_k + \mathbf{w}_k \tag{7.23}$$

$$\mathbf{z}_k = \mathbf{C}\mathbf{x}_k + \mathbf{D}\mathbf{u}_k + \mathbf{v}_k \tag{7.24}$$

であり，行列の次元は $\mathbf{A} \in \mathbb{R}^{n_{\mathsf{x}} \times n_{\mathsf{x}}}$, $\mathbf{B} \in \mathbb{R}^{n_{\mathsf{x}} \times n_{\mathsf{u}}}$, $\mathbf{C} \in \mathbb{R}^{n_{\mathsf{z}} \times n_{\mathsf{x}}}$, $\mathbf{D} \in \mathbb{R}^{n_{\mathsf{z}} \times n_{\mathsf{u}}}$ である．観測値 $\mathbf{z}_k$ と予測値 $\mathbf{C}\hat{\mathbf{x}}_k = \mathbf{D}\mathbf{u}_k$ の差（イノベーション項）を $\mathbf{e}_k = \mathbf{z}_k - \mathbf{C}\hat{\mathbf{x}}_k - \mathbf{D}\mathbf{u}_k$ として，カルマンフィルタの式

$$\hat{\mathbf{x}}_{k+1} = \mathbf{A}\hat{\mathbf{x}}_k + \mathbf{B}\mathbf{u}_k + \mathbf{K}\mathbf{e}_k \tag{7.25}$$

$$\mathbf{z}_k = \mathbf{C}\hat{\mathbf{x}}_k + \mathbf{D}\mathbf{u}_k + \mathbf{e}_k \tag{7.26}$$

でも同じ入出力関係を記述できる．上で説明したように，部分空間同定法では制御変数の部分空間を分けることが基本的なアイディアなのだが，一般論では記号が煩雑でその単純なアイディアが見えにくい．そこで話を簡単にするために，以下では式 (7.23) と (7.24) からノイズ項を除いた状態空間モデルを考えよう．時刻 $k + j$ の観測変数 $\mathbf{z}_{k+j}$ は，時刻 k の状態変数 $\mathbf{x}_k$ と時刻 k から $k+j$ までの制御変数 $\mathbf{u}_k, \cdots, \mathbf{u}_{k+j}$ を用いて

$$\mathbf{z}_{k+j} = \mathbf{C}\mathbf{A}^j \mathbf{x}_k + \begin{pmatrix} \mathbf{C}\mathbf{A}^{j-1}\mathbf{B} & \cdots & \mathbf{C}\mathbf{B} & \mathbf{D} \end{pmatrix} \begin{pmatrix} \mathbf{u}_k \\ \vdots \\ \mathbf{u}_{k+j-1} \\ \mathbf{u}_{k+j} \end{pmatrix} \tag{7.27}$$

と書けることがわかる．複数の時間ステップの式 (7.27) をまとめるために，$j = 0, \cdots, f - 1$ としたものをまとめたハンケル行列

$$\mathbf{Z}_f = \begin{pmatrix} \mathbf{z}_k & \mathbf{z}_{k+1} & \cdots & \mathbf{z}_{k+N-1} \\ \mathbf{z}_{k+1} & \mathbf{z}_{k+2} & \cdots & \mathbf{z}_{k+N} \\ \vdots & \vdots & \ddots & \vdots \\ \mathbf{z}_{k+f-1} & \mathbf{z}_{k+f} & \cdots & \mathbf{z}_{k+N+f-2} \end{pmatrix} \in \mathbb{R}^{n_{\mathsf{z}} f \times N}$$

$$\mathbf{U}_f = \begin{pmatrix} \mathbf{u}_k & \mathbf{u}_{k+1} & \cdots & \mathbf{u}_{k+N-1} \\ \mathbf{u}_{k+1} & \mathbf{u}_{k+2} & \cdots & \mathbf{u}_{k+N} \\ \vdots & \vdots & \ddots & \vdots \\ \mathbf{u}_{k+f-1} & \mathbf{u}_{k+f} & \cdots & \mathbf{u}_{k+N+f-2} \end{pmatrix} \in \mathbb{R}^{n_{\mathsf{u}} f \times N} \tag{7.28}$$

を導入しよう．

$$\mathbf{X}_k = \begin{pmatrix} \mathbf{x}_k & \mathbf{x}_{k+1} & \cdots & \mathbf{x}_{k+N-1} \end{pmatrix} \in \mathbb{R}^{n_{\mathsf{x}} \times N} \tag{7.29}$$

を用いると，式 (7.27) は

$$\mathbf{Z}_f = \mathbf{\Gamma}_f \mathbf{X}_k + \mathbf{H}_f \mathbf{U}_f \tag{7.30}$$

という形にまとめることができる．ここで

$$
\mathbf{\Gamma}_f = \begin{pmatrix} \mathbf{C} \\ \mathbf{CA} \\ \vdots \\ \mathbf{CA}^{f-1} \end{pmatrix} \in \mathbb{R}^{n_\mathbf{z} f \times n_\mathbf{x}}
$$

$$
\mathbf{H}_f = \begin{pmatrix} \mathbf{D} & \mathbf{0} & \cdots & \mathbf{0} \\ \mathbf{CB} & \mathbf{D} & \cdots & \mathbf{0} \\ \vdots & \cdots & \ddots & \vdots \\ \mathbf{CA}^{f-1}\mathbf{B} & \mathbf{CA}^{f-1}\mathbf{B} & \cdots & \mathbf{D} \end{pmatrix} \in \mathbb{R}^{n_\mathbf{z} f \times n_\mathbf{u} f}
\tag{7.31}
$$

と定義した．このように式 (7.27) を式 (7.30) の形にまとめるためには，状態空間モデルが線形であり，行列が時間によらない定数である必要がある．このため，部分空間同定方法は線形時不変の状態空間モデルのシステム同定に限定される．

式 (7.30) から観測変数 $\mathbf{Z}_f$ は状態変数 $\mathbf{X}_k$ と制御変数 $\mathbf{U}_f$ の線形和で書けるが，状態変数には制御変数の寄与が含まれているのでそれを消去しないといけない．ここから制御変数とイノベーション項を射影演算子で消去して，観測変数に含まれる状態変数の寄与を引き出すという戦略をとる．すなわち，式 (7.30) の右から $\mathbf{U}_f$ と直交する空間を取り出す射影演算子 $\mathbf{\Pi}_{\mathbf{U}_f}^{\perp}$ を右から掛けると，$\mathbf{U}_f$ を含む第二項は消えて

$$\mathbf{Z}_f \mathbf{\Pi}_{\mathbf{U}_f}^{\perp} = \mathbf{\Gamma}_f \mathbf{X}_k \mathbf{\Pi}_{\mathbf{U}_f}^{\perp} \tag{7.32}$$

となる．この $\mathbf{Z}_f \mathbf{\Pi}_{\mathbf{U}_f}^{\perp}$ には制御変数では説明できない状態変数の寄与が含まれているはずである（図 7.3B）．右辺は観測変数と制御変数で作られる量であることに注意してほしい．したがって，左辺を特異値分解して大きい順に $n_\mathbf{x}$ の特異値を残せば，

$$\mathbf{Z}_f \mathbf{\Pi}_{\mathbf{U}_f}^{\perp} = \mathbf{U}_{n_\mathbf{x}} \mathbf{S}_{n_\mathbf{x}} \mathbf{V}_{n_\mathbf{x}}^{\top} = (\mathbf{U}_{n_\mathbf{x}} \mathbf{S}_{n_\mathbf{x}}^{1/2})(\mathbf{S}_{n_\mathbf{x}}^{1/2} \mathbf{V}_{n_\mathbf{x}}^{\top}) \tag{7.33}$$

となる．ここで $\mathbf{U}_{n_\mathbf{x}} \in \mathbb{R}^{n_\mathbf{y} f \times n_\mathbf{x}}$，$\mathbf{S}_{n_\mathbf{x}} \in \mathbb{R}^{n_\mathbf{x} \times n_\mathbf{x}}$，$\mathbf{V}_{n_\mathbf{x}}^{\top} \in \mathbb{R}^{n_\mathbf{x} \times N}$ である．式 (7.30) の右辺第一項と式 (7.33) の右辺を見比べると，式 (7.33) の右辺から可観測行列は

$$\mathbf{U}_{n_\mathbf{x}} \mathbf{S}_{n_\mathbf{x}}^{1/2} = \hat{\mathbf{\Gamma}}_f \tag{7.34}$$

と得られ，そして状態の推定値は

$$\mathbf{S}_n^{1/2}\mathbf{V}_{n_\mathbf{x}}^\top = \hat{\mathbf{X}}_k = (\hat{\mathbf{x}}_k \ \hat{\mathbf{x}}_{k+1} \ \cdots \ \hat{\mathbf{x}}_{k+N}) \tag{7.35}$$

となることがわかる†. 状態変数 $\mathbf{x}$ の次元 $n_\mathbf{x}$ は暗に与えられているものとして議論を進めてきたが, 式 (7.33) の特異値分解で大きい特異値だけ残すという基準でデータから決めることもできる. このように, データから状態変数の次元を決定できる点は, 部分空間同定法の利点である. すでに与えられている観測変数と制御変数, 加えて状態変数の推定値が与えられれば, 行列の組 $(\mathbf{A}, \mathbf{B}, \mathbf{C}, \mathbf{D})$ は, 簡単な最小二乗の問題を解くことにより

$$(\mathbf{A} \quad \mathbf{B}) = \begin{pmatrix} \sum_i \hat{\mathbf{x}}_{k+i+1}\hat{\mathbf{x}}_{k+i}^\top & \sum_i \hat{\mathbf{x}}_{k+i+1}\mathbf{u}_{k+i}^\top \end{pmatrix} \\ \begin{pmatrix} \sum_i \hat{\mathbf{x}}_{k+i}\hat{\mathbf{x}}_{k+i}^\top & \sum_i \hat{\mathbf{x}}_{k+i}\mathbf{u}_{k+i}^\top \\ \sum_i \mathbf{u}_{k+i}\hat{\mathbf{x}}_{k+i}^\top & \sum_i \mathbf{u}_{k+i}\mathbf{u}_{k+i}^\top \end{pmatrix}^{-1} \tag{7.36}$$

$$(\mathbf{C} \quad \mathbf{D}) = \begin{pmatrix} \sum_i \mathbf{z}_{k+i}\hat{\mathbf{x}}_{k+i}^\top & \sum_i \mathbf{z}_{k+i}\mathbf{u}_{k+i}^\top \end{pmatrix} \\ \begin{pmatrix} \sum_i \hat{\mathbf{x}}_{k+i}\hat{\mathbf{x}}_{k+i}^\top & \sum_i \hat{\mathbf{x}}_{k+i}\mathbf{u}_{k+i}^\top \\ \sum_i \mathbf{u}_{k+i}\hat{\mathbf{x}}_{k+i}^\top & \sum_i \mathbf{u}_{k+i}\mathbf{u}_{k+i}^\top \end{pmatrix}^{-1} \tag{7.37}$$

と求めることができる. 部分空間同定法の一般論ではノイズ項を考慮に入れる必要があり数式が煩雑になるが, ここで述べたような射影演算子を用いる基本的な考え方は同じである. 以上のことをまとめると, 部分空間同定法は, 観測変数 (既知) を制御変数 (既知) で説明できる部分と説明できない部分に直交分解し, 説明できない部分から状態変数を推定する幾何学的方法であるということができる.

サッカード適応の時間スケール

本章の最後に, 部分空間同定法の活用例として, サッカードにおけるゲイン適応の研究例を説明しよう. サッカードのゲインとは, 視覚入力における始点と終点間の角度に対する, その視覚入力に対するサッカードの振幅角の比のことである. 通常の場合サッカードゲインは 1 であるので, 視覚で捉えられた目標位置に正確にサッカードを行うことができる. ある特殊な実験環境においては, ゲインを調整するような運動適応を引き

---

† 式 (7.33) の右辺は $(\mathbf{U}_{n_x}\mathbf{S}_{n_x}^{1/2})\mathbf{T}^{-1}\mathbf{T}(\mathbf{S}_{n_x}^{1/2}\mathbf{V}_{n_x}^\top)$ とも書けるので, $\mathbf{x} \to \mathbf{Tx}$, $\mathbf{A} \to \mathbf{TAT}^{-1}$, $\mathbf{C} \to \mathbf{CT}^{-1}$ の不定性は依然として残る. 必要があればこの変換の自由度を用いて, 状態変数や行列を好ましい形にとればよい.

起こすことができる．サッカード中は視覚入力が抑制されていること（サッカード抑制と呼ぶ）を利用して，サッカード中に標的をジャンプさせることでサッカードの終点で誤差を生じさせ，その誤差によって次の試行でサッカードのゲインが修正されるのである．このゲイン適応の過程を状態空間モデルでモデル化しよう．3.5 節で解説した多時間モデルにおいて，速い過程と遅い過程を想定して，二次元の状態変数 $\mathbf{x}$ を導入する．これらは，ゲイン適応の記憶を記述するものと考えられる．

k 回目の試行での標的の位置を p_k，ジャンプの値を d_k として，これらをまとめて

$$\mathbf{u}_k = \begin{pmatrix} p_k \\ d_k \end{pmatrix} \tag{7.38}$$

なる制御変数とする．状態空間モデルの時間発展方程式は，k 回目の試行でのサッカード誤差を ε_k として，

$$\mathbf{x}_{k+1} = \mathbf{A}\mathbf{x}_k + \mathbf{b}\varepsilon_k \tag{7.39}$$

と書ける．また，サッカードの振幅は視覚での標的位置 p_k と適応の項 $\mathbf{c}^\top \mathbf{x}_k$ の和であるとして

$$z_k = \mathbf{c}^\top \mathbf{x}_k + \mathbf{d}^\top \mathbf{u}_k = \mathbf{c}^\top \mathbf{x}_k + p_k \tag{7.40}$$

としよう．標的の位置は $p_k + d_k$，サッカード終点の位置は z_k だから，この試行での誤差は $\varepsilon_k = p_k + d_k - z_k = d_k - \mathbf{c}^\top \mathbf{x}_k$ で与えられる．これを式 (7.39) に代入すれば，

$$\mathbf{x}_{k+1} = (\mathbf{A} - \mathbf{b}\mathbf{c}^\top)\mathbf{x}_k + \mathbf{b}d_k \tag{7.41}$$

が得られる．式 (7.41) と式 (7.40) は状態空間モデルの形をしているから，入力として標的の位置 $\{p_1, p_2, \cdots\}$ と変位量 $\{d_1, d_2, \cdots\}$，出力としてサッカードの振幅 $\{z_1, z_2, \cdots\}$ が与えられたときに，行列 $\mathbf{A}$ とベクトル $\mathbf{b}$，$\mathbf{c}$ を求めるのがここでのシステム同定の問題である．式 (7.41) の行列 $\mathbf{A} - \mathbf{b}\mathbf{c}^\top$ を対角化すれば，

$$\mathbf{A} - \mathbf{b}\mathbf{c}^\top = \begin{pmatrix} \lambda_\mathrm{f} & 0 \\ 0 & \lambda_\mathrm{s} \end{pmatrix} = \begin{pmatrix} e^{T/\tau_\mathrm{f}} & 0 \\ 0 & e^{T/\tau_\mathrm{s}} \end{pmatrix} \tag{7.42}$$

が得られる．T を試行間時間（inter-trial interval）とすると，速い過程と遅い過程のそれぞれの固有値と時間スケールには

$$\tau_i = \frac{T}{\log \lambda_i} \quad (i = \mathrm{f},\ \mathrm{s}) \tag{7.43}$$

の関係が得られる．この式を用いて，速い過程と遅い過程がどれくらいの時間スケールをもつか，実験データから推定できる．部分空間同定法を用いて，サッカードのゲイン適応をシステム同定したのがエシエらの研究である（Ethier et al., 2008）．実験での学習曲線を状態空間モデルはよく再現しており，線形のモデルでゲイン適応が記述できることを示している（図7.4A）．また，速い過程はブロック内の変化を記述するのに対し，遅い過程に適応がゆっくりと蓄積されていく様子がわかる（図7.4B）．さらに，速い過程と遅い過程の時間スケールはそれぞれ30秒と500秒程度であること，速い過程は遅い過程よりも学習係数が20倍程度大きいこと，そして速い過程に比べて遅い過程はサッカードの出力に2倍程度寄与していることがわかる（図7.4C）．それにしても，30秒や500秒といった時間スケールはどのような神経メカニズムに基づくのであろうか（Zucker & Regehr, 2002; Ito, 1989; Teyler & DiScenna, 1987）．

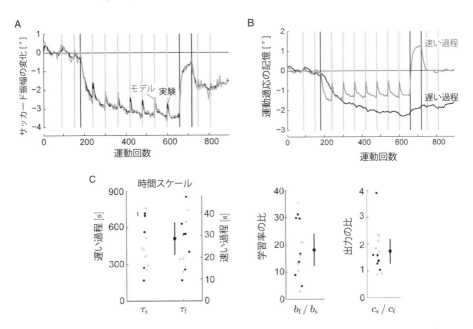

図7.4 (A) サッカードゲイン適応の学習曲線．実験データ（黒線）と状態空間モデル（灰色線）．(B) 速い過程と遅い過程の個別の学習曲線．(C) 速い過程と遅い過程の時定数．(D) 学習係数と出力係数の比．Ethier et al. (2008) より許諾を得て転載．

まとめ

　系の入力と出力が与えられたとき，系の入出力関係を推定することを，制御工学ではシステム同定と呼ぶ．ここでは状態空間モデルのシステム同定法として，予測誤差法・

EM 法・部分空間同定法の三つを解説し，視覚回転適応・プリズム適応・サッカードの
ゲイン適応への応用例を紹介した．これらのシステム同定法は運動適応過程のパラメタ
を推定できる一方，同定されたノイズの共分散行列や異なる時間スケールがどのような
神経メカニズムによって生じるのかに関してはよくわかっていない．今後動物実験や脳
機能イメージングでモデルベース解析を行うなどして，状態空間モデルと背後にある神
経メカニズムとの関係を調べていくべきであろう．

参考文献

Cheng, S., & Sabes, P. N. (2006). Modeling sensorimotor learning with linear dynamical systems. *Neural Computation*, *18*(4), 760–793. doi:10.1162/089976606775774651

Dempster, A. P., Laird, N. M., & Rubin, D. B. (1977). Maximum likelihood from incomplete data via the EM algorithm. *Journal of the Royal Statistical Society. Series B (methodological)*, 1–38.

Donchin, O., Francis, J. T., & Shadmehr, R. (2003). Quantifying generalization from trial-by-trial behavior of adaptive systems that learn with basis functions: theory and experiments in human motor control. *Journal of Neuroscience*, *23*(27), 9032–9045.

Ethier, V., Zee, D. S., & Shadmehr, R. (2008). Spontaneous recovery of motor memory during saccade adaptation. *Journal of Neurophysiology*, *99*(5), 2577–2583. doi:10.1152/jn.00015.2008

Ito, M. (1989). Long-term depression. *Annual Review of Neuroscience*, 12(1), 85–102.

Krakauer, J. W., Ghilardi, M. F., & Ghez, C. (1999). Independent learning of internal models for kinematic and dynamic control of reaching. *Nature Neuroscience*, 2(11), 1026.

Ljung, L. (1987). *System Identification: Theory for the User*. Prentice-hall.

Perich, M. G., Gallego, J. A., & Miller, L. E. (2018). A neural population mechanism for rapid learning. *Neuron*, 100(4), 964–976.

Shumway, R. H., & Stoffer, D. S. (1982). An approach to time series smoothing and forecasting using the EM algorithm. *Journal of Time Series Analysis*, *3*(4), 253–264.

Tanaka, H., Sejnowski, T. J., & Krakauer, J. W. (2009). Adaptation to visuomotor rotation through interaction between posterior parietal and motor cortical areas. *Journal of Neurophysiology*, *102*(5), 2921–2932. doi:10.1152/jn.90834.2008

Teyler, T. J., & DiScenna, P. (1987). Long-term potentiation. *Annual Review of Neuroscience*, 10(1), 131–161.

Thoroughman, K. A., & Shadmehr, R. (2000). Learning of action through adaptive combination of motor primitives. *Nature*, *407*(6805), 742–747. doi:10.1038/35037588

Van Overschee, P., & De Moor, B. (2012). *Subspace Identification for Linear Systems: Theory—Implementation—Applications*. Springer Science & Business Media.

Zucker, R. S., & Regehr, W. G. (2002). Short-term synaptic plasticity. *Annual Review of Physiology*, 64(1), 355–405.

コラム 8 ： 誰が最初に神経細胞を見たのか

　顕微鏡による生体組織の観察は，17 世紀にイギリスのフック（Robert Hooke, 1635-1703）やオランダのレーウェンフック（Anton van Leeuwenhoek, 1632-1723）により行われてきた．一方，当時の顕微鏡は光の波長により屈折率が異なる色収差の問題があり，そのため倍率が 200 倍程度に限られていた．神経解剖学が開花するためには，以下の三つの技術的および理論的革新を待たねばならなかった．まず一つには 1820 年代のリスター（Joseph Jackson Lister, 1786-1869）によるアクロマチックレンズを用いた顕微鏡の開発がある．リスターは複数の異なる屈折率をもつレンズを組み合わせることで色収差の問題を解決し，600 倍程度の倍率をもつ顕微鏡を発明することができた．これにより単一神経細胞の形状を観察するのに十分な解像度の顕微鏡が入手可能になった．二つ目には，1830 年代にシュワン（Theodor Schwann, 1810-1882）が唱えた細胞説がある．細胞説は，「細胞はすべての生物の基礎要素である」と「植物と動物を含むすべての生物は細胞から構成される」，という二つの重要な主張からなる．細胞説は神経系もまた個々の神経細胞からなるという理論的動機となった．最後にゴルジ（Camillo Golgi, 1843-1926）による鍍銀法（silver impregnation），いわゆるゴルジ染色法の発見がある．もともと硝酸銀で脳の軟膜を染めようとしたところ，ニクロム酸カリウムで固定した組織にかかり，それらの化学反応により組織が黒く染まったとのことである．ゴルジはそれを顕微鏡で詳しく調べ，少数の神経細胞が微細構造まで染められていることを発見し，たとえば軸索は単一の線維ではなく分岐をもつことなどを報告した．ゴルジ法により，神経細胞の詳細な構造を見ることが可能になったのである（Wickens, 2014，第 7 章）．

　神経解剖学は，やはり神経細胞の形態分類を行ったスペインのカハール（Santiago Ramón y Cajal, 1852-1934）に始まると言ってよいだろう．カハール以前にも顕微鏡による神経細胞を行った先駆者として，最初に神経細胞を報告したプルキンエ（Jan Purkinje, 1787-1869）とその弟子ヴァレンティン（Gabriel Valentin, 1810-1883），神経細胞網の報告をしたケリカー（Albert von Kölliker, 1817-1905），樹状突起と軸索を区別したダイテルス（Otto Deiters, 1834-1863）らがいる（図 7.5A）．しかし，カハール以前は神経細胞が独立した細胞か（ニューロン説），神経系は軸索が網状に繋がっているのか（網状説），また樹状突起と軸索は機能的に異なるのかなど，ごく基本的な部分において異なる学説が乱立していた．カハールは当時発明されたばかりのゴルジ染色を用いて，網膜・脊髄・小脳・海馬・大脳皮質の神経回路解剖構造と細胞構築を明らかにしていった（図 7.5B）．たとえば小脳回路への入力や，小脳皮質でのバスケット細胞の軸索がプルキンエ細胞に結合する様子などを描写した．網膜では新たな種類の細胞が各々の層に配置されていたことから，神経節細胞から視神経を通って視覚入力が伝達されることを示唆した．神経細胞は決して連続的に繋がっているのではなく，神経細胞間にわずかな隙間があること（後にシェリントンによりシナプスと命名される）を見つけたのもカハールである．彼は解剖構造の詳細な観察を通して，神経活動は樹状突起から細胞体，そして軸索に伝播すること（dynamic polarization），また神経細胞は樹状突起や軸索を通して他の神経細胞と接触しているが個々の細胞として独立していること（ニューロン説，neuron doctrine）を提案した．形は機能を反映すると言ったのは 19 世紀のトーマス・ハクスリー（Thomas, H.

Huxley, 1825-1895，ホジキン−ハクスリー方程式で有名なアンドリュー・ハクスリーの父方の祖父）であるが，神経活動を測定することなく，形態のみからその機能を正しく推定したカハールは神懸かり的である．カハールの神経標本は 100 年以上経った現在でも見るものを虜にする美しさがある（Swanson et al., 2017）．

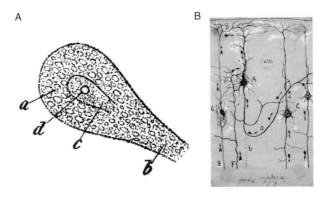

図 7.5 （A）プルキンエの弟子ヴァレンティンにより初めて報告された神経細胞の形状．Valentine（1836）より．（B）カハールによる錐体細胞の情報処理の流れ図．
出典： Cajal, S. R. (1913-1914) Estudios Sobre la Degeneración y Regeneración del Sistema Nervioso, Moya.

DeFelipe, J. (2002). Sesquicentenary of the birthday of Santiago Ramón y Cajal, the father of modern neuroscience. *Trends in Neurosciences*, 25(9), 481–484.
Swanson, L. W., Newman, E., Araque, A., & Dubinsky, J. M. (2017). *The Beautiful Brain: the Drawings of Santiago Ramón y Cajal*. Abrams.
Wickens, A. P. (2014). *A History of the Brain: From Stone Age Surgery to Modern Neuroscience*. Psychology Press.

第 **8** 章

次元縮約と成分分解
―脳のなかの真の自由度―

しかしさらに驚くべきことは，これら近未来的な機械の設計原理が人間の脳の設計原理を模倣していることである．

――オルシャウセン，フィールド（2000）

身体制御と感覚処理において問題となるのはその自由度の高さである．たとえば上腕だけでも 20 以上の関節の自由度に加えて，さらに 60 以上の筋肉の自由度がある．一般に空間は自由度の冪乗で大きくなるから，多自由度の制御問題は途端に難しくなり，自由度が高くなる．このことに伴う困難はベルマンの**次元の呪い**（curse of dimensionality）として知られる．また感覚処理においても，網膜には 1 億 2000 万個の桿体細胞と 600 万個の錐体細胞，蝸牛には 2 万個程度の有毛細胞が含まれている．このような膨大な感覚情報を処理するのには大変な計算処理能力が必要となる．幸いなことに，これらの高次元の自由度は見かけ上のもので，複数の変数の間に相関があるために，真の自由度はもっと小さい．たとえば，運動において各関節の自由度は独立ではなく協調しており，また視覚においても自然画像の隣り合うピクセルの輝度は相関して似た値をもつからである．したがって，高い自由度の空間で運動制御や感覚処理を行うより，低い次元の真の自由度の空間で計算を行うほうが効率的と考えられる．

「次元の呪い」を解消するために，系統的に状態変数を低次元化する**次元縮約**（dimensional reduction）と**成分分解**（component decomposition）の方法がある．次元縮約と成分分解の代表的なアルゴリズムは主に信号処理や機械学習の分野で発展してきたが，ここでは脳のモデル化にも適用できることを見ていくことにする．オルシャウセンとフィールドが指摘したように，機械学習で発展した計算原理が脳のなかでも使われているということは，生物の感覚系もまた，外界の統計性を効率よく処理するような計算原理を進化の過程で獲得してきたのだろう．本章では次元縮約と成分分解の代表的なアルゴリズムを見ていくことにしよう．

8.1 主成分分析

主成分分析とは ★

データ $\mathbf{x}(t) = (x_1(t) \ \cdots \ x_n(t))^\top$ が与えられた際，まずはじめに調べたいことは，データ全体の大まかな変動を説明する成分は何かということだろう．**主成分分析**（principal component analysis，PCA）とは，$\mathbf{x}(t) = (x_1(t) \ \cdots \ x_n(t))^\top$ の重み付け線形和をとって，データの変動を大きく説明する成分ごとに分解する信号解析法である．重み付け係数を $\{w_i\}$ $(i = 1, \cdots, n)$（もしくはこれをベクトルとみなして $\mathbf{w} \in \mathbb{R}^n$）としたとき，

$$y(t) = \sum_{i=1}^{n} w_i x_i(t) = \mathbf{w}^\top \mathbf{x}(t) \tag{8.1}$$

の分散が最大になるようにすればよい[†]．データ $\mathbf{x}(t)$ の弱定常性を仮定すると，$\mathbf{x}(t)$ の共分散行列は時間によらないので，$\mathrm{Cov}[\mathbf{x}(t)] = \mathrm{E}[\mathbf{x}(t)\mathbf{x}^\top(t)] = \mathbf{C} \in \mathbb{R}^{n \times n}$ と書くことにする．この共分散行列を用いると，式 (8.1) の分散は

$$\mathrm{Var}[y(t)] = \mathbf{w}^\top \mathbf{C} \mathbf{w} \tag{8.2}$$

と与えられる．$\mathbf{w}^\top \mathbf{w} = 1$ という制約条件のもとで分散 (8.2) を最大化する問題は，ラグランジュ未定乗数法（Appendix B 参照）を用いて

$$\mathbf{C} \mathbf{w} = \lambda \mathbf{w} \tag{8.3}$$

という，λ を固有値とする固有値問題となることがわかる．最大固有値を与える固有ベクトル $\mathbf{w}_1$ から得られる $y_1(t) = \mathbf{w}_1^\top \mathbf{x}(t)$ が第一主成分である．また式 (8.3) と $\mathbf{w}^\top \mathbf{w} = 1$ を使えば，式 (8.2) の分散は $\mathrm{Var}[y_1(t)] = \lambda_1$ となる．すなわち，第一主成分の重み付け係数は固有ベクトル $\mathbf{w}_1$，分散は固有値 λ_1 である．

第二主成分以降はどう導かれるだろうか．いま求めた $y_1(t)$ の寄与をデータから差し引いたものを $\tilde{\mathbf{x}}(t) = \mathbf{x}(t) - \mathbf{w}_1 y_1(t) = (\mathbf{I} - \mathbf{w}_1 \mathbf{w}_1^\top)\mathbf{x}(t)$ と書くと，第二主成分は $\tilde{\mathbf{x}}(t)$ のデータの変動を最もよく説明するものとして構築すればよい．この差し引いたものの共分散行列は

$$\mathrm{Cov}[\tilde{\mathbf{x}}(t)] = \mathrm{E}[\tilde{\mathbf{x}}(t)\tilde{\mathbf{x}}^\top(t)] = \mathbf{C} - \lambda_1 \mathbf{w}_1 \mathbf{w}_1^\top \tag{8.4}$$

[†] 分散の定義は $\mathrm{Var}[x] = \mathrm{E}[(x - \bar{x})^2]$，共分散行列の定義は $\mathrm{Cov}[\mathbf{x}] = \mathrm{E}[(\mathbf{x} - \bar{\mathbf{x}})(\mathbf{x} - \bar{\mathbf{x}})^\top]$ と平均値を引いたものの二乗であるが，本章では平均値を引いたものをデータと定義することにして，記法を簡略化する．

である．$\mathbf{x}(t)$ の共分散行列 $\mathbf{C}$ は定義から正定値対称行列であり，固有ベクトル $\{\mathbf{w}_i\}$ と対応する固有値 $\{\lambda_i\}$ $(\lambda_1 \geq \lambda_2 \geq \cdots \geq \lambda_n)$ を用いて $\mathbf{C} = \lambda_1 \mathbf{w}_1 \mathbf{w}_1^\top + \lambda_2 \mathbf{w}_2 \mathbf{w}_2^\top + \cdots + \lambda_n \mathbf{w}_n \mathbf{w}_n^\top$ と分解できることを思い起こそう．すると，式 (8.4) の共分散行列は $\mathbf{C} - \lambda_1 \mathbf{w}_1 \mathbf{w}_1^\top = +\lambda_2 \mathbf{w}_2 \mathbf{w}_2^\top + \cdots + \lambda_n \mathbf{w}_n \mathbf{w}_n^\top$ であるから，最大固有値は λ_2 であり，対応する固有ベクトルは $\mathbf{w}_2$ である．まとめると，第二主成分は $\mathbf{x}(t)$ の共分散行列 $\mathbf{C}$ の 2 番目に大きい固有値 λ_2 と対応する固有ベクトル $\mathbf{w}_2$ を用いて，$y_2(t) = \mathbf{w}_2^\top \mathbf{x}(t)$ ととればよい．同様の議論を繰り返せば，第 i 主成分は共分散行列 $\mathbf{C}$ の i 番目に大きい固有値と対応する固有ベクトル $\mathbf{w}_i$ を用いて，

$$y_i(t) = \mathbf{w}_i^\top \mathbf{x}(t) \tag{8.5}$$

と書けることになり，分散は $\mathrm{Var}[y_i(t)] = \lambda_i$ となる．また，第 i 主成分と第 j 主成分は $\mathrm{Cov}[y_i(t),\, y_j(t)] = \mathbf{w}_i^\top \mathbf{C} \mathbf{w}_j = 0$ だから，無相関になる．主成分をまとめたベクトルを $\mathbf{y} = (y_1 \ \cdots \ y_n)^\top$，固有ベクトルをまとめた行列を $\mathbf{W} = (\mathbf{w}_1 \ \cdots \ \mathbf{w}_n)$，そして固有値を対角成分にもつ対角行列を $\mathbf{\Lambda} = \mathrm{diag}(\lambda_1, \cdots, \lambda_n)$ とすると，

$$\mathrm{Cov}[\mathbf{y}(t)] = \mathbf{W}^\top \mathbf{C} \mathbf{W} = \mathbf{\Lambda} \tag{8.6}$$

もしくは $\mathbf{C}\mathbf{W} = \mathbf{W}\mathbf{\Lambda}$ と書くことができる．ここで，共分散行列 $\mathbf{C}$ の固有行列は直交行列となることを用いた．すなわち，主成分分析はデータ $\mathbf{x}(t)$ の共分散行列 $\mathbf{C}$ の固有値分解である．

ひとたび主成分 $\{y_i(t)\}$ $(i = 1, \cdots, n)$ が与えられると，これらを用いてデータ $\mathbf{x}(t)$ を再構成することができる．

$$\mathbf{x}(t) = \mathbf{w}_1 y_1(t) + \mathbf{w}_2 y_2(t) + \cdots + \mathbf{w}_n y_n(t) \tag{8.7}$$

すべての主成分を用いれば完全にデータを再構成できるわけだが，第 k 主成分 $(k < n)$ までを用いて再構成したもの

$$\mathbf{x}^{(k)}(t) = \mathbf{w}_1 y_1(t) + \mathbf{w}_2 y_2(t) + \cdots + \mathbf{w}_k y_k(t) \tag{8.8}$$

はもとのデータの近似となっている．この近似は全体の分散のうち

$$\sum_{i=1}^{k} \lambda_i \bigg/ \sum_{i=1}^{n} \lambda_i \tag{8.9}$$

の割合だけ説明するものである．この式から，どれくらいの近似が欲しければ主成分がいくつ必要かということも言える．たとえば，95％以上の分散を説明する近似が欲しけ

れば，式 (8.9) が 0.95 以上となるような最小の k を探せばよい．このように，主成分分析はデータの大まかな変動を捉える成分に分解し，系統的な次元縮約の処方を与える．

　主成分分析はデータ解析の手法であるが，神経系でも活用されていると考えられている．次項では，感覚入力の大まかな変動を捉えることは脳にとっても重要であるから，神経系でも主成分分析のような計算を行う必要があるだろう．次項では，簡単なニューラルネットワークで主成分分析が行えること（Oja, 1982），そのネットワークで視覚野の方位選択性を再現した仕事（Linsker, 1988; Linsker, 1990）を解説しよう．

ニューラルネットワークを用いた主成分分析

　外界から受ける感覚入力を処理する際，その入力が大まかにどう変化しているかを捉えるのは脳にとって重要である．上記では行列の固有値問題として主成分分析を解いたが，ニューラルネットワークでも同様の計算ができること示したオヤの研究を見てみよう（Oja, 1982; Sanger, 1989）．まず n 個の入力細胞の活動を $\mathbf{x}(t) = (x_1(t) \ \cdots \ x_n(t))^\top$ とする．それを受け取る一つの出力細胞の活動が，入力の重み付け線形和 $y(t) = \sum_{i=1}^n w_i x_i(t) = \mathbf{w}^\top \mathbf{x}(t)$ で与えられるとする．そのうえでオヤは重み付け係数（入力細胞と出力細胞のシナプス強度と解釈される）が

$$\mathbf{w} \leftarrow \frac{\mathbf{w} + \eta y \mathbf{x}}{\|\mathbf{w} + \eta y \mathbf{x}\|} \tag{8.10}$$

と更新される学習則を提案した（Oja, 1982）．ここで η は学習係数である．分子に現れる $y\mathbf{x}$ は入力と出力の積であり，**ヘブ学習則**（Hebbian learning rule）[†]の一番簡単な例である．しかし，分子のヘブ学習則だけでは重み付け係数が発散してしまうので[‡]，適当な拘束条件が必要である．先ほど $\mathbf{w}^\top \mathbf{w} = 1$ なる条件を置いたが，式 (8.10) においてもこの拘束条件が成り立つように，$\|\mathbf{w} + \eta y \mathbf{x}\|$ で割ればよい．これが第一主成分分析と同じになることは，学習係数 η の一次までの近似で

$$\frac{\mathbf{w} + \eta y \mathbf{x}}{\|\mathbf{w} + \eta y \mathbf{x}\|} \simeq \mathbf{w} + \eta y (\mathbf{x} - y \mathbf{w}) \tag{8.11}$$

となることからわかる．第二項の学習係数に比例する項は入力に対する期待値をとると，

[†] ヘブ学習則とは，「ある神経細胞の活動電位が他の神経細胞の活動電位を引き起こす場合には，そのシナプス強度を増強される」とするシナプスの学習則である．ここでは神経活動として活動電位の時間平均をとった発火頻度を用いているので，出力細胞と入力細胞の発火頻度の積に比例して，シナプス強度が変化する．

[‡] このことを簡単な例で見てみよう．$y = wx$ として，連続時間でのヘブ則は $\dot{w} = \eta y x = (\eta x^2) w$ となる．したがって $\eta x^2 < 1$ のとき $\lim_{t \to \infty} w(t) = 0$，$\eta x^2 > 1$ のとき $\lim_{t \to \infty} w(t) = \infty$ となり，シナプス強度が有限の値をもたない．そのため，何か機能的なシナプス強度を得るためには，w に関して何か適当な規格化条件が必要となる．

$$E[y(\mathbf{x} - y\mathbf{w})] = E[\mathbf{x}\mathbf{x}^\top]\mathbf{w} - \mathbf{w}^\top E[\mathbf{x}\mathbf{x}^\top]\mathbf{w}\mathbf{w}$$
$$= \mathbf{C}\mathbf{w} - (\mathbf{w}^\top \mathbf{C}\mathbf{w})\mathbf{w} = (\mathbf{C} - \lambda\mathbf{I})\mathbf{w} \tag{8.12}$$

と得られる．したがって，固有方程式 $\mathbf{C}\mathbf{w} = \lambda\mathbf{w}$ が満たされているベクトル $\mathbf{w}$ に学習が収束するのである．学習された重み付け係数を用いると，出力細胞の活動は n 個の入力から第一主成分を計算していることになる．このように，標準的なヘブ学習則とシナプス強度の規格化により，簡単なニューラルネットで主成分分析ができるのである．

第二主成分も同様の方法で学習することができる．入力を，もともとのデータ $\mathbf{x}(t)$ から第一主成分の寄与を引いたもの $\tilde{\mathbf{x}}(t) = \mathbf{x}(t) - \mathbf{w}_1^\top y_1(t) = (\mathbf{I} - \mathbf{w}_1\mathbf{w}_1^\top)\mathbf{x}(t)$ に置き換えて，学習則 (8.10) を行えばよい．第三主成分以降も同様である．このように，簡単なニューラルネットワークの学習則で主成分分析が行えるのである．主成分分析を行うニューラルネットワークでは，入力 $\mathbf{x}$ の線形和をとって，分散を最大にする出力 y を計算する．入力がガウス分布とすると，分散を最大にすることはシャノンの情報量を最大にするのと同じである[†]．このことから，リンスカーはこのようなネットワークを用いた**情報量保存最大化**（maximum information preservation）を提唱し，この計算原理により，第一次視覚野で見られる方位選択性をもつ受容野や眼優位性コラムなどが再現されることを示した（Linsker, 1988; Linsker, 1990）．この結果は，線形のニューラルネットワークと簡単な学習則 (8.10) による成分抽出が，実際に脳で使われている可能性を示唆している．

8.2 独立成分分析

独立成分分析とは ★

主成分分析では入力の二次の統計量，すなわち共分散を対角化したのに対し，**独立成分分析**（independent component analysis, ICA）では高次の統計量，一般には確率密度関数を考えて，出力がなるべく互いに独立になるように重み行列を求める（Hyvärinen et al., 2004）．以下で見るように，独立成分分析は，観測データから独立な信号源とその混合行列（またはその逆行列）を推定する**ブラインド信号源分離**（blind source separation）[‡] の一つの解法を与える．

時刻 t における n 個の観測変数 $\mathbf{x}(t) = (x_1(t) \ \cdots \ x_n(t))^\top$ が与えられたとして，そ

[†] 確率変数 X の確率密度関数を $p(x)$ と書くと，シャノンの情報エントロピーは $-\int \mathrm{d}x p(x) \log p(x)$ で定義される．特に X がガウス分布 $\mathcal{N}(\mu, \sigma^2)$ に従うとき，エントロピーは $\{1 + \log(2\pi\sigma^2)\}/2$ となり，分散の増加関数となる．

[‡] 信号源の具体的な性質に関する知識を前提とせず，与えられたデータをいくつかの信号源として分離する信号処理法全般を指す．

れらが互いに独立な信号源 $\mathbf{s}(t) = (s_1(t) \; \cdots \; s_n(t))^\top$ から，以下の線形混合方程式

$$\mathbf{x}(t) = \mathbf{A}\mathbf{s}(t) \tag{8.13}$$

で生成されるとする．ここで行列 $\mathbf{A} \in \mathbb{R}^{n \times n}$ は信号源を「混ぜて」観測変数を作る過程を記述しており，混合行列と呼ばれる．ここでは線形かつ瞬時的な混合過程を仮定したが，この近似は多くの場合によく当てはまる．ブラインド信号分離の問題は混合行列 $\mathbf{A}$ を知らずに，信号源 $\mathbf{s}(t)$ を見つけることである．混合過程が線形なので，逆過程も線形と仮定して，出力変数 $\mathbf{y}(t) = (y_1(t) \; \cdots \; y_n(t))^\top$ を

$$\mathbf{y}(t) = \mathbf{W}\mathbf{x}(t) \tag{8.14}$$

としてみよう．こう書けば，出力変数 $\mathbf{y}(t)$ が信号源 $\mathbf{s}(t)$ になるべく近づくように，行列 $\mathbf{W}$ を決める問題になる．混合行列 $\mathbf{A}$ を知っていれば $\mathbf{W} = \mathbf{A}^{-1}$ とすればよいのだが，$\mathbf{A}$ の事前知識を仮定しないので，これはできない．この問題は不良設定問題であるのだが，信号源の各成分が独立であり非ガウス分布から出ているという仮定を置くことで，解くことができる．

　一見手品のような方法であるが，直感的には独立成分分析は中心極限定理の逆のことをやっていると考えると理解しやすい．中心極限定理によれば，互いに独立であるいくつかの確率変数の平均はガウス分布に近づく．したがって，式 (8.13) において信号 $\mathbf{s}(t)$ に比べて観測変数 $\mathbf{x}(t)$ はよりガウス分布に近いはずである．$\mathbf{x}(t)$ から $\mathbf{s}(t)$ を再構成したければ，式 (8.14) での $\mathbf{y}(t)$ の各成分がなるべくガウス分布とは異なる分布をもつように（つまり，中心極限定理が働く前に戻るように）行列 $\mathbf{W}$ を決めればよい．「ガウス分布と異なるように」するやり方がいろいろあるので，独立成分分析には複数のアルゴリズムが提案されているが，以下では相互情報量に基づく InfoMax という方法を紹介しよう (Bell & Sejnowski, 1995; Lee et al., 1999)．

　独立成分分析では出力変数 $\mathbf{y}(t)$ の各成分が独立であるべきと要請するので，同時確率分布 $p_\mathbf{y}(y_1, \cdots, y_n)$ と周辺確率分布の積 $p_1(y_1) \cdots p_n(y_n)$ のカルバック–ライブラー (KL) 距離

$$
\begin{aligned}
I(\mathbf{W}) &= \sum_{i=1}^{n} \mathrm{H}_i(y_i) - \mathrm{H}(y_1, \cdots, y_n) \\
&= \int dy_1 \cdots dy_n p_\mathbf{y}(y_1, \cdots, y_n) \log \frac{p_\mathbf{y}(y_1, \cdots, y_n)}{p_1(y_1) \cdots p_n(y_n)} \\
&= \int dy_1 \cdots dy_n p_\mathbf{y}(y_1, \cdots, y_n) \log p_\mathbf{y}(y_1, \cdots, y_n)
\end{aligned}
$$

$$-\sum_{i=1}^{n} \int \mathrm{d}y_i p_i(y_i) \log p_i(y_i) \tag{8.15}$$

を最小にする行列 $\mathbf{W}$ を求めればよい[†]. 言うまでもないが,

$$p_{\mathbf{y}}(y_1, \cdots, y_n) = p_1(y_1) \cdots p_n(y_n) \tag{8.16}$$

が成り立つとき, すなわち $\mathbf{y}(t)$ の各成分が独立のときに限り, KL 距離は 0 となる. したがって, 式 (8.15) は $\mathbf{y}(t) = (y_1(t) \;\; \cdots \;\; y_n(t))^{\top}$ の各成分間がどれくらい独立かの指標である. ここで各成分の周辺確率分布 $p_i(y_i)$ を決めなければいけないが, よく仮定されるのは

$$p(y) = \frac{\mathrm{sech}(y)}{\pi} = \frac{1}{\pi \cosh(y)} \tag{8.17}$$

なる関数形である. 式 (8.17) は指数分布 $\mathrm{e}^{-|y|}$ の原点付近をなまらせたような形をしており, 尖度が大きい分布である. ここで**尖度**（kurtosis）とは四次のモーメントを分散の二乗で割った無次元量であり, 正規分布と比較したときに, ある分布の平均値の周りのとがり具合と裾野の広さの指標となっている. 尖度が 3 より大きい分布を**優ガウス**（super-Gaussian）**分布**, 3 より小さい分布を**劣ガウス**（sub-Gaussian）**分布**と呼ぶ. 独立成分分析を実際のデータに適用する際に, 式 (8.17) といった詳細な関数形にはそれほど敏感ではないようで, 優ガウス性か劣ガウス性かの程度しか結果には影響しないようである. その理由はこれから導く学習則を見ることでわかる.

以下では式 (8.15) を極小化するため, 勾配降下法での学習則を導こう. 具体的には $\dfrac{\partial I(\mathbf{W})}{\partial \mathbf{W}}$ を計算してみよう. ここで体積の保存

$$\mathrm{d}x_1 \cdots \mathrm{d}x_n p_{\mathbf{x}}(x_1, \cdots, x_n) = \mathrm{d}y_1 \cdots \mathrm{d}y_n p_{\mathbf{y}}(y_1, \cdots, y_n) \tag{8.18}$$

から, 以下の確率密度関数の変換式

$$p_{\mathbf{y}}(y_1, \cdots, y_n) = \left| \frac{\partial(y_1, \cdots, y_n)}{\partial(x_1, \cdots, x_n)} \right|^{-1} p_{\mathbf{x}}(x_1, \cdots, x_n) = |\mathbf{W}|^{-1} p_{\mathbf{x}}(x_1, \cdots, x_n) \tag{8.19}$$

に留意すると, 式 (8.15) の第一項を $\mathbf{W}$ で偏微分したものは

[†] ここで記号 H はシャノンのエントロピーを表す. エントロピーを表す記号としてしばしばアルファベットの H（斜体であることに注意）が使われるが, これは間違いである. エントロピーの記号 H はアルファベットではなく, ギリシャ文字イータ（η）の大文字であることは, ボルツマンの原論文から読み取れる (Hjalmars, 1977).

$$\frac{\partial}{\partial \mathbf{W}} \int \mathrm{d}y_1 \cdots \mathrm{d}y_n p_{\mathbf{y}}(y_1, \cdots, y_n) \log p_{\mathbf{y}}(y_1, \cdots, y_n) = -\frac{\partial}{\partial \mathbf{W}} \log |\mathbf{W}| = \mathbf{W}^{-\top}$$

$$(8.20)$$

と得られる．また，第二項の偏微分は

$$-\frac{\partial}{\partial \mathbf{W}} \sum_{i=1}^{n} \int \mathrm{d}y_1 \cdots \mathrm{d}y_n p_{\mathbf{y}}(y_1, \cdots, y_n) \log p_i(y_i)$$

$$= -\frac{\partial}{\partial \mathbf{W}} \sum_{i=1}^{n} \int \mathrm{d}x_1 \cdots \mathrm{d}x_n p_{\mathbf{x}}(x_1, \cdots, x_n) \log p_i(y_i)$$

$$= \int \mathrm{d}x_1 \cdots \mathrm{d}x_n p_{\mathbf{x}}(x_1, \cdots, x_n) \boldsymbol{\varphi}(\mathbf{y})^{\top} \mathbf{x}$$

$$= \langle \boldsymbol{\varphi}(\mathbf{y})^{\top} \mathbf{x} \rangle_{\mathbf{x}} \qquad (8.21)$$

となる．ここで記号 $\langle \cdots \rangle_{\mathbf{x}} = \int \mathrm{d}x_1 \cdots \mathrm{d}x_n p_{\mathbf{x}}(x_1, \cdots, x_n) \cdots$ および関数

$$\boldsymbol{\varphi}(\mathbf{y}) = (\varphi_1(y_1) \ \cdots \ \varphi_n(y_n))^{\top} = \left(\frac{\partial}{\partial y_1} \log p_1(y_1) \ \cdots \ \frac{\partial}{\partial y_1} \log p_1(y_1) \right)^{\top}$$

$$(8.22)$$

を導入した．まとめると，$I(\mathbf{W})$ の $\mathbf{W}$ に関する勾配は

$$\frac{\partial I(\mathbf{W})}{\partial \mathbf{W}} = -\mathbf{W}^{-\top} + \langle \boldsymbol{\varphi}(\mathbf{y}) \mathbf{x}^{\top} \rangle_{\mathbf{x}} \qquad (8.23)$$

となる．したがって，**最急勾配法**（steepest gradient descent）に従い，η を学習係数
として，行列 $\mathbf{W}$ の学習則は

$$\Delta \mathbf{W} = -\eta \frac{\partial I(\mathbf{W})}{\partial \mathbf{W}} = \eta (\mathbf{W}^{-\top} - \langle \boldsymbol{\varphi}(\mathbf{y}) \mathbf{x}^{\top} \rangle_{\mathbf{x}}) \qquad (8.24)$$

と得られる．この学習則でも一応学習はできるのだが，右辺に $\mathbf{W}^{-\top}$ を含むため逆行列
の計算が必要なことが問題である†．より改良された学習則は，式 (8.24) の右辺に右か
ら $\mathbf{W}^{\top} \mathbf{W}$ を掛けたもの，

$$\Delta \mathbf{W} = \eta (\mathbf{I} - \langle \boldsymbol{\varphi}(\mathbf{y}) \mathbf{y}^{\top} \rangle_{\mathbf{x}}) \mathbf{W} \qquad (8.25)$$

となる．これは**自然勾配法**（natural gradient descent）と呼ばれる学習則の一例である

$\dagger$　一般に $n \times n$ 行列の逆行列の計算には $\mathcal{O}(n^3)$ の計算量が必要であるため，n が大きい場合には式 (8.24)
　　の学習則は時間がかかる．

(Amari, 1998)[†]. KL 距離から導かれた学習則 (8.24) もしくは (8.25) は，InfoMax アルゴリズムと呼ばれる（Bell & Sejnowski, 1995; Lee et al., 1999）．この学習則が収束するまで行列 $\mathbf{W}$ を更新すれば，InfoMax アルゴリズムの最適解を得ることできる．

InfoMax アルゴリズム (8.25) の意味を少し詳しく見てみよう．右辺の括弧で行っているのは，$\mathbf{y}$ とその非線形関数 $\varphi(\mathbf{y})$ の間を無相関化すること，すなわち非線形無相関化とみなすことができる．以下では非線形無相関化に関して，少し説明しよう．この学習則 (8.25) が収束する必要条件は

$$\langle \varphi(\mathbf{y})\mathbf{y}^\top \rangle_{\mathbf{x}} = \mathbf{I} \tag{8.26}$$

である．$i \neq j$ として (i, j) 成分 $\langle \varphi_i(y_i)y_j \rangle_{\mathbf{x}}$ をとり，$\varphi_i(y_i)$ を $y_i = 0$ の周りで展開すると，

$$\langle \varphi_i(y_i)y_j \rangle_{\mathbf{x}} = \varphi_i(0)\langle y_j \rangle_{\mathbf{x}} + \varphi_i'(0)\langle y_i y_j \rangle_{\mathbf{x}} + \frac{1}{2}\varphi_i''(0)\langle y_i^2 y_j \rangle_{\mathbf{x}}$$
$$+ \frac{1}{3!}\varphi_i'''(0)\langle y_i^3 y_j \rangle_{\mathbf{x}} + \cdots \tag{8.27}$$

となることがわかる．式 (8.27) が 0 になるためには，$\langle y_i y_j \rangle = \langle y_i^2 y_j \rangle_{\mathbf{x}} = \langle y_i^3 y_j \rangle_{\mathbf{x}} = \cdots = 0$ が要請されることがわかる．これは y_i と y_j が独立な場合に限り成り立つ．ここでわかるように，学習則には関数 φ の微係数の符号が効いてくる程度なので，φ の具体的な関数形が少々変化しても独立成分分析の結果はさほど変わらない．対照的に，主成分分析では式 (8.12) から，主成分を線形非相関化しているとみなすことができる．したがって，InfoMax アルゴリズムは主成分分析の線形非相関化 (8.6) を非線形非相関化 (8.26) に拡張したものと考えてもよい．

ここまで式 (8.24) と (8.25) の導出とその直感的意味を少々詳しく説明したが，得られた学習則は単純で直感的なことに注意してほしい．独立成分分析はもともとブラインド信号源分離という信号処理の文脈で発展されたため，fMRI や脳波の信号解析法としても重要であることを述べておく（Makeig et al., 1997; McKeown et al., 1998）．以下では，独立成分分析を用いて感覚細胞の反応特性をモデル化した研究を紹介しよう．

独立成分としての感覚細胞の反応特性

第一次視覚野（primary visual cortex）の神経細胞は，受容野と呼ばれる視野の特定の部位に現れる特定方向の線分やエッジに特異的に反応する．これは**方位選択性**（orientation selectivity）と呼ばれ，視覚臨界期の視覚体験によって部分的に形成されることも知ら

[†] $\mathbf{W}^\top \mathbf{W}$ の項は，行列 $\mathbf{W} + \Delta \mathbf{W}$ と $\mathbf{W}$ の間の「距離」をどう決めるかという点から出てくる．行列間の距離を理解するためには，$\mathbf{W}$ のなすリー群とそのリー代数の理解が必要になる．

れている．では，方位選択性の背後にどのような計算原理があるのだろうか（図8.1A）．
ベルとセジノフスキは，視覚野神経細胞，特に単純細胞の役割は「自然画像中の独立成
分を抽出すること」だとする仮説を立て，自然画像を独立成分に分解することを試みた
（Bell & Sejnowski, 1997）（図8.1A）．すると，得られた独立成分はそれぞれ方位性を
もったガボール関数[†]の形をしていることが明らかになった（図8.1B）．これはヒューベ
ルとウィーゼルにより報告された第一次視覚野の単純細胞の受容野と非常によく似てい
る（コラム6参照）．この結果より，第一次視覚野の単純細胞は，「自然画像の統計性か
らその独立成分を抽出すること」を計算原理としていると考えられる．この仕事は，ス
パース性を仮定して第一次視覚野の単純細胞特性を説明したオルシャウセンとフィール
ドの仕事に触発されている（Olshausen & Field, 1996）．この第一次視覚野の独立成
分モデルは，二次の非線形性を導入して複雑細胞の反応性を説明したり（Hyvärinen &
Hoyer, 2000），反応性ごとにクラスター化することでトポロジカルな視覚性マップを構
成したり（Hyvärinen et al., 2001），といった拡張がなされている．さらに最近では，
第一次視覚野と第二次視覚野を模した階層的生成モデルを独立成分分析のアルゴリズム
で学習させると，サル第二次視覚野で見られる神経活動の特徴が再現できることが報告
されている（Hyvärinen et al., 2005; Hosoya & Hyvärinen, 2015）．少なくとも初期
視覚野においては，独立成分分析のような高次の統計量に基づく特徴抽出が行われてい

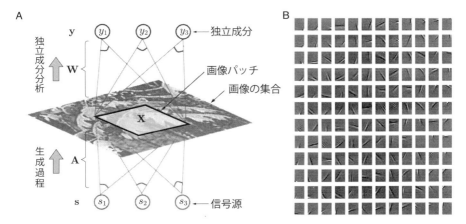

図 8.1 （A）自然画像の生成過程と独立成分分析．複数の信号源 s の重み付け線形和 As とし
て，画像パッチ x が生成される．一方，観測された画像パッチ x に独立成分分析を適
用することで，独立成分 y が得られる．（B）独立成分分析により得られた自然画像の
独立成分．Bell & Sejnowski（1997）より許諾を得て転載．

[†] ガボール関数は，二次元平面上の位置ベクトルを $\mathbf{x} = (x\ y)^\top$，波数ベクトルを $\mathbf{k} = (k_x\ k_y)^\top$ とした
とき，$e^{-\frac{\|\mathbf{x}\|^2}{2\sigma^2}} \cos(\mathbf{k} \cdot \mathbf{x} + \varphi)$ で与えられる．すなわち，無限に広がる正弦関数に局在化したガウス関数
を掛けることで，局在化する振動成分を記述している．

るようである．

　自然界に現れる事象の統計性から独立成分を抽出するという計算原理は，視覚処理に留まらず，他の感覚刺激にも適用できるだろう．そのように考え，ルイツキらは聴覚入力に対して独立成分分析を適用した（Lewicki, 2002; Smith & Lewicki, 2006）．第一次聴覚野の神経細胞は，特定の周波数に反応性をもつ．また，似た周波数に反応する神経細胞は皮質上で近い位置に配置されており，皮質上で周波数のマップが滑らかに変化する（トノトピーマップと呼ばれる）．自然音に対して独立成分分析を適用してみると，特定の周波数にピークをもつ独立成分が見られた．それらの成分は一定の時間窓をもっていたことから，単純なフーリエ変換の基底（すなわち正弦波）というよりは，ウェーブレットの基底に近いものであった．実際，第一次聴覚野の神経細胞の反応特性と比較すると，非常によく似ている（図 8.2）．これらの結果から，感覚処理，少なくとも初期視覚野と初期聴覚野に関しては，独立成分分析モデルがよい近似を与えるようである．一方，嗅覚や体性感覚に関する計算論モデルは少なく，ここで紹介したような独立成分分析モデルを支持する結果はまだ見られない．

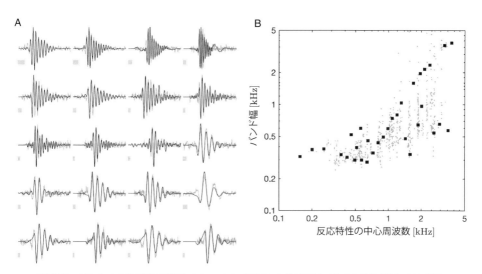

図 8.2　(A) ヒト音声信号で訓練したフィルタ（黒線）と逆相関法で求めた聴覚神経の反応特性（灰色線）．急峻な立ち上がりと緩やかな減衰の正弦関数が見られる．(B) 反応特性の中心周波数とそのバンド幅の関係．フィルタ（四角）は聴覚神経の反応特性（点）の分布と重なる．Smith & Lewicki (2006) より許諾を得て転載．

8.3 非負値行列因子分解

非負値行列因子分解とは ★

画像，筋電信号，スペクトラム，テキストなど，データ自体が非負の値を取るものを解析する場合には，データの非負性を尊重する解析法を用いるべきである．もともとのデータが非負であるから，非負の成分の重ね合わせとして分解するのが適切と考えられる．非負の成分での分解は解釈を助けるという利点がある．顔画像のデータセットに主成分分析を行うと正負の符号をもつ解釈しがたい成分が得られるが，非負の成分に分解すると目・鼻・口などの顔の部品をもつ成分が得られる（Lee & Seung, 1999）．非負のデータを非負の成分の積で表すのは自然なことだろう．データが行列の形で与えられた際，$\mathbf{X} \in \mathbb{R}_+^{N \times M}$ として，それらを $\mathbf{W} \in \mathbb{R}_+^{N \times K}$ と $\mathbf{H} \in \mathbb{R}_+^{K \times M}$ の積で分解する問題の解法として，**非負値行列因子分解**（non-negative matrix factorization または NNMF）を考えよう（Paatero, 1997; Lee & Seung, 1999）．ここで K は成分の個数を表すパラメタであり，次元縮約を目的とするため $K < \min(N, M)$ である．いくつの成分が必要かは目的により，一般的に決める方法はないが，ここでは K の値が与えられているとして話を進めよう．$\mathbf{W}$ と $\mathbf{H}$ の各成分が非負であるという拘束条件のもと，これらの積 $\mathbf{WH}$ がデータ $\mathbf{X}$ をなるべくよく近似することを考えたい．これは，二乗誤差 $\|\mathbf{X} - \mathbf{WH}\|_{\mathrm{F}}^2$ を最小にする制約条件付き最適化問題，

$$\text{minimize} \|\mathbf{X} - \mathbf{WH}\|_{\mathrm{F}}^2 \text{ subject to } W_{ij} \geq 0 \text{ and } H_{jk} \geq 0 \tag{8.28}$$

と定式化できる．ここで，$\|\mathbf{X}\|_{\mathrm{F}}^2$ は行列 $\mathbf{X}$ のフロベニウスノルム（Frobenius norm）と呼ばれ，$\|\mathbf{X}\| \equiv \sum_{i,j} X_{i,j}^2$ と定義される．また，$\|\mathbf{X}\|_{\mathrm{F}}^2 = \mathrm{tr}(\mathbf{X}\mathbf{X}^\top)$ とも書けることにも注意．式 (8.28) の拘束条件付き最適化問題は，補助変数の方法など，さまざまな方法で解くことができる（Lee & Seung, 2001）．ここでは，Appendix B で紹介したカルーシュ–クーン–タッカー（KKT）条件を用いた解法を紹介しよう（Cichocki et al., 2009）．まず $W_{ij} \geq 0$ と $H_{jk} \geq 0$ の不等式制約条件を課すための未定乗数行列 $(\mathbf{\Lambda})_{ij} = \lambda_{ij}$ と $(\mathbf{\Xi})_{jk} = \xi_{jk}$ を導入して，ラグランジアンを

$$J(\mathbf{W}, \mathbf{H}; \mathbf{\Lambda}, \mathbf{\Xi}) = \frac{1}{2} \|\mathbf{X} - \mathbf{WH}\|_{\mathrm{F}}^2 - \mathrm{tr}(\mathbf{\Lambda}^\top \mathbf{W}) - \mathrm{tr}(\mathbf{\Xi}^\top \mathbf{H}) \tag{8.29}$$

としよう．KKT 条件から

204 | 第 8 章 次元縮約と成分分解

$$0 = \frac{\partial J}{\partial \mathbf{W}} = -(\mathbf{X} - \mathbf{WH})\mathbf{H}^\top - \mathbf{\Lambda}$$

$$0 = \frac{\partial J}{\partial \mathbf{H}} = -\mathbf{W}^\top(\mathbf{X} - \mathbf{WH}) - \mathbf{\Xi} \tag{8.30}$$

$$0 = \mathbf{W} \circ \mathbf{\Lambda}$$

$$0 = \mathbf{H} \circ \mathbf{\Xi}$$

が得られる．ここで $\mathbf{A} \circ \mathbf{B}$ は行列の**アダマール積**（Hadamard product）と呼ばれ，$(\mathbf{A} \circ \mathbf{B})_{ij} = A_{ij} B_{ij}$ と成分ごとの積として定義される．式 (8.30) の最初の二式にそれぞれ $\mathbf{W}$ と $\mathbf{H}$ のアダマール積の意味で掛けて，最後の二式を使えば未定乗数行列 $\mathbf{\Lambda}$ と $\mathbf{\Xi}$ を消去できて，

$$\mathbf{W} \circ [(\mathbf{X} - \mathbf{WH})\mathbf{H}^\top] = 0$$

$$\mathbf{H} \circ [\mathbf{W}^\top(\mathbf{X} - \mathbf{WH})] = 0 \tag{8.31}$$

という，行列 $\mathbf{W}$ と $\mathbf{H}$ の閉じた式となる．式 (8.31) を具体的に成分で書けば，

$$W_{ij}(\mathbf{XH}^\top)_{ij} = W_{ij}(\mathbf{WHH}^\top)_{ij}$$

$$H_{jk}(\mathbf{W}^\top \mathbf{X})_{jk} = H_{jk}(\mathbf{W}^\top \mathbf{WH})_{jk} \tag{8.32}$$

が必要条件となる．データ $\mathbf{X}$ および行列 $\mathbf{W}$ と $\mathbf{H}$ はすべて非負の量であるから，式 (8.32) は両辺とも非負の量である．式 (8.32) を逐次的に固定点法で解くと，更新則は成分で書くと

$$W_{ij} \leftarrow \frac{(\mathbf{XH}^\top)_{ij}}{(\mathbf{WHH}^\top)_{ij}} W_{ij}$$

$$H_{jk} \leftarrow \frac{(\mathbf{W}^\top \mathbf{X})_{jk}}{(\mathbf{W}^\top \mathbf{WH})_{jk}} H_{jk} \tag{8.33}$$

となる．現在の行列の値に掛け算をして新たな行列の値を得ることから，これは**乗法的更新則**（multiplicative update rule）と呼ばれる．更新則 (8.33) は，行列の成分ごとの和である**アダマール商**（Hadamard division）$(\mathbf{A} \oslash \mathbf{B})_{ij} = \dfrac{A_{ij}}{B_{ij}}$ を用いて

$$\mathbf{W} \leftarrow [(\mathbf{XH}^\top) \circ \mathbf{W}] \oslash (\mathbf{WHH}^\top)$$

$$\mathbf{H} \leftarrow [(\mathbf{W}^\top \mathbf{X}) \circ \mathbf{H}] \oslash (\mathbf{W}^\top \mathbf{WH}) \tag{8.34}$$

と簡潔にまとめられる．この更新式の利点は，現時点での $\mathbf{W}$ と $\mathbf{H}$ が非負であれば（式 (8.34) の右辺が非負であること），更新後の $\mathbf{W}$ と $\mathbf{H}$ も非負であること（式 (8.34) の左

辺が非負であること）が明白であり，行列の非負性が保たれている点である．NNMF では，$\mathbf{W}$ と $\mathbf{H}$ をランダムな初期値から始めて，行列の値が収束するまで更新則 (8.33) もしくは (8.34) を繰り返すことで，最適な $\mathbf{W}$ と $\mathbf{H}$ を求める．この更新則 (8.34) において，二乗誤差 $\|\mathbf{X} - \mathbf{WH}\|_F^2$ は単調非増加であることが補助関数の方法を用いて示されている（Lee & Seung, 2001）ので，局所最適解が得られることが保証されている．また，一般に行列の積分解には不定性が残るが，NNMF ではその非負性により，行列分解が一意に決まることも示されている（Fu et al, 2019）.

NNMF による筋シナジー分解

筋肉の活動は，皮膚上に配置した表面電極もしくは筋肉内に挿入した針電極を用いて測ることができる．こうして測られる電位の変化は，**筋電**（electromyogram, EMG）と呼ばれる．筋肉の活動にとって電位の正負に関係なく，その絶対値だけが寄与するので，筋電は測定された電位を整流して得られる非負の信号として定義される．

たとえば，本章のはじめで述べたように，複数の筋肉から記録される筋電信号は独立ではなく，互いに相関をもっている．関節をある方向に動かす主動筋と反対方向に動かす拮抗筋が対を成して働くためには，一方の筋肉が収縮する際にはもう一方の筋肉を弛緩させなくてはならない．したがって，複数の筋活動は独立ではない．そのため，真の自由度は筋肉の本数よりも少ないと考えられる．このような真の低次元自由度，もしくはその成分自体を**シナジー**（synergy）と呼ぶ．シナジーはどの量を表現するかで大きく 2 種類に分かれる．一つは姿勢や関節角といったキネマティクス量におけるもので，**キネマティックシナジー**（kinematic synergy）と呼ばれる．たとえば，道具使用時における五指の運動は独立ではなく，主成分分析により低い自由度で記述できることが示されている（Santello et al., 1998, 2002）．もう一つは筋電信号といったダイナミクス量に関するもので，**筋シナジー**（muscle synergy）と呼ばれる．たとえば，カエル下肢やヒト到達運動時において，それぞれの筋は互いに独立ではなく協調して作動していることが報告されている（d'Avella et al., 2003; d'Avella et al., 2006）．以下では，カエル下肢の蹴り運動中の筋活動を NNMF によりシナジーに分解した研究を見てみよう（d'Avella et al., 2003）.

複数の筋肉から筋電信号が得られた際，それらがどのようなシナジーから成り立っているかを調べるのに，筋電信号は非負であるので，NNMF は適切な方法であろう．具体的に T 個の時間サンプルからなる N 本の筋肉の筋電データを記録したとして，$\mathbf{X} \in \mathbb{R}_+^{N \times T}$ と書く．これを K 個の成分で分解するとして，$\mathbf{W} = (\mathbf{w}_1 \cdots \mathbf{w}_K) \in \mathbb{R}_+^{N \times K}$ および $\mathbf{H}^\top = (\mathbf{h}_1 \cdots \mathbf{h}_K) \in \mathbb{R}_+^{T \times K}$ と書くと，

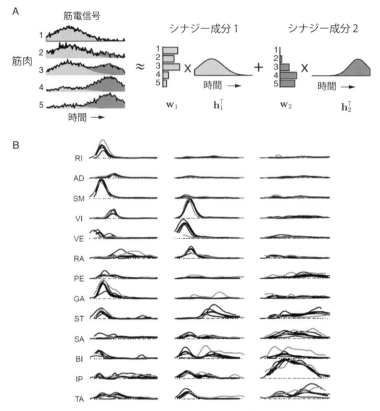

図 8.3 NNMF による筋電信号の分解. (A) NNMF 分解の模式図. 左辺の筋電データは二つのシナジーに分解される. シナジー 1 は主に筋肉 1, 2, 3 上で時間的に早いところで活動を示すのに対し, シナジー 2 は筋肉 3, 4, 5 で時間的に遅いところで活動を示す. (B) カエル下肢の蹴り運動から見出された三つのシナジー. 13 本の筋活動がこれらのシナジーで説明される. 複数の線は異なる個体から導出されたもので, 個体によらずシナジーはほぼ同じであることがわかる. (B) は d'Avella et al. (2003) より許諾を得て転載.

$$\mathbf{X} \approx \mathbf{w}_1 \mathbf{h}_1^\top + \mathbf{w}_2 \mathbf{h}_2^\top + \cdots + \mathbf{w}_K \mathbf{h}_K^\top \tag{8.35}$$

と分解できることがわかる (図 8.3). ここでベクトル $\mathbf{w} \in \mathbb{R}_+^N$ は各筋肉の重み, $\mathbf{h} \in \mathbb{R}_+^T$ は時系列を表している. 特に重み付け係数 $\mathbf{w}$ は複数の筋活動の協調を表すものなので, シナジー成分と呼ばれることがある. 右辺第一項 $\mathbf{w}_1 \mathbf{h}_1^\top$ はランク 1 であり, 筋肉にかかる重み $\mathbf{w}_1 \in \mathbb{R}_+^N$ とその時系列 $\mathbf{h}_1 \in \mathbb{R}_+^T$ の直積からなる. これはこの成分, すなわちシナジーがどの筋肉にどのような時系列で載っているかを示す分解である. 2 番目のシナジー $\mathbf{w}_2 \mathbf{h}_2^\top$, そしてそれ以降のシナジーも同様に解釈することができる. このように NNMF ではシナジーの筋肉上の分布と時系列を系統的に得ることができる. NNMF を用いてカエル下肢の 13 本の筋活動を分解すると, 3 個のシナジーで筋活動の変動の大部

分を説明できることがわかった．ちなみに，この研究では成分数 K の選び方として交互検証を用いている．すなわち，テストデータの汎化と成分間の相関係数を調べて，汎化成績が最大に，そして相関係数が最小になる成分数を採用した．シナジーの計算は個体ごとに行われるが，どの個体もほぼ同じシナジーを示すため，運動制御において系統的に自由度を小さくする計算原理が働いているものと考えられる．このように NNMF を用いて筋活動に潜む低次元の自由度を見出すことができる．

　最近のサル電気生理実験によると，筋シナジーは脊髄の運動ニューロンから筋肉の投射として実装されているとの報告がある（Takei et al., 2017）．サルが精密把持運動（precision grip，親指と人差し指で物をつまむ動作）中に，脊髄の運動ニューロンのスパイクに伴う筋活動をスパイクトリガー平均（spike triggered average）で調べたところ，その運動ニューロンの投射は，NNMF で筋電信号を分解して見出されたシナジーの重み付け（式 (8.35) の $\mathbf{w}$）とよく一致した．シナジーの時系列（式 (8.35) の $\mathbf{h}$）は，複数の運動ニューロンの集団活動から再構成できた．これは，シナジーの重み付けと時系列が脊髄運動回路として実現されているという，マーの実装のレベルでの研究である．NNMF の計算が脊髄運動回路に実装されているとすると，その背後にある計算原理はどのようなものだろうか．今後のシナジー研究では，自由度を低次元することの目的は何かという，マーの「計算理論のレベル」での疑問に答えていかなくてはならない．

8.4　状態空間モデルの次元縮約法

Balanced truncation とは ★

　これまでは静的な状態変数の次元縮約を見てきた．動的なモデルである状態空間モデルでも同様に，データの重要な部分は残しながら低次元の表現を見つける方法がある．状態空間モデルの入出力関係をなるべく保ちながら次元縮約を行う方法の一つが balanced truncation[†] である（Moore, 1981; Lall et al., 2002）．ここでの次元縮約の目的は，$\mathbf{x} \in \mathbb{R}^n$ を状態変数とする状態空間モデル

$$\dot{\mathbf{x}}(t) = \mathbf{f}(\mathbf{x}(t),\, \mathbf{u}(t)) \tag{8.36}$$

$$\mathbf{z}(t) = g(\mathbf{x}(t)) \tag{8.37}$$

が与えられたとき，入力である制御変数 $\mathbf{u}(t)$ と出力である観測変数 $\mathbf{z}(t)$ の間の入出力関係を近似するように

[†] 日本語訳としては「平衡化打切り」や「平衡化低次元法」などがあり，統一されていないようであるので，ここでは英語名を用いる．

$$\dot{\mathbf{q}}(t) = \hat{\mathbf{f}}(\mathbf{q}(t), \, \mathbf{u}(t)) \tag{8.38}$$

$$\mathbf{z}(t) = \hat{\mathbf{g}}(\mathbf{q}(t)) \tag{8.39}$$

となる $q(<n)$ 次元の状態変数 $\mathbf{q} \in \mathbb{R}^q$ と，関数 $\hat{\mathbf{f}}$ と $\hat{\mathbf{g}}$ を見つけることである．

Balanced truncation の基本的な考え方は，入出力関係を保ちながらダイナミクスの変動の大きい成分を抽出するというものである．非線形の状態空間モデルを議論する前に，次の簡単な線形系

$$\dot{\mathbf{x}}(t) = \mathbf{A}\mathbf{x}(t) + \mathbf{B}\mathbf{u}(t) \tag{8.40}$$

$$\mathbf{z}(t) = \mathbf{C}\mathbf{x}(t) + \mathbf{D}\mathbf{u}(t) \tag{8.41}$$

を用いて基本的な考え方を見ていこう．ここで状態空間モデルの自由度を用いて，$\mathbf{x} = \mathbf{T}\hat{\mathbf{x}}$ と線形変換すると，状態空間モデルの行列も

$$\begin{pmatrix} \mathbf{A} & \mathbf{B} \\ \mathbf{C} & \mathbf{D} \end{pmatrix} \rightarrow \begin{pmatrix} \hat{\mathbf{A}} & \hat{\mathbf{B}} \\ \hat{\mathbf{C}} & \hat{\mathbf{D}} \end{pmatrix} = \begin{pmatrix} \mathbf{T}^{-1}\mathbf{A}\mathbf{T} & \mathbf{T}^{-1}\mathbf{B} \\ \mathbf{C}\mathbf{T} & \mathbf{D} \end{pmatrix} \tag{8.42}$$

と変換されることがわかる．これから可制御グラム行列 $\mathbf{W}_{\mathrm{C}}$ と可観測グラム行列 $\mathbf{W}_{\mathrm{O}}$（3.2 節を参照）は

$$\mathbf{W}_{\mathrm{C}} \rightarrow \hat{\mathbf{W}}_{\mathrm{C}} = \mathbf{T}^{-1}\mathbf{W}_{\mathrm{C}}\mathbf{T}^{-\top}, \quad \mathbf{W}_{\mathrm{O}} \rightarrow \hat{\mathbf{W}}_{\mathrm{O}} = \mathbf{T}^{\top}\mathbf{W}_{\mathrm{O}}\mathbf{T} \tag{8.43}$$

の変換を受ける．この変換の自由度を利用して，変換行列 $\mathbf{T}$ をうまく選べば，

$$\hat{\mathbf{W}}_{\mathrm{C}} = \hat{\mathbf{W}}_{\mathrm{O}} = \boldsymbol{\Sigma} = \mathrm{diag}(\lambda_1, \cdots, \lambda_n) \tag{8.44}$$

と同時対角化することができる．ここで固有値は大きい順に，$\lambda_1 \geq \cdots \geq \lambda_n$ と並べるとする．主成分分析と同様に，寄与の大きい固有値の部分空間 $\boldsymbol{\Sigma}_1 = \mathrm{diag}(\lambda_1, \cdots, \lambda_q) \in \mathbb{R}^{q \times q}$ とそれ以外の部分空間 $\boldsymbol{\Sigma}_2 = \mathrm{diag}(\lambda_{q+1}, \cdots, \lambda_n) \in \mathbb{R}^{(n-q) \times (n-q)}$ に分けて，

$$\boldsymbol{\Sigma} = \begin{pmatrix} \boldsymbol{\Sigma}_1 & \mathbf{0}_{q \times (n-q)} \\ \mathbf{0}_{(n-q) \times q} & \boldsymbol{\Sigma}_2 \end{pmatrix} \tag{8.45}$$

とすれば，状態変数と観測変数における変動の大部分は q 次元の部分空間に収まり，残りの $n-q$ 次元の部分空間は無視できるほど小さいとみなせる．したがって，$\hat{\mathbf{x}}$ の最初の q 次元を新たな状態変数 $\mathbf{q}$ として定義する，すなわち

$$\mathbf{q} = \mathbf{P}_q \mathbf{T}^{-1} \mathbf{x} \tag{8.46}$$

ととることにしよう. $\mathbf{P}_q = (\,\mathbf{I}_q \quad \mathbf{0}_{q \times (n-q)}\,) \in \mathbb{R}^{q \times n}$ は n 次元ベクトルの最初の q 成分を取り出す射影演算子である. この状態変数はもともとの状態空間モデルの入出力関係をよく近似していることになり, 状態空間モデル式 (8.40) と (8.41) は次の低次元の状態空間モデル

$$\dot{\mathbf{q}}(t) = \hat{\mathbf{A}}_q \mathbf{q}(t) + \hat{\mathbf{B}}_q \mathbf{u}(t) \tag{8.47}$$

$$\mathbf{z}(t) = \hat{\mathbf{C}}_q \mathbf{q}(t) + \mathbf{D}\mathbf{u}(t) \tag{8.48}$$

で近似できることがわかる. ここで $\hat{\mathbf{A}}_q = \mathbf{P}_q \mathbf{A} \mathbf{P}_q^\top$, $\hat{\mathbf{B}}_q = \mathbf{P}_q \mathbf{B}$, $\hat{\mathbf{C}}_q = \mathbf{C} \mathbf{P}_q^\top$ である. 状態空間モデルが線形であればグラム行列を計算することで, 同時対角化の変換行列を計算できる. したがって, グラム行列を知っていれば, モデル縮約の変換式 (8.46) が導けるのである. 可制御グラム行列と可観測グラム行列の自由度をバランスさせて, 大きな値の固有値だけ残す（truncate する）ので, この方法は balanced truncation と呼ばれる.

可制御グラム行列と可観測グラム行列の計算には, 状態空間モデルの行列 $\mathbf{A}$, $\mathbf{B}$, $\mathbf{C}$ を知る必要があった. 陽に行列を使う代わりに, 状態のインパルス応答を用いることができる. $\mathbf{e}_i \in \mathbb{R}^{n_\mathrm{u}}$ を, i 成分だけ 1 であり他の成分が 0 であるようなベクトルとすると, 可制御グラム行列は

$$\mathbf{W}_\mathrm{C} = \int_0^t e^{\mathbf{A}t'} \mathbf{B} \mathbf{B}^\top e^{\mathbf{A}^\top t'} \mathrm{d}t' = \int_0^t e^{\mathbf{A}t'} \mathbf{B}(\mathbf{e}_1 \mathbf{e}_1^\top + \cdots + \mathbf{e}_{n_\mathrm{u}} \mathbf{e}_{n_\mathrm{u}}^\top) \mathbf{B}^\top e^{\mathbf{A}^\top t'} \mathrm{d}t' \tag{8.49}$$

と書けることがわかる. $\mathbf{u}(t) = \mathbf{e}_i \delta(t)$ なる制御インパルスを課したときの状態変数を $\mathbf{x}^{(i)}(t)$ と書くと

$$\mathbf{x}^{(i)}(t) = e^{\mathbf{A}t} \mathbf{B} \mathbf{e}_i \tag{8.50}$$

であるから,

$$\mathbf{W}_\mathrm{C} = \mathbf{x}^{(1)} \mathbf{x}^{(1)\top} + \cdots + \mathbf{x}^{(n_\mathrm{u})} \mathbf{x}^{(n_\mathrm{u})\top} \tag{8.51}$$

と書けることがわかる. この表式から, グラム行列はインパルス応答 $\{\mathbf{x}^{(1)}, \cdots, \mathbf{x}^{(n_\mathrm{u})}\}$ の「実験データ」を用いて求めることができる. 同様に, $\mathbf{x}(0) = \mathbf{e}_i$ および $\mathbf{u}(t) = \mathbf{0}$ とした際に得られる観測変数を $\mathbf{z}^{(i)}(t)$ とすれば, 可観測グラム行列は

$$\mathbf{W}_\mathrm{O} = \mathbf{z}^{(1)} \mathbf{z}^{(1)\top} + \cdots + \mathbf{z}^{(n_\mathrm{x})} \mathbf{z}^{(n_\mathrm{x})\top} \tag{8.52}$$

と観測データ $\{\mathbf{z}^{(1)}, \cdots, \mathbf{z}^{(n_x)}\}$ を用いて書けることがわかる．式 (8.51) と式 (8.52) の利点は，実際の運動方程式や観測方程式を知らなくても，データがあればグラム行列を計算できることである．上で見たように，式 (8.51) と式 (8.52) を用いてデータからグラム行列を求め，そのグラム行列を同時対角化する変換 (8.46) で状態空間モデルのモデル縮約ができるわけである．具体的なアルゴリズムや適用例の詳細は Lall et al.（2002）を参照されたい．

Balanced truncation によるカエル下肢ダイナミクスの近似

第 1 章で見たように，筋骨格系の運動方程式は非線形である．一方，先ほどのシナジーの例で見たように，ダイナミクスを低次元に縮約することで，制御問題を単純化できないだろうか．カエル下肢のバイオメカニカルなモデルを balanced truncation で次元縮約し，実験で見出されたシナジーと比較した研究を紹介する（Berniker et al., 2009）．もととなるカエルの下肢のバイオメカニクスモデルとして，ベルニカーらは 17 次元の状態変数と 13 本の筋肉（したがって 13 次元の制御信号）をもつ非線形運動方程式でカエルの下肢運動を数値計算した．観測変数としては関節角と関節角速度からなる四次元の観測変数を考えた．上記の運動方程式と観測方程式は，状態空間モデル (8.36) と (8.37) に対応する．

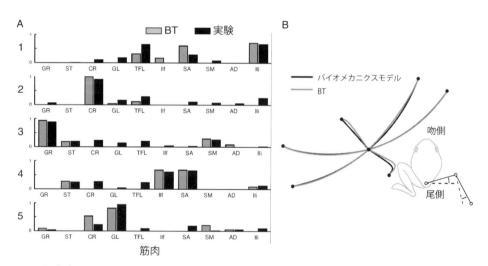

図 8.4 （A）状態空間モデルの次元縮約（balanced truncation）で得られたシナジー（BT）と実験で得られたシナジーの比較．balanced truncation では制御信号の協調から，実験では筋活動の協調から，シナジーを導出している．カエル下肢運動に関与する 10 個の筋肉．バーは各シナジーにおける各筋肉の寄与を表している．（B）17 次元のバイオメカニクスモデルから計算された最適軌道（黒線）と，balanced truncation を用いて次元縮約したモデルでの軌道（灰色線）．Berniker et al.（2009）より許諾を得て転載．

さらに，彼らは数値計算で得られた 13 次元の制御信号を入力，四次元の観測変数を出力とし，balanced truncation を用いて入出力を近似する低次元力学系を構成した．式 (8.47) の右辺第二項にある $\hat{\mathbf{B}}_q\mathbf{u}$ の項からわかるように，制御信号の各成分は独立に作用するのではなく，行列 $\hat{\mathbf{B}}_q$ の各行との掛け算で重み付けされる．したがって，行列 $\hat{\mathbf{B}}_q$ の行は制御信号間の協調度合い，すなわちシナジーを表現していると考えられる．このように balanced truncation から導かれた低次元力学系のシナジーは，実際のカエル筋電から計算されたシナジーと見事に一致する（図 8.4A）．さらに，もともとのバイオメカニクスと低次元力学系から計算された下肢の運動軌道も一致する（図 8.4B）．筋骨格系には多数の自由度があるが，自然な運動条件では低次元の力学系により支配されているようである．

8.5 因子分析

因子分析とは ★

集団神経活動は，個々の神経細胞の活動が相関をもっていることから，互いに独立ではなく，より低い次元の隠れ変数から生成されていると考えられる．これを線形モデルでモデル化するのがここで紹介する**因子分析**（factor analysis）である．$\mathbf{x} \in \mathbb{R}^n$ を n 個の神経活動（たとえば発火頻度）とし，その背後に $\mathbf{z} \in \mathbb{R}^q$ なる q 次元の隠れ変数がある（$n > q$ と仮定する）として，因子分析では

$$\mathbf{x} = \boldsymbol{\Lambda}\mathbf{z} + \boldsymbol{\varepsilon} \tag{8.53}$$

なる線形の生成モデルを仮定する．ここで行列 $\boldsymbol{\Lambda} \in \mathbb{R}^{n \times q}$ は変数 $\mathbf{z}$ から変数 $\mathbf{x}$ への写像を決める行列，$\boldsymbol{\varepsilon}$ は残差である．$\boldsymbol{\varepsilon}$ は，ある対角行列 $\boldsymbol{\Psi} = \mathrm{diag}(\psi_1, \cdots, \psi_n)$ を用いて $\boldsymbol{\varepsilon} \sim \mathcal{N}(\mathbf{0}, \boldsymbol{\Psi})$ である正規分布に従うとする．隠れ変数が正規分布 $\mathbf{z} \sim \mathcal{N}(0, \mathbf{I}_q)$ に従うとすると，$\mathbf{x}$ と $\mathbf{z}$ の同時確率分布は式 (8.53) から

$$p\left(\begin{pmatrix} \mathbf{x} \\ \mathbf{z} \end{pmatrix}\right) = \mathcal{N}\left(\begin{pmatrix} \mathbf{0} \\ \mathbf{0} \end{pmatrix}, \begin{pmatrix} \boldsymbol{\Lambda}\boldsymbol{\Lambda}^\top + \boldsymbol{\Psi} & \boldsymbol{\Lambda} \\ \boldsymbol{\Lambda}^\top & \mathbf{I}_q \end{pmatrix}\right) \tag{8.54}$$

である．ここで条件付き確率の公式を用いると，

$$p(\mathbf{z}|\mathbf{x}) = \mathcal{N}(\boldsymbol{\Lambda}^\top(\boldsymbol{\Lambda}\boldsymbol{\Lambda}^\top + \boldsymbol{\Psi})^{-1}\mathbf{x}, \mathbf{I}_q - \boldsymbol{\Lambda}^\top(\boldsymbol{\Lambda}\boldsymbol{\Lambda}^\top + \boldsymbol{\Psi})^{-1}\boldsymbol{\Lambda}) \tag{8.55}$$

であるので，データ $\mathbf{x}$ が与えられたときの隠れ変数は，期待値をとって $\hat{\mathbf{z}} = \mathrm{E}[\mathbf{z}|\mathbf{x}] = \boldsymbol{\Lambda}^\top(\boldsymbol{\Lambda}\boldsymbol{\Lambda}^\top + \boldsymbol{\Psi})^{-1}\mathbf{x}$ と推定される．ここで注意しておきたいことは，因子分析では隠

れ変数が正規分布に従うとして，データの統計性を共分散行列でモデル化する点である．生成モデルにはパラメタとして行列 $\mathbf{\Lambda}$ と $\mathbf{\Psi}$ が含まれており，これらは EM アルゴリズムで推定することができる（Roweis & Ghahramani, 1999）．

学習における神経学的制約

生成モデルにおける重要な仮定は，神経活動における n 次元の自由度は見かけ上のもので，実際はより低い q 次元の自由度しかもたないということである（図 8.5A）．したがって，もし n 次元の神経活動が q 次元の部分空間に制限されていたとすると，n 次元の自由度を必要とする学習はできないであろうと予想される．そこで，ブレイン・コンピュータ・インターフェイスを用いて神経活動からカーソルを操作させる実験を行い，真の自由度である q 次元の自由度のみを必要とする場合と，それに直交する $n-q$ 次元の自由度を必要とする場合で，学習ができるかどうかを調べればよい．この予想をサルの電気生理実験で検証したのが，サドラーらの研究である（Sadtler et al., 2014）．まず神経活動 $\mathbf{x}$ と運動方向 $\mathbf{s}$ に線形関係があるとして，

$$\mathbf{s} = \mathbf{Hx} \tag{8.56}$$

なる行列 $\mathbf{H}$ を実際の神経活動と運動方向から構築する．式 (8.53) で仮定したように，因子分析では神経活動 $\mathbf{x}$ がより低い次元の変数 $\hat{\mathbf{z}}$ から生成されること，すなわち $\mathbf{x} = \mathbf{\Lambda}\hat{\mathbf{z}}$ の関係を仮定して，式 (8.56) は

$$\mathbf{s} = \mathbf{H\Lambda}\hat{\mathbf{z}} = \mathbf{H\Lambda\Lambda}^\top (\mathbf{\Lambda\Lambda} + \mathbf{\Psi})^{-1}\mathbf{x} \tag{8.57}$$

とも書ける．行列 $\mathbf{H}$ は神経活動から運動方向への写像を決めるものだから，ブレイン・コンピュータ・インターフェイスの場合には実験者が行列 $\mathbf{H}$ を自由に変更することができる．ひとたび行列 $\mathbf{H}$ に変更を加えると，サルは神経活動 $\mathbf{x}$ と運動方向 $\mathbf{s}$ の関係を学習し直さなければならない．

サルが学習可能なもの，もしくは学習不可能なものとはどんなものだろうか．以下二つの変換を考えてみよう．まず $n \times n$ の行列 $\mathbf{R}_n$ を用いて

$$\mathbf{H} \to \mathbf{HR}_n \tag{8.58}$$

とすると，$\mathbf{x} \to \mathbf{R}_n^{-1}\mathbf{x}$ と n 次元空間で神経活動を変化させることが考えられる（図 8.5B，① から ③ への変換）．一方，$q \times q$ の行列 $\mathbf{R}_q$ を用いて

$$\mathbf{H} \to \mathbf{H\Lambda R}_q\mathbf{\Lambda}^\top (\mathbf{\Lambda\Lambda} + \mathbf{\Psi})^{-1} \tag{8.59}$$

とすると，$\mathbf{z} \to \mathbf{R}_q^{-1}\mathbf{z}$ と q 次元空間で隠れ変数を変化させることも考えられる（図 8.5B，

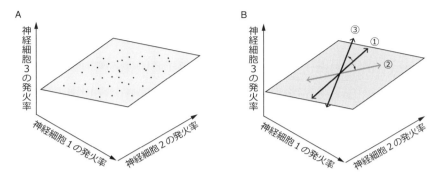

図 8.5 神経活動の低次元構造により，学習に課せられる制限．(A) 神経活動の低次元構造．この図では三次元の神経活動（黒点）が二次元の平面（灰色）上に制約されている．(B) もともと BCI に用いていた神経活動の方向（①）を，低次元空間内（②）もしくは低次元空間外（③）に回転させる様子．

① から ② への変換）．サドラーの研究では，サルは q 次元空間での変換 (8.59) は学習できた一方，n 次元空間での変換 (8.58) は学習することができなかった．このことは，(1) 各神経活動は独立ではなく低次元の隠れ変数により生成されていること，(2) 学習は隠れ変数の空間でのみ可能なこと，を示している．同様の研究はヒトの筋電学習でも行われており，筋電信号から力への変換をシナジー空間内で変化させる場合とシナジー空間外で変化させる場合で，前者は学習可能だが，後者の学習は非常に遅いことが報告されている (Berger et al., 2013)．我々が学習できるものとできないものは神経系における制御の自由度によって決まるのである．

まとめ

大量の感覚入力と多自由度の身体自由度を効率的に処理・制御するためには，有用かつ低次元な自由度を抽出する次元縮約が不可欠である．データの統計性に基づき成分に分解する主成分分析や独立成分分析は，初期感覚野の反応特性を説明する．また，非負行列因子分解，balanced truncation や因子分解は身体運動の真の低次元自由度を見出すことができる．興味深いことに，動物が学習できるものと学習できないものは，見かけの自由度ではなくその背後の低次元自由度により制約されるようである．脳は外界と身体の統計性を利用して，低次元の自由度で効率よく感覚処理や運動制御を行っているようである．

参考文献

Amari, S. (1998) Natural gradient works efficiently in learning. *Neural Computation* 10:251–276.

Bell, A. J., Sejnowski, T. J. (1995) An information-maximization approach to blind separation and blind deconvolution. *Neural Computation* 7:1129–1159.

Bell, A. J., Sejnowski, T. J. (1997) The "independent components" of natural scenes are edge filters. *Vision Research* 37:3327–3338.

Berger, D. J., Gentner, R., Edmunds, T., Pai, D. K., d'Avella, A. (2013) Differences in adaptation rates after virtual surgeries provide direct evidence for modularity. *Journal of Neuroscience* 33:12384–12394.

Berniker, M., Jarc, A., Bizzi, E., Tresch, M. C. (2009) Simplified and effective motor control based on muscle synergies to exploit musculoskeletal dynamics. *Proceedings of the National Academy of Sciences of the United States of America* 106:7601–7606.

Cheung, V. C., Turolla, A., Agostini, M., Silvoni, S., Bennis, C., Kasi, P., Paganoni, S., Bonato, P., Bizzi, E. (2012) Muscle synergy patterns as physiological markers of motor cortical damage. *Proceedings of the National Academy of Sciences of the United States of America* 109:14652–14656.

Cichocki, A., Zdunek, R., Phan, A. H., Amari, S. (2009). *Nonnegative Matrix and Tensor Factorizations: Applications to Exploratory Multi-way Data Analysis and Blind Source Separation.* John Wiley & Sons.

d'Avella, A., Saltiel, P., Bizzi, E. (2003) Combinations of muscle synergies in the construction of a natural motor behavior. *Nature Neuroscience* 6:300–308.

d'Avella, A., Portone, A., Fernandez, L., Lacquaniti, F. (2006) Control of fast-reaching movements by muscle synergy combinations. *Journal of Neuroscience* 26:7791–7810.

Fu, X., Huang, K., Sidiropoulos, N. D., & Ma, W. K. (2019). Nonnegative matrix factorization for signal and data analytics: Identifiability, algorithms, and applications. *IEEE Signal Processing Magazine* 36(2): 59–80.

Hjalmars, S. (1977). Evidence for Boltzmann's H as a capital eta. *American Journal of Physics*, 45(2), 214–215.

Hosoya, H., Hyvarinen, A. (2015) A Hierarchical Statistical Model of Natural Images Explains Tuning Properties in V2. *Journal of Neuroscience* 35:10412–10428.

Hyvärinen, A., Gutmann, M., Hoyer, P. O. (2005) Statistical model of natural stimuli predicts edge-like pooling of spatial frequency channels in V2. *BMC Neuroscience* 6:12.

Hyvärinen, A., Hoyer, P. (2000) Emergence of phase-and shift-invariant features by decomposition of natural images into independent feature subspaces. *Neural Computation* 12:1705–1720.

Hyvärinen, A., Hoyer, P. O., Inki, M. (2001) Topographic independent component analysis. *Neural Computation* 13:1527–1558.

Hyvärinen, A., Karhunen, J., & Oja, E. (2004). *Independent Component Analysis (Vol. 46).* John Wiley & Sons.

Lall, S., Marsden, J. E., Glavaški, S. (2002) A subspace approach to balanced truncation for model reduction of nonlinear control systems. International Journal of Robust and Nonlinear Control: *IFAC-Affiliated Journal* 12:519–535.

Lee, D. D., Seung, H. S. (1999) Learning the parts of objects by non-negative matrix factorization. *Nature* 401:788.

Lee, D. D., Seung, H. S. (2001) Algorithms for non-negative matrix factorization. In: *Advances in Neural Information Processing Systems*, pp 556–562.

Lee, T-W., Girolami, M., Sejnowski, T. J. (1999) Independent component analysis using an extended infomax algorithm for mixed subgaussian and supergaussian sources. *Neural Com-*

putation 11:417–441.

Lewicki, M. S. (2002) Efficient coding of natural sounds. *Nature Neuroscience* 5:356–363.

Linsker, R. (1988) Self-organization in a perceptual network. *Computer* 21:105–117.

Linsker, R. (1990) Perceptual neural organization: some approaches based on network models and information theory. *Annual Review of Neuroscience* 13:257–281.

Makeig, S., Jung, T. P., Bell, A. J., Ghahremani, D., Sejnowski, T. J. (1997) Blind separation of auditory event-related brain responses into independent components. *Proceedings of the National Academy of Sciences of the United States of America* 94:10979–10984.

McKeown, M. J., Jung, T. P., Makeig, S., Brown, G., Kindermann, S. S., Lee, T. W., Sejnowski, T. J. (1998) Spatially independent activity patterns in functional MRI data during the stroop color-naming task. *Proceedings of the National Academy of Sciences of the United States of America* 95:803–810.

Moore, B. (1981) Principal component analysis in linear systems: Controllability, observability, and model reduction. *IEEE Transactions on Automatic Control* 26:17–32.

Oja, E. (1982) Simplified neuron model as a principal component analyzer. *Journal of Mathematical Biology* 15:267–273.

Olshausen, B. A., Field, D. J. (1996) Emergence of simple-cell receptive field properties by learning a sparse code for natural images. *Nature* 381:607–609.

Olshausen, B. A., Field, D. J. (2000) Vision and the coding of natural images: The human brain may hold the secrets to the best image-compression algorithms. *American Scientist* 88:238–245.

Paatero, P. (1997) Least squares formulation of robust non-negative factor analysis. *Chemometrics and Intelligent Laboratory Systems* 37:23–35.

Roweis, S., & Ghahramani, Z. (1999). A unifying review of linear Gaussian models. *Neural Computation*, 11(2), 305–345.

Sadtler, P. T., Quick, K. M., Golub, M. D., Chase, S. M., Ryu, S. I., Tyler-Kabara, E. C., Yu, B. M., Batista, A. P. (2014) Neural constraints on learning. *Nature* 512:423–426.

Sanger, T. D. (1989) Optimal unsupervised learning in a single-layer linear feedforward neural network. *Neural Networks* 2:459–473.

Santello, M., Flanders, M., Soechting, J. F. (1998) Postural hand synergies for tool use. *Journal of Neuroscience* 18:10105–10115.

Santello, M., Flanders, M., Soechting, J. F. (2002) Patterns of hand motion during grasping and the influence of sensory guidance. *Journal of Neuroscience* 22:1426–1435.

Smith, E. C., Lewicki, M. S. (2006) Efficient auditory coding. *Nature* 439:978–982.

Takei, T., Confais, J., Tomatsu, S., Oya, T., Seki, K. (2017) Neural basis for hand muscle synergies in the primate spinal cord. *Proceedings of the National Academy of Sciences of the United States of America* 114:8643–8648.

216 | 第 8 章　次元縮約と成分分解

コラム 9 : 臨床観察―壊れて初めてわかるもの―

　疾病や損傷で脳の一部が障害を受けた患者において，どのような機能的障害が生じる
かを調べるヒト臨床観察のアプローチも，神経科学に重要な知見を与えてきた．イギリス
のホームズ（Gordon M. Holmes, 1876-1965）は小脳損傷患者において運動の全体的な
協調性が失われぎこちなくなること，到達運動で目標までの距離がずれること，また歩行や
姿勢保持の際し平衡を保てないことなどを報告した．これら障害を総合的に小脳性運動失
調と言い，その発見により運動制御における小脳の重要性が明らかになった．また井上達
二（1881-1976，図 8.6）は，日露戦争で負傷した兵士の後頭部の損傷部位と視野欠損の
対応を調べ，脳部位と視野が一対一対応していること，いわゆるレチノトピーを報告した
（Glickstein, 1988; Jokl & Hiyama, 2007）．当時視覚野は頭頂葉にあるとするイギリスの
フェリエの説と，後頭葉にあるとするドイツのムンクの説の間で論争がなされていたが，
井上の発見はこの論争に決着をつけるものであった．当時のロシア軍のライフル（Mosin-
Nagant Model 91）は，7.6 mm 径の弾丸を 630 m/s の速度で発射できた．このライフ
ルによる銃創は脳の一部だけを損傷し，弾丸の運動エネルギーが変化した熱で損傷部位の
周りが凝血し，周辺部位は無傷で残ることがあった．そうした負傷者を調べることで，限
定された損傷部位と障害を受けた機能を対応づけることができた．余談だが，第一次世界
大戦当時のイギリス兵のヘルメットは後頭部を覆っていなかったので，ホームズの症例に
は後頭葉と小脳の損傷症例が多かったそうである（Lanska, 2009）．一方，当時のドイツ
兵のヘルメットは後頭部までも覆う形状だったらしい．また，日露戦争時の日本兵は軍帽
のみであった[†]．

　記憶に関しては，海馬の除去手術を受けた患者 H. M.（Henry Molaison, 1926-2008）
が有名である．難治性の癲癇の治療のため，神経外科医スコヴィル（William Beecher
Scoville, 1906-1984）により両側の海馬とその周辺の除去手術を受けたのち，H. M. は
前向性の健忘症となった（Scoville & Milner, 1957）．H. M. の症状は MIT のミルナー
（Brenda Milner, 1918-）らにより詳しく調べられた．特に，陳述記憶に障害が見られた
にもかかわらず運動学習の記憶には障害が見られなかったことから，両者の記憶は異なる
脳部位で処理されていることがわかった．鏡描画（mirror drawing）という鏡で反転した
手先を見せて星形の図形をなぞる課題では，日ごとに描画の正確性が向上し運動時間の短
縮が見られたものの，毎日実験開始前にこの実験を覚えているかという問いには常に覚え
ていないと答えたという．H. M. を被験者として実験をしたことがあるシャドメア（Reza
Shadmehr）によると，当時 H. M. は 60 歳を超えていたにもかかわらず，40 歳代の若々
しさだったという．シャドメアは笑いながら「若さを保つことの秘訣は忘れっぽいこと
だ」と教えてくれた．一方，小脳患者の運動学習実験からは，運動学習に不可欠なのは小
脳であることが知られている．このように，特定の脳部位に損傷を受けた患者がどのよう
な機能障害を生じるかにより，その部位の果たす役割が解明されてきた．

[†]　さらに余談だが，筆者の曽祖父田中足穂は日露戦争の激戦地旅順で，日本帝国陸軍の書記官を務めていた
　　と聞く．実家に曽祖父が旅順から持ち帰った石が残されている．

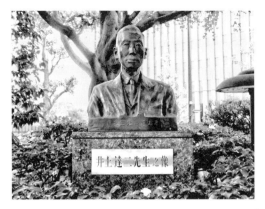

図 8.6　JR 御茶ノ水駅聖橋口から交差点を渡ってすぐのところにある，井上達二先生の胸像（著者撮影）．この胸像の説明碑には，「視覚中枢の銃砲創による視力障害」の研究により学位を授与されたことが記されている．

Glickstein, M. (1985). Ferrier's mistake. *Trends in Neurosciences*, 8, 341–344.
Glickstein, M. (1988). The discovery of the visual cortex. *Scientific American*, 259(3), 118–127.
Jokl, D. H.-K., & Hiyama, F. (2007). Tatsuji Inouye-Topographer of the visual cortex. Exemplar of the Germany-Japan ophthalmic legacy of the Meiji era. *Neuro-Ophthalmology*, 31(3), 33–43.
Scoville, W. B., & Milner, B. (1957). Loss of recent memory after bilateral hippocampal lesions. *Journal of Neurology, Neurosurgery, and Psychiatry*, 20(1), 11.

第 **9** 章

デコーディングと
ブレイン・コンピュータ・インターフェイス
―脳の情報表現を読み取る―

しかしもし脳がすこしでも生きていたら，そのしるしがなんかべつのことに
あらわれるかもしれない！

――手塚治虫（『ブラックジャック』より）

　感覚器官からの感覚入力をもとに外界の状態を推定する問題は，最適推定問題として
定式化できること，そしてしばしばヒトは最適推定理論の予言するような感覚処理を行っ
ていることを第 4 章で見た．脳が身体を制御していることを最初に示したのはローマ
時代の医師ガレノスである（コラム 1 参照）．1950 年代から 70 年代にかけて，デルガ
ド（Jose M. R. Delgado）による脳の電気刺激を用いた特定の行動の誘発（Delgado,
1969; Horgan, 2005），フェッツ（Ebner E. Fetz）によるオペラント条件づけを用い
た神経活動の制御（Fetz, 1969; Fetz and Finocchio, 1971），ハンフリー（Donald R.
Humphrey）らによる神経活動からの運動と力の再構成（Humphrey et al., 1970）と
いった先駆的な研究がなされた．大量の神経活動データが計測可能になった近年，神経
活動から外界の物理量を推定するデコーディングという研究が盛んになっている．本章
では集団神経活動データから運動を再構成する手法として，ポピュレーションベクトル，
ウィーナーフィルタ，最尤推定，ベイズ推定などを紹介する．デコーディングを用いて，
植物状態や最小意識状態の患者と意思疎通する研究も報告されており（Monti et al.,
2010），手塚治虫が『ブラックジャック』で夢想した世界が，現実のものとなりつつある．

9.1　エンコーディングとデコーディング

　第一次視覚野の神経細胞は視覚刺激の線分方位により，第一次運動野の神経細胞は筋
活動や運動方向により，系統的に活動を変調する．したがって，神経活動は外界の物理
量の関数とみなせる．たとえば，外界で計測可能な物理量を s と書くことにすると，あ

る一つの神経細胞の発火頻度 r の反応特性は，反応関数 $r = f(s)$ もしくは活動電位の反応確率 $p(r|s)$ と表すことができる．物理量から神経活動への変換を符号化（エンコーディング），またその逆過程である神経活動から物理量への変換を復号化（デコーディング）と呼ぶ．以下では，エンコーディングとデコーディングを数式を用いて定義しよう．

電気的な神経活動は空間スケールが小さい順に，単一細胞のスパイク列（活動電位，action potentials），スパイク列を時間もしくは試行平均した発火率（firing rate），局所場電位（local field potentials, LFP），皮質脳波（electrocorticography, ECoG），そして頭皮上脳波（electroencephalography, EEG）と分類することができる．また神経活動をより広く定義して，機能的磁気共鳴イメージング（fMRI）の BOLD (blood-oxygen-level-dependent) 信号といった脳機能イメージングデータをそれに含めてもよい．このように広い意味での神経活動を考えたときの物理量と神経活動の関係を考えよう．

集団の神経活動 $\mathbf{r} = (r_1 \; \cdots \; r_N)^\top$ と書くことにしよう．N はスパイクの場合には神経細胞の個数，局所場電位・皮質脳波・脳波の場合には電極数，fMRI の場合にはボクセル数である．刺激 $\mathbf{s}$（刺激も一般的にいくつかのパラメタを含むので，ベクトルとしよう）が与えられたとき，神経活動の反応特性は

$$p(\mathbf{r}|\mathbf{s}) \tag{9.1}$$

と条件付き確率分布で特徴づけられる．式 (9.1) は物理量から神経活動への変換を記述しており，この変換はエンコーディングと呼ばれる．また，刺激 $\mathbf{s}$ が与えられたときの活動 $\mathbf{r}$ の期待値

$$\mathbf{f}(\mathbf{s}) = \int \mathbf{r} p(\mathbf{r}|\mathbf{s}) \mathrm{d}\mathbf{r} \tag{9.2}$$

は**反応関数**（tuning function）と呼ばれる．

一方，神経活動から外界の物理量を推定する過程も考えることができる．神経活動 $\mathbf{r}$ が与えられたときの物理量 $\mathbf{s}$ の確率は

$$p(\mathbf{s}|\mathbf{r}) \tag{9.3}$$

である．神経活動が与えられた際に，その神経活動が表現している物理量の情報を再構成する方法をデコーディングと呼ぶ．ベイズの定理を用いて，エンコーディング (9.1) とデコーディング (9.3) は

$$p(\mathbf{s}|\mathbf{r}) = \frac{p(\mathbf{r}|\mathbf{s})p(\mathbf{s})}{p(\mathbf{r})} \tag{9.4}$$

で関連付けられる．この式からわかるように，事後確率 $p(\mathbf{s}|\mathbf{r})$ は事前確率 $p(\mathbf{s})$ と尤度関数 $p(\mathbf{r}|\mathbf{s})$ の積になっている．事前確率 $p(\mathbf{s})$ は物理量 $\mathbf{s}$ の必ずしも真の分布とは限らず，デコードしたい実験者が物理量の分布をモデル化したものである．同様に，尤度関数 $p(\mathbf{r}|\mathbf{s})$ も神経細胞の反応特性を実験者がモデル化したものであり，**生成モデル**（generative model）と呼ばれる．事後確率 $p(\mathbf{s}|\mathbf{r})$ を計算する際に，物理量の分布のモデル $p(\mathbf{s})$ と神経細胞の反応特性 $p(\mathbf{r}|\mathbf{s})$ のモデルを用いる方法を，**生成モデルのアプローチ**（generative model approach）と呼ぶ．つまり，デコーディングの際，観測された神経活動が生成された過程を陽にモデル化するのである．一方，生成過程を陽にモデル化せず，事後確率 $p(\mathbf{s}|\mathbf{r})$ そのものをモデル化するアプローチは，**識別モデルのアプローチ**（discriminative model approach）と呼ばれる．識別アプローチの代表例として，サポートベクトルマシン（support vector machine）やフィッシャー判別解析（Fisher discriminant analysis）などが知られている．

　上記では外界の物理量 $\mathbf{s}$ と一般的に書いたが，物理量が離散的か連続的かによって二つの問題に分けられる．「左右どちらの手を動かしたいか」や「どの標的を狙うか」など離散的な量（クラスと呼ばれる）を再構成する問題は，**分類問題**（classification problem）と呼ばれる．入力に対してクラスを出力する関数は分類器（classifier）と呼ばれ，その性能はどれだけ正しく分類できたかの正答率や交差エントロピー（cross entropy）などで評価される．

　一方，手の位置や筋活動といった連続的な変数を再構成する問題は，**回帰問題**（regression problem）と呼ばれる．入力から連続変数を出力する関数は回帰関数（regressor）と呼ばれ，その正答率は正解の時系列と再構成された時系列との相関関数や誤差などで評価される．一般論として，分類問題に比べて回帰問題のほうが難しい．分類問題はたとえば「左右どちらに動きたいか」という二値問題なのに対し，回帰問題では単に「右に動きたい」だけはなく「右に何センチ動きたいか」という連続量を出力しないといけないからである．そのため，筋電などのノイズが多く含まれるヒト頭皮脳波からのデコーディングでは分類問題を，ノイズの少ない神経細胞のスパイクからのデコーディングでは回帰問題を扱うことが多い．以下では，サル神経活動から上腕運動をデコードする研究を見ていくことにしよう．

9.2　ポピュレーションベクトルと最尤推定

　第一次運動野（primary motor cortex, M1）の神経細胞は手先の運動方向に関して反応性をもっていることが知られており，本書で何度か見てきたようにこの神経細胞の反応特性は，運動方向選択性と呼ばれる（図 9.1A）．神経細胞の発火率は運動方向に関する

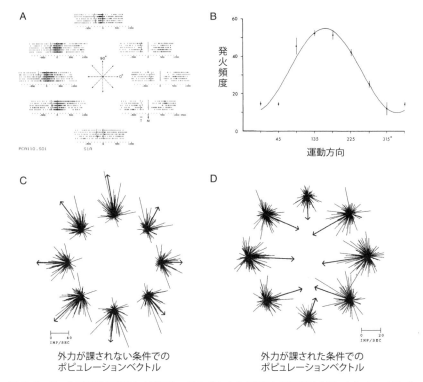

図 9.1 第一次運動野の運動方向選択性．サルが 8 方向の標的に到達運動を行ったときの（A）神経活動と（B）反応曲線（チューニングカーブ）．（C）外力がかからない場合でのポピュレーションベクトルを用いた運動方向の再構成．標的の方向とポピュレーションベクトルの方向がほぼ一致している．（D）始点から離れる方向への力場が課された場合でのポピュレーションベクトルを用いた運動方向の再構成．課された力場を打ち消すように，ポピュレーションベクトルは始点方向に向いている．Georgopoulos et al.（1982）より許諾を得て転載．

余弦関数によってフィットできるので，コサインチューニングとも呼ばれる（図 9.1B）．水平平面上の手先の運動方向をベクトル $\mathbf{s} = (\cos\theta \ \sin\theta)^\top$ と書くことにすると，最適方向 $\mathbf{s}_i = (\cos\theta_i \ \sin\theta_i)^\top$ をもつ i 番目の神経細胞の発火率は，

$$r_i = f_i(\mathbf{s}) = \bar{r}\cos(\theta - \theta_i) = \bar{r}\mathbf{s}_i^\top \mathbf{s} \tag{9.5}$$

で近似できることが知られている（Georgopoulos et al., 1982）．式 (9.5) では発火率が負になる場合があるので，平均発火率からの変動と解釈すべきであることを注意しておく．発火率が負にならないように

$$r_i = \bar{r}\exp(\mathbf{s}_i^\top \mathbf{s}) \tag{9.6}$$

などの関数形でモデル化することもある．

式 (9.5) からわかるように，与えられた神経活動 r に対応する運動方向が複数あるので，一つの神経細胞の活動からだけでは運動方向は一意に決まらない．そこで，N 個の神経細胞集団の活動 $\{r_1, \cdots, r_N\}$ が与えられた際に運動方向のベクトル $\mathbf{s}$ を再構成することを考えよう．各細胞の最適方向を神経活動で重み付け和をとった

$$\hat{\mathbf{s}}_{\mathrm{pv}} = \frac{2}{N\bar{r}} \sum_{i=1}^{N} r_i \mathbf{s}_i = \frac{2}{N\bar{r}} \mathbf{S}\mathbf{r} \tag{9.7}$$

をポピュレーションベクトル (population vector) と呼ぶ (Georgopoulos et al., 1986). ここで $\mathbf{r} = (r_1 \ \cdots \ r_N)^\top \in \mathbb{R}^{N \times 1}$ および $\mathbf{S} = (\mathbf{s}_1 \ \cdots \ \mathbf{s}_N) \in \mathbb{R}^{2 \times N}$ を導入した．この式を使えば，神経集団活動から実際の運動方向を再構成できるわけである（図 9.1C）．ポピュレーションベクトルは，神経活動から外部機器を操作するブレイン・コンピュータ・インターフェイスの基礎となるものである．

　ポピュレーションベクトルが最尤推定の特殊な場合として導かれることを以下で見てみよう．尤度関数がそれぞれの神経細胞に対して独立として，さらにそれぞれが期待値 $f_i(\mathbf{s})$，分散 σ^2 のガウス関数であると仮定すると，尤度関数は

$$p(\mathbf{r}|\mathbf{s}) = \prod_{i=1}^{N} p(r_i|\mathbf{s}) = \prod_{i=1}^{N} \mathcal{N}(r_i; \ f_i(s), \ \sigma^2) \tag{9.8}$$

となる．これより対数尤度関数は

$$\begin{aligned}
\log p(\mathbf{r}|\mathbf{s}) &= -\frac{1}{2\sigma^2} \sum_{i=1}^{N} (r_i - f_i(\mathbf{s}))^2 + \mathrm{const.} \\
&= -\frac{1}{2\sigma^2} (\mathbf{r} - \bar{r}\mathbf{S}^\top\mathbf{s})^\top (\mathbf{r} - \bar{r}\mathbf{S}^\top\mathbf{s}) + \mathrm{const.}
\end{aligned} \tag{9.9}$$

となるので，最尤推定量は

$$\hat{\mathbf{s}}_{\mathrm{ML}} = \arg\max_{\mathbf{s}} \log p(\mathbf{r}|\mathbf{s}) = (\bar{r}\mathbf{S}\mathbf{S}^\top)^{-1} \mathbf{S}\mathbf{r} \tag{9.10}$$

と与えられる．もし最適方向 $\{\mathbf{s}_i\}$ がすべての方向に一様に分布していたとすると，$\mathbf{S}\mathbf{S}^\top = \sum_{i=1}^{N} \mathbf{s}_i \mathbf{s}_i^\top = \frac{N}{2}\mathbf{I}_2$ が示せるので，この場合最尤推定の式 (9.10) とポピュレーションベクトルの式 (9.7) は同じであることがわかる．すなわち，各神経細胞の活動は互いに独立な正規分布であり，かつ最適方向が一様に分布しているという条件が満たされていれば，最尤推定量とポピュレーションベクトルは等価となる．実際には，実験

で記録された M1 神経集団の最適方向は一様に分布していないので，ポピュレーションベクトルは実際の運動方向を最適に推定できず，手先の運動方向とポピュレーションベクトルの方向には偏りが生じることが報告されている（Scott et al., 2001）．

式 (9.8) で集団神経活動が独立であるという仮定を置いたが，一般に共分散 $\boldsymbol{\Sigma}$ をもつ場合には対数尤度関数は

$$\log p(\mathbf{r}|\mathbf{s}) = -\frac{1}{2\sigma^2}(\mathbf{r} - \bar{r}\mathbf{S}^\top\mathbf{s})^\top\boldsymbol{\Sigma}^{-1}(\mathbf{r} - \bar{r}\mathbf{S}^\top\mathbf{s}) + \mathrm{const.} \tag{9.11}$$

となるので，式 (9.11) を最大化する最尤推定量は

$$\hat{\mathbf{s}}_{\mathrm{ML}} = (\bar{r}\mathbf{S}\boldsymbol{\Sigma}^{-1}\mathbf{S}^\top)^{-1}\mathbf{S}\boldsymbol{\Sigma}^{-1}\mathbf{r} \tag{9.12}$$

となることがわかるだろう．この推定値を**最適線形推定量**（optimal linear estimator）と呼ぶことがある（Salinas & Abbott, 1994）．神経活動の独立性と最適方向が一様分布に従うことを仮定すると，最適推定量 (9.12) はポピュレーションベクトル (9.7) になる．実データではこれらの仮定は満たされないので，最適推定量はポピュレーションベクトルより少ない誤差で手先運動を再構成できる（Chase et al., 2009）．また，ポピュレーションベクトルは（外力が課されない）通常の条件下では手先の運動方向とよく一致するが（図 9.1C），滑車を通して外力が課された場合には手先の運動方向ではなく，力の生成方向に向くことが報告されており（図 9.1D），ポピュレーションベクトルと手先方向は常に一致するとは限らない．それでも，ポピュレーションベクトルは各細胞の最適方向の知識だけから計算できる簡便な方法であり，よく使われる方法の一つである．実際，この方法を用いて，サルやヒトの神経活動からロボットアームを操作し，そのロボットアームで食べ物を口に運ぶことができることが示された（Velliste et al., 2008; Hochberg et al., 2012）．ポピュレーションベクトルはブレイン・コンピュータ・インターフェイスの先駆けとして，歴史的にも実用的にも重要なアルゴリズムである．

9.3　デコーディングと認知神経科学

神経活動から運動方向を再構成するデコーディング研究は，ブレイン・コンピュータ・インターフェイスといった実応用だけでなく，**認知神経科学**（cognitive neuroscience）の研究にも有用である．脳内の身体運動表現を調べることは認知神経科学にとって重要な研究課題だが，そこで神経活動と運動方向を対応づける際に，コーディングとデコーディングの考え方が使えるからである．以下ではポピュレーションベクトルを認知神経科学に応用した三つの研究を紹介しよう．

一つ目はポピュレーションベクトルを用いて，脳の**心的回転過程**（mental rotation process）をデコードした研究である（Georgopoulos et al., 1989）．ポピュレーションベクトルは実際の運動だけではなく，視覚から運動への変換過程の再構成に用いられる．その一例として，視覚提示された方向から反時計回りに 90° 回転した方向に運動するように訓練したサルの第一次運動野活動から，ポピュレーションベクトルを計算し，その時間変化を調べた研究がある．視覚刺激呈示直後にはポピュレーションベクトルは視覚刺激の方向を向いている．しかし，徐々に反時計回りに回転し，200 ミリ秒後には（視覚刺激の方向から反時計回りに 90° 回転した）手先の運動方向を向くようになる．視覚刺激を内的に回転させる過程は心理学では心的回転として知られており，このポピュレーションベクトルの方向変化は心的回転に対応する**神経相関**（neural correlate）と考えられる．神経活動からデコードした運動方向で，心的回転の脳内変換を可視化できるのである．

二つ目は，異なる部位の神経活動からポピュレーションベクトルを用いて運動を再構成し，部位ごとの運動の表現を調べたシュワルツらの研究である（Schwartz et al., 2004）．運動方向に対してコサインチューニングを示す部位としては第一次運動野に加えて，運動前野・頭頂葉 5 野などが知られている．身体部位の運動表現はそれらの部位で異なるのだろうか．この研究では，サルが楕円軌道を描く上腕の運動を行っている際，自身の運動の代わりに画面上のカーソルの運動をサルに呈示した．その際，楕円運動の長軸と短軸の比を変化させて，上腕の運動（サルが実際行う運動）とカーソルの運動（サルに呈示する視覚上での運動）が異なるように操作した．第一次運動野からのポピュレーションベクトルは実際の上腕の運動に，腹側運動前野からのポピュレーションベクトルは視覚上でのカーソルの運動に対応していることが報告された．この結果は，第一次運動野では運動そのものの表現が，それに対して運動前野では視覚空間での運動の表現があることを示している．このように，デコーディングの手法を用いることで，脳のどの部位でどの情報が表現されているかがわかるのである．

三つ目は，ポピュレーションベクトルの式 (9.7) において，いくつかの神経細胞の最適方向 $\mathbf{s}_i$ を一定角度回転させて（残りの神経細胞の最適方向は変化させない），意図した方向から回転されたカーソルの運動を呈示してサルの適応を調べた研究である（Jarosiewicz et al., 2008）．この変換は運動が回転されることから視覚運動回転とみなせるが，特に面白いのは，その回転変換に対して神経細胞の活動がどのように適応するかを直接的に調べられる点である．サルがこの変換に適応した前後の神経活動を調べてみると，(1) 最適方法が回転変換を受けた神経細胞の活動が減少すること，そして (2) 課された回転を打ち消すようにすべての神経細胞の最適方向が変化したこと，が報告された．(1) は特定の神経細胞に見られるので局所的であり，(2) はすべての神経細胞で見られるので

大域的である．視覚運動回転に対して，神経細胞はさまざまな戦略で適応しているようである．

これら三つの研究は，デコーディング法を用いて神経活動から運動方向への変換を自由に操作できることを活用したものである．デコーディング法による神経活動の操作は，神経活動と行動の相関を調べてきた伝統的な電気生理学の研究手法を大きく拡張するものである．この手法により，今後脳の運動表現や適応メカニズムに関するより踏み込んだ理解がもたらされるであろう（田中 & 宮脇，2007）．

9.4　ウィーナーフィルタを用いた時系列の再構成

ポピュレーションベクトルや最適線形推定量では，ある時刻での神経活動と同じ時刻での再構成された量との対応，すなわち瞬時的な変換を考えていた．しかし，神経活動から運動までには若干の遅れがあるため，その遅れを考慮した変換を考えることもできよう．ウィーナーフィルタ（Wiener filter）では，時刻 t の物理量がそれ以前の神経活動から再構成できるとする因果的なフィルタを考える．状態変数 $\mathbf{x}(t) \in \mathbb{R}^{n_\mathbf{x}}$ が同時刻もしくは過去の神経活動の履歴 $\mathbf{r}(t), \mathbf{r}(t-1), \cdots, \mathbf{r}(t-T)$ の線形和で書けるとして，

$$\hat{\mathbf{x}}(t) = \sum_{\tau=0}^{T} \mathbf{W}_\tau \mathbf{r}(t-\tau) = \begin{pmatrix} \mathbf{W}_0 & \cdots & \mathbf{W}_T \end{pmatrix} \begin{pmatrix} \mathbf{r}(t) \\ \cdots \\ \mathbf{r}(t-T) \end{pmatrix} = \bar{\mathbf{W}} \bar{r}(t) \tag{9.13}$$

となる．また，発火率の履歴を表す変数として，$\bar{\mathbf{r}}(t) = (\mathbf{r}(t)^\top \cdots \mathbf{r}(t-T)^\top)^\top \in \mathbb{R}^{n_\mathbf{r}(T+1)}$ を導入した．ここで $\mathbf{r}(t) = (r_1(t) \quad \cdots \quad r_{n_\mathbf{r}}(t))^\top$ は時刻 t における $n_\mathbf{r}$ 個の神経細胞の発火率を，$\mathbf{W}_\tau$ は τ ステップ前の神経活動にかかる線形回帰の係数行列をそれぞれ表している．ここで係数行列 $\bar{\mathbf{W}} = (\mathbf{W}_0 \quad \cdots \quad \mathbf{W}_T) \in \mathbb{R}^{n_\mathbf{x} \times n_\mathbf{r}(T+1)}$ を決めるのだが，$\sum_t \|\mathbf{x}(t) - \hat{\mathbf{x}}(t)\|^2$ を最小とする最小二乗の問題を解くことで，

$$\bar{\mathbf{W}} = \left(\sum_t \mathbf{x}(t) \bar{\mathbf{r}}(t)^\top \right) \left(\sum_t \bar{\mathbf{r}}(t) \bar{\mathbf{r}}(t)^\top \right)^{-1} \tag{9.14}$$

と求めることができる．また，訓練データへの過学習を防ぐために正則項を加えた目的関数 $\sum_t \|\mathbf{x}(t) - \hat{\mathbf{x}}(t)\|^2 + \lambda \|\bar{\mathbf{W}}\|_F^2$ を最小化するものとして，

$$\bar{\mathbf{W}} = \left(\sum_t \mathbf{x}(t) \bar{\mathbf{r}}(t)^\top \right) \left(\sum_t \bar{\mathbf{r}}(t) \bar{\mathbf{r}}(t)^\top + \lambda \mathbf{I} \right)^{-1} \tag{9.15}$$

を用いることもよく行われる（Mulliken et al., 2008）. ここで λ は正則項 $\|\bar{\mathbf{W}}\|_F^2$ の大きさを決めるパラメタである. 訓練データに対する誤差項 $\sum_t \|\mathbf{x}(t) - \hat{\mathbf{x}}(t)\|^2$ に加えて, 正則項 $\lambda \|\bar{\mathbf{W}}\|_F^2$ を最小化することで, 係数行列の大きな値をなるべく避けて, 特定の成分に大きな値が集中しないようにすることができる. このような正則化は, 統計学でリッジ回帰（ridge regression）として知られている.

ここまで状態変数 $\mathbf{x}$ は手先の位置や速度を表すと想定してきたが, 式 (9.13) における左辺は何らかの行動の時系列であればよい. たとえば把持運動での指の開き具合といったキネマティクス量でも, 筋活動といったダイナミクス量でもよい. カルメラらは運動野（第一次運動野・運動前野・補足運動野）と頭頂葉から記録した神経活動を用いて, 到達運動時の腕の位置・速度と, 把持運動時の把持力や筋電を再構成した（Carmena et al., 2003）. どの物理量もかなり正確に再構成できること, また第一次運動野の寄与が比較的大きいことが示された（図 9.2）. 運動に関するある物理量が特定の部位にだけ表現されているという一対一の図式ではなく, どの脳部位にもさまざまな物理量が分散的に表現されているという図式が支持されるようである. 各脳部位の機能的違いは, どの物理量が重点的に表現されているかという相対的な違いによって生じていると解釈できる.

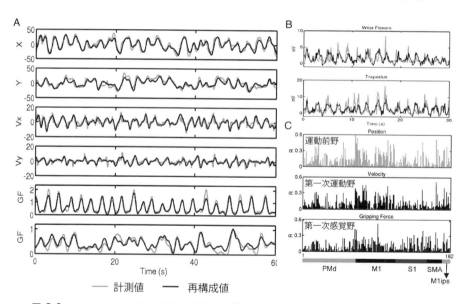

図 9.2 ウィーナーフィルタを用いた運動の再構成．（A）手先位置（X, Y）・速度（Vx, Vy）・把持力（GF）の計測値（灰色）と再構成値（黒）．（B）筋電の計測値（灰色）と再構成値（黒）．（C）部位ごとのウィーナーフィルタへの寄与．Carmena et al. (2003) より（© Carmena et al. CC-BY ライセンス）．

9.5 ベイズ推定を用いた運動軌道の再構成

　ポピュレーションベクトルのアルゴリズムは直感的で簡単であるが，ある一点の時刻の神経活動のみを用いている点，つまり神経活動の履歴を考慮しない点が不十分である．一方，ウィーナーフィルタでは，神経活動の時系列を用いるが，上腕の力学を考慮していないという短所がある．これらの方法の弱点を補完するために，神経活動の履歴と上腕の力学をモデル化する状態空間モデルが威力を発揮する．状態変数 $\mathbf{x}$ を上腕の状態，観測変数 $\mathbf{z}$ を神経活動と定義した状態空間モデルを考えれば，与えられた神経活動の履歴から上腕の状態を推定するデコーディングはカルマンフィルタやカルマン平滑化を用いて解くことができる．本節では，カルマンフィルタとその発展形（unscented フィルタ・点過程フィルタ）を用いたデコーディングを紹介しよう．

カルマンフィルタを用いた運動軌道の再構成

　手の運動状態を状態変数，そして神経活動を観測変数と考えれば，状態空間モデルで定式化できる．特に時刻 t までの神経活動の系列 $\mathbf{z}_{1:t} = \{\mathbf{z}_1, \cdots, \mathbf{z}_t\}$ が与えられた際に，その時刻の手先の状態 $\mathbf{x}_t$ を推定する問題は，第 4 章で解説したカルマンフィルタとして定式化できる．二次元平面内での手先の状態を $\mathbf{x} = (x \ y \ v_x \ v_y)^\top$ と定義すると，i 番目の神経細胞の発火率は位置と速度に対してコサインチューニングされているとして

$$z_i = h_{i,x}x + h_{i,y}y + h_{i,v_x}v_x + h_{i,v_y}v_y = \mathbf{h}_i^\top \mathbf{x} \tag{9.16}$$

と書くことができる．N 個の神経細胞の発火率をまとめた $\mathbf{z} = (z_1 \ \cdots \ z_N)^\top$ を観測変数とすると，時間発展方程式は

$$\mathbf{x}_{t+1} = \mathbf{A}\mathbf{x}_t + \mathbf{w}_t \tag{9.17}$$

と，また観測方程式は

$$\mathbf{z}_t = \mathbf{H}\mathbf{x}_t + \mathbf{v}_t \tag{9.18}$$

と書くことができる．ここで観測行列 $\mathbf{H}$ は神経細胞それぞれのコサインチューニング $\mathbf{h}_i$ をまとめたもの，

$$\mathbf{H} = \begin{pmatrix} \mathbf{h}_1^\top \\ \vdots \\ \mathbf{h}_N^\top \end{pmatrix} \tag{9.19}$$

である．行列 $\mathbf{A}$ と $\mathbf{H}$ および共分散行列 $\boldsymbol{\Omega}^{\mathbf{w}}$ と $\boldsymbol{\Omega}^{\mathbf{v}}$ は，たとえば第 7 章で紹介した EM

アルゴリズムの方法を用いてデータから推定できる.

状態空間モデルが式 (9.17) と式 (9.18) として定式化できれば, 観測変数である発火率から状態変数を推定するカルマンフィルタ (第 4 章を参照) を構成できる (Wu et al., 2006). ランダムに現れる標的に向かって運動するピンボール課題と, 標的の運動に合わせて手を動かす追跡課題において, ウィーナーフィルタやポピュレーションベクトルと比較して, カルマンフィルタはより正確な再構成ができた (図 9.3). このアルゴリズムはヒトの神経活動からロボットアームを操作する研究でも用いられた (Hochberg et al., 2012). これらの研究でデコーディングの成績が向上したのは, カルマンフィルタにより上腕の力学をモデル化したためと考えられる.

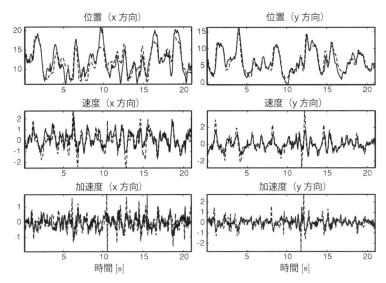

図 9.3 カルマンフィルタによる手先軌道の再構成. 実際の運動 (破線) と再構成された運動 (実験). 左列と右列はそれぞれ x と y 座標の位置・速度・加速度の再構成である. Wu et al. (2006) より許諾を得て転載.

Unscented フィルタを用いた運動軌道の再構成

いままで線形の状態空間モデルを考えてきたが, 上腕の力学は非線形の運動方程式に従うし, また神経細胞の発火頻度には上限と下限があることから, 神経細胞の反応特性も一般には非線形関数である. したがって, 状態空間モデルを非線形に拡張することで, 身体の力学と神経活動の特性をより正確にモデル化できる. ここでは非線形の状態空間モデルの推定法を考えよう.

状態変数 $\mathbf{x}$ に関する非線形関数 $\mathbf{f}(\mathbf{x})$ と $\mathbf{h}(\mathbf{x})$ を用いて, 時間発展方程式と観測方程式を

$$\mathbf{x}_{t+1} = \mathbf{f}(\mathbf{x}_t) + \mathbf{w}_t \tag{9.20}$$

$$\mathbf{z}_t = \mathbf{h}(\mathbf{x}_t) + \mathbf{v}_t \tag{9.21}$$

として導入しよう．話を単純化するため，ここでは過程ノイズ $\mathbf{w}_t$ と観測ノイズ $\mathbf{v}_t$ は加法的であるとする．一般的にはベイズの公式を繰り返せばよいのだが，計算量が大変になる．そこで，カルマンフィルタを非線形に拡張し，かつ計算量が少ない unscented フィルタ（unscented filter）を紹介しよう（Wan & Van Der Merwe, 2000）．まず，第 4 章でカルマンフィルタの更新式

$$\mathbf{K}_{t+1} = \boldsymbol{\Sigma}_{t+1|t}^{\mathbf{xz}}(\boldsymbol{\Sigma}_{t+1|t}^{\mathbf{zz}})^{-1} \tag{9.22}$$

$$\boldsymbol{\Sigma}_{t+1|t+1}^{\mathbf{xx}} = \boldsymbol{\Sigma}_{t+1|t}^{\mathbf{xx}} - \boldsymbol{\Sigma}_{t+1|t}^{\mathbf{xz}}(\boldsymbol{\Sigma}_{t+1|t}^{\mathbf{zz}})^{-1}\boldsymbol{\Sigma}_{t+1|t}^{\mathbf{zx}} \tag{9.23}$$

を導出したことを思い起こそう．ここで行列 $\boldsymbol{\Sigma}_{t+1|t}^{\mathbf{xx}}$, $\boldsymbol{\Sigma}_{t+1|t}^{\mathbf{xz}}$, $\boldsymbol{\Sigma}_{t+1|t}^{\mathbf{zz}}$ は

$$\boldsymbol{\Sigma}_{t+1|t}^{\mathbf{xx}} = \mathrm{E}[(\mathbf{x}_{t+1} - \hat{\mathbf{x}}_{t+1|t})(\mathbf{x}_{t+1} - \hat{\mathbf{x}}_{t+1|t})^{\top}|\mathbf{z}_{1:t}] \tag{9.24}$$

$$\boldsymbol{\Sigma}_{t+1|t}^{\mathbf{xz}} = (\boldsymbol{\Sigma}_{t+1|t}^{\mathbf{zx}})^{\top} = \mathrm{E}[(\mathbf{x}_{t+1} - \hat{\mathbf{x}}_{t+1|k})(\mathbf{z}_{t+1} - \hat{\mathbf{z}}_{t+1|t})^{\top}|\mathbf{z}_{1:t}] \tag{9.25}$$

$$\boldsymbol{\Sigma}_{t+1|t}^{\mathbf{zz}} = \mathrm{E}[(\mathbf{z}_{t+1} - \hat{\mathbf{z}}_{t+1|t})(\mathbf{z}_{t+1} - \hat{\mathbf{z}}_{t+1|t})^{\top}|\mathbf{z}_{1:t}] \tag{9.26}$$

で定義される，時刻 t までの観測値が与えられたときの $\mathbf{x}$ と $\mathbf{z}$ の共分散行列である．式 (9.22) と式 (9.23) から，カルマンフィルタを使うには式 (9.24)〜(9.26) の共分散行列がわかればよい．カルマンフィルタでは，線形の方程式を使って共分散行列を計算できた．一方 unscented フィルタでは，非線形の運動方程式と観測方程式を用いてサンプル点を計算し，そのサンプル点の分布から共分散行列を近似することを提案する（図 9.4）．

まず時刻 t において期待値 $\hat{\mathbf{x}}_{t|t}$ と共分散行列 $\boldsymbol{\Sigma}_{t|t}^{\mathbf{xx}}$ が与えられたとすると，期待値 $\hat{\mathbf{x}}_{t|t}$ に加えて分布の主成分方向に沿った $2n_{\mathbf{x}}$ 個の点

$$\hat{\mathbf{x}}_{t|t} \pm \sqrt{(n_{\mathbf{x}} + \kappa)\boldsymbol{\Sigma}_{t|t}} \tag{9.27}$$

をサンプルする．これら $2n_{\mathbf{x}} + 1$ 個のサンプルを式 (9.20) で変換したものは，$\mathbf{x}_{t+1}$ のサンプルとみなせるから，これから期待値 $\hat{\mathbf{x}}_{t+1|t}$ と共分散行列 $\boldsymbol{\Sigma}_{t+1|t}^{\mathbf{xx}}$ を計算すればよい．さらに $\mathbf{x}_{t+1}$ のサンプルを式 (9.21) で変換したものは，$\mathbf{z}_{t+1}$ のサンプルとみなせるから，期待値 $\hat{\mathbf{z}}_{t+1|t}$ と共分散行列 $\boldsymbol{\Sigma}_{t+1|t}^{\mathbf{zz}}$ が計算できる．最後に，$\mathbf{x}_{t+1}$ と $\mathbf{z}_{t+1}$ のサンプルから共分散行列 $\boldsymbol{\Sigma}_{t+1|t}^{\mathbf{xz}}$ を計算する．これでカルマンフィルタの式 (9.22) と式 (9.23) に必要な共分散行列（$\boldsymbol{\Sigma}_{t+1|t}^{\mathbf{xx}}$, $\boldsymbol{\Sigma}_{t+1|t}^{\mathbf{xz}}$, $\boldsymbol{\Sigma}_{t+1|t}^{\mathbf{zz}}$）がサンプルから計算できること

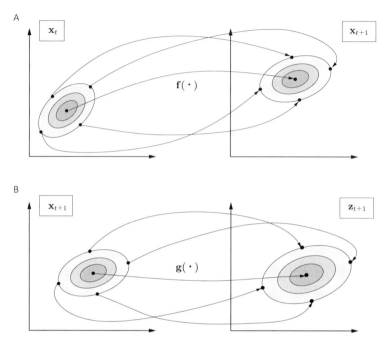

図 9.4 Unscented フィルタの模式図．(A) $\mathbf{x}_{t+1}$ のサンプルを非線形関数 $\mathbf{f}$ で変換し，$\mathbf{x}_{t+1}$ のサンプルを得る．(B) $\mathbf{x}_{t+1}$ のサンプルを非線形関数 $\mathbf{g}$ で変換し，$\mathbf{z}_{t+1}$ のサンプルを得る．これらのサンプルから，期待値と共分散行列を計算できる．

になる．導出から明らかなように，分布が単峰性であることや変換の非線形性が強くないことが，unscented フィルタの近似がよいための必要条件となる．

リらの研究では，神経活動が位置や速度の線形関数ではなく，位置や速度の大きさ（二乗ノルム）にも依存するとして，観測方程式をモデル化した (Li et al., 2009)．さらにこの研究では，状態変数を $\mathbf{x}_t$ を拡張して，

$$\bar{\mathbf{x}}_t = (\mathbf{x}_{t+k}^\top \ \mathbf{x}_{t+k-1}^\top \ \cdots \ \mathbf{x}_{t+k-n+1}^\top)^\top \tag{9.28}$$

と少し未来と過去の状態も含むように状態変数を再定義すると，再構成がより正確になることを示した．これは，ある時刻の神経活動が身体運動に影響を与えるのに多少の時間が掛かることに起因しており，このように状態変数と観測変数に時間遅れがある場合には，状態変数を式 (9.28) のように履歴も含めて再定義することは制御理論でよく行われる（3.3 節「状態空間モデルの柔軟性」を参照）．この研究の結果は，デコーディングの成績向上のためには，運動方程式や観測方程式の適切なモデル化が重要であることを示している．

点過程フィルタ：スパイク列を観測変数とするベイズ推定

　ここまでは，観測変数はある時間区間における神経細胞の発火率であるとしてきた．発火率を計算するためには 100 ミリ秒程度の時間窓での平均をとる必要がある．より直接的に，スパイク列を観測変数とする**点過程フィルタ**（point process filter）なるものが提案されている（Eden et al., 2004; Shanechi et al., 2013）．スパイク列を表す観測変数として，$z_{i,t}$ は t 番目の時間窓で i 番目の神経細胞が発火したかどうかの二値の変数だとしよう．時間窓の大きさを Δ とすると，状態 $\mathbf{x}_t$ が与えられたときに集団活動 $\mathbf{z}_t = (z_{1,t} \cdots z_{n,t})^\top$ が得られる確率は，互いに独立なポアソン分布を仮定すると，

$$p(\mathbf{z}_t|\mathbf{x}_t) = \prod_i p(z_{i,t}|\mathbf{x}_t) = \prod_i \frac{(\lambda_i(\mathbf{x}_t)\Delta)^{z_{i,t}} e^{-\lambda_i(\mathbf{x}_t)\Delta}}{z_{i,t}!} \tag{9.29}$$

と与えられる．ここで $\lambda_i(\mathbf{x}_t)$ は状態 $\mathbf{x}_t$ が与えられた際の i 番目の神経細胞の平均発火率である．時間窓の大きさが Δ であることから，この時間窓でスパイクの期待値は $\lambda_i(\mathbf{x}_t)\Delta$ である．これを観測モデルとして最適推定を行うのが，点過程フィルタである．式 (9.29) を用いて事後分布

$$\begin{aligned} p(\mathbf{x}_t|\mathbf{z}_{1:t}) &\propto p(\mathbf{x}_t|\mathbf{z}_{1:t-1}) p(\mathbf{z}_t|\mathbf{x}_t) \\ &= \mathcal{N}(\mathbf{x}_t|\hat{\mathbf{x}}_{t|t-1}, \ \mathbf{z}_{t|t-1}) \prod_i \frac{(\lambda(\mathbf{x}_t)\Delta)^{z_{i,t}} e^{-\lambda(\mathbf{x}_t)\Delta}}{z_{i,t}!} \end{aligned} \tag{9.30}$$

となるから，ポアソン分布を二次の展開で近似するラプラス近似を用いて，

$$\hat{\mathbf{x}}_{t|t} = \hat{\mathbf{x}}_{t|t-1} + \mathbf{\Sigma}_{t|t-1} \sum_i (z_{i,t} - \lambda_i(\hat{\mathbf{x}}_{t|t-1})\Delta) \boldsymbol{\alpha}_i \tag{9.31}$$

$$\mathbf{\Sigma}_{t|t}^{-1} = \mathbf{\Sigma}_{t|t-1}^{-1} + \sum_i \boldsymbol{\alpha}_i \boldsymbol{\alpha}_i^\top \lambda_i(\mathbf{x}_t)\Delta \tag{9.32}$$

とフィルタリングの更新式を導くことができる．発火率に基づく推定は，平均のために 100 ミリ秒程度の時間窓を設定する必要がある．この式の導出は原論文を参照してほしい（Shanechi et al., 2013）．ここで紹介した点過程フィルタでは，スパイクを検出するための数ミリ秒程度の時間窓で十分である．したがって，点過程フィルタにより，ミリ秒程度の速い神経活動の変化に対応することが可能となる．

232 | 第9章 デコーディングとブレイン・コンピュータ・インターフェイス

9.6 遅延期間中の神経活動からの運動標的の判別問題

本章ではこれまで，運動中の第一次運動野神経活動から運動のキネマティクスを再構成する研究を紹介してきた．これらは連続変数の再構成であり，回帰問題である．以下では，運動前野の神経活動から目標となる標的を再構成した，分類問題の研究を紹介しよう．サルの電気生理学実験では，運動の準備に関する神経活動と運動の実行に関する神経活動を切り分けるため，運動の標的が提示されてから運動開始の刺激が提示されるまでの短い時間，サルを待たせることがよく行われる．この待ち時間を**遅延期間**（delay period）と呼ぶ．第一次運動野は運動の実行に関連した活動を示すが，運動直前の遅延期間に活動を示さない．対照的に，運動前野は遅延期間に顕著な活動を示すことが知られている（Wise, 1985）．遅延期間中の運動前野活動は何を表現し，どのようにして運動を準備しているのだろうか．

ハツォポウロスらは運動前野活動に目標の標的に関する情報が表現されていると考え，サルがどの標的を狙っているかのデコードを試みた（Hatsopoulos et al., 2004）．C 個の異なる方向の標的が与えられたとき，そのラベルを $c = 1, \cdots, C$ と書くことにする．神経活動 $\mathbf{r} = (r_1 \; \cdots \; r_N)^\top \in \mathbb{R}^{N \times 1}$ が与えられた際に，標的のクラスを推定する判別問題を考えよう．尤度関数は $p(\mathbf{r}|c)$ で，各神経細胞の活動が独立なポアソン分布に従うと仮定すると，

$$p(\mathbf{r}|c) = \prod_{i=1}^{N} p(r_i|c) = \prod_{i=1}^{N} \frac{e^{-\mu_i^c}(\mu_i^c)^{r_i}}{r_i!} \tag{9.33}$$

より，対数尤度関数は

$$\log p(\mathbf{r}|c) = \sum_{i=1}^{N} (-\mu_i^c + r_i \log \mu_i^c - \log r_i!) \tag{9.34}$$

となる．ここで運動方向 c に対する i 番目の神経細胞の平均発火率を μ_i^c で表した．スターリングの公式 $\log r! \simeq r \log r - r$ を用いると，この式の右辺は r_i が十分大きいとき，

$$\sum_{i=1}^{N} \left(r_i - \mu_i^c + r_i \log \frac{\mu_i^c}{r_i} \right) \tag{9.35}$$

と近似できる．$r(>0)$ が与えられたとき，$r - \mu + \log \dfrac{\mu}{r}$ は $\mu(>0)$ に関する凹関数であり，$r - \mu + r \log \dfrac{\mu}{r} \leq 0$ であることがわかる．等号は $\mu = r$ のときに限るので，こ

の関数は r と μ の距離（の符号を反転させたもの）と考えられる．すなわち，式 (9.35) を最大化することは，観測された神経活動 $\{r_i\}$ と似た平均神経活動 $\{\mu_i^c\}$ を示すクラス c を探すことである．これは平均神経活動 $\{\mu_i^c\}$ をテンプレートとした，テンプレートマッチングとみなすこともできる．

　上記で説明した最尤推定の方法を用いて，ハツォポウロスらは運動方向を提示した直後の遅延期間中の神経活動から，サルが狙っている運動標的を判別することを試みた (Hatsopoulos et al., 2004)．第一次運動野および運動前野の集団神経活動を用いて判別したところ，どちらの領野からも判別することができた．また，第一次運動野に比べて，運動前野の判別成績は統計的に有意によかった．それとは別に，彼らは運動中の神経活動から手先の運動軌道の回帰も行った．この場合，運動前野に比べて，第一次運動野のほうが再構成の成績（実際の軌道と再構成した軌道の R^2 値）が優れていることを報告した．このことは，運動遅延期間中の運動前野活動は運動標的に関する離散的な情報を，運動実行中の第一次運動野活動は運動軌道に関する連続的な情報を，それぞれ表現していることを意味している．このように，どの期間のどの脳部位からどのような情報が再構成できるかを調べることで，脳の情報表現を具体的に調べることができるのである．

まとめ

　デコーディング（復号化）とは神経活動から外界の物理量を再構成することである．本章ではポピュレーションベクトルといった単純な方法から，ベイズの定理を用いて状態空間モデルを用いるものまで，サル神経細胞活動から運動を再構成する手法を紹介した．デコーディングの成績を向上させるためには，身体の力学や神経活動の特性を考慮に入れて適切にモデル化することが重要である．デコーディングの方法はブレイン・コンピュータ・インターフェイスの基礎技術として重要なだけではなく，神経活動と運動の変換を上手に操作することで，脳が運動制御や運動適応をどのように行っているかを調べるうえでも有用である．脳活動を操作することで脳を理解する，いわば操作脳科学は，現実のものになっているのである．

参考文献

Carmena, J. M., Lebedev, M. A., Crist, R. E., O'Doherty, J. E., Santucci, D. M., Dimitrov, D. F., Patil, P. G., Henriquez, C. S., Nicolelis, M. A. (2003) Learning to control a brain-machine interface for reaching and grasping by primates. *PLoS Biology* 1:E42.
Chase, S. M., Schwartz, A. B., Kass, R. E. (2009) Bias, optimal linear estimation, and the

differences between open-loop simulation and closed-loop performance of spiking-based brain-computer interface algorithms. *Neural Networks* 22:1203–1213.

Delgado, J. M. R. (1969). *Physical Control of the Mind: Toward a Psychocivilized Society (Vol. 41)*. World Bank Publications.

Eden, U. T., Frank, L. M., Barbieri, R., Solo, V., Brown, E. N. (2004) Dynamic analysis of neural encoding by point process adaptive filtering. *Neural Computation* 16:971–998.

Fetz, E. E. (1969) Operant conditioning of cortical unit activity. *Science* 163:955–958.

Fetz, E. E., Finocchio, D. V. (1971) Operant conditioning of specific patterns of neural and muscular activity. *Science* 174:431–435.

Georgopoulos, A. P., Schwartz, A. B., Kettner, R. E. (1986) Neuronal population coding of movement direction. *Science* 233:1416–1419.

Georgopoulos, A. P., Kalaska, J. F., Caminiti, R., Massey, J. T. (1982) On the relations between the direction of two-dimensional arm movements and cell discharge in primate motor cortex. *Journal of Neuroscience* 2:1527–1537.

Georgopoulos, A. P., Lurito, J. T., Petrides, M., Schwartz, A. B., Massey, J. T. (1989) Mental rotation of the neuronal population vector. *Science* 243:234–236.

Hatsopoulos, N., Joshi, J., O'Leary, J. G. (2004) Decoding continuous and discrete motor behaviors using motor and premotor cortical ensembles. *Journal of Neurophysiology* 92:1165–1174.

Hochberg, L. R., Bacher, D., Jarosiewicz, B., Masse, N. Y., Simeral, J. D., Vogel, J., Haddadin, S., Liu, J., Cash, S. S., van der Smagt, P., Donoghue, J. P. (2012) Reach and grasp by people with tetraplegia using a neurally controlled robotic arm. *Nature* 485:372–375.

Horgan, J. (2005) The forgotten era of brain chips. *Scientific American* 293:66–73.

Humphrey, D. R., Schmidt, E. M., Thompson, W. D. (1970) Predicting measures of motor performance from multiple cortical spike trains. *Science* 170:758–762.

Jarosiewicz, B., Chase, S. M., Fraser, G. W., Velliste, M., Kass, R. E., Schwartz, A. B. (2008) Functional network reorganization during learning in a brain-computer interface paradigm. *Proceedings of the National Academy of Sciences of the United States of America* 105:19486–19491.

Li, Z., O'Doherty, J. E., Hanson, T. L., Lebedev, M. A., Henriquez, C. S., Nicolelis, M. A. (2009) Unscented Kalman filter for brain-machine interfaces. *PLoS One* 4:e6243.

Monti, M. M., Vanhaudenhuyse, A., Coleman, M. R., Boly, M., Pickard, J. D., Tshibanda, L., ... & Laureys, S. (2010). Willful modulation of brain activity in disorders of consciousness. *New England Journal of Medicine*, 362(7), 579–589.

Mulliken, G. H., Musallam, S., Andersen, R. A. (2008) Decoding trajectories from posterior parietal cortex ensembles. *Journal of Neuroscience* 28:12913–12926.

Salinas, E., Abbott, L. F. (1994) Vector reconstruction from firing rates. *Journal of Computational Neuroscience* 1:89–107.

Schwartz, A. B., Moran, D. W., Reina, G. A. (2004) Differential representation of perception and action in the frontal cortex. *Science* 303:380–383.

Scott, S. H., Gribble, P. L., Graham, K. M., Cabel, D. W. (2001) Dissociation between hand motion and population vectors from neural activity in motor cortex. *Nature* 413:161–165.

Shanechi, M. M., Williams, Z. M., Wornell, G. W., Hu, R. C., Powers, M., Brown, E. N. (2013) A real-time brain-machine interface combining motor target and trajectory intent using an optimal feedback control design. *PLoS One* 8:e59049.

Velliste, M., Perel, S., Spalding, M. C., Whitford, A. S., Schwartz, A. B. (2008) Cortical control of a prosthetic arm for self-feeding. *Nature* 453:1098–1101.

Wan, E. A., & Van Der Merwe, R. (2000). The unscented Kalman filter for nonlinear estimation. In Adaptive Systems for Signal Processing, Communications, and Control Symposium

2000. AS-SPCC. *The IEEE 2000* (pp. 153–158).

Wise, S. P. (1985). The primate premotor cortex: past, present, and preparatory. *Annual Review of Neuroscience*, 8(1), 1–19.

Wu, W., Gao, Y., Bienenstock, E., Donoghue, J. P., Black, M. J. (2006) Bayesian population decoding of motor cortical activity using a Kalman filter. *Neural Computation* 18:80–118.

田中宏和, 宮脇陽一 (2007)「―オータムスクール ASCONE06 脳科学への数理的アプローチ― 川人光男 ASCONE2006 特別講義 小脳の学習理論, LTD のシステムズバイオロジーモデル, そして操作脳科学へ」. 日本神経回路学会誌 14:104–140.

コラム 10 : 心理物理―脳のシステム同定―

　　ある入力に対してある出力を与えるシステムとして, ヒトや動物を理解するアプローチを心理物理学 (psychophysics) と言う. ある刺激に対する反応時間や閾値といった「物理量」を計測することで, 脳のなかの働きつまり「心理」を推定するので, このように呼ばれる.

　　心理物理という言葉の生みの親であるヘルムホルツ (Hermann von Helmholtz, 1821-1894) は, 単純な反応時間の実験で神経伝達の伝達速度を推定した (Crombie, 1958; Schmidgen, 2002). ドイツ生理学の祖であるミュラー (Johannes Müller, 1801-1858) のもとで筋収縮に伴う化学的変化と熱生成を調べていたヘルムホルツは, 筋肉への刺激と筋収縮には若干の遅れがあることに気づいた. また, 神経線維の刺激部位と筋収縮までの時間は, 刺激部位と筋肉との距離に比例していることから, 神経伝達には有限の時間が掛かると考え, カエルの神経伝導速度を計測し, 30.8 m/s の値を得た. この生理学実験の結果をもとに, 今度はヒトの行動実験で神経伝導速度を推定しようとしたのである. その実験では体のさまざまな部位, たとえば首や足首を刺激した際になるべく速く反応するように被験者に指示し, その反応時間を測った. 脳から遠い部位を刺激した場合と近い部位を刺激した場合の反応時間の違いは距離の違いによるものであると考えた. そこから導かれた伝導速度は 60 m/s ほどで, ヘルムホルツが生理学実験により計測したカエルの神経伝導速度 30 m/s と同じオーダーである. この先駆的な仕事はオランダのドンダース (Franciscus Donders, 1801-1858) によって引き継がれ, 心的時間を測る減算法として拡張されるのである.

　　ある系をブラックボックスと考えて, 与えられた入力と計測された出力からブラックボックスの中身を推定する問題を制御工学ではシステム同定と呼ぶ. 与えられた刺激と被験者の反応から脳の処理を推定する心理物理は, 脳のシステム同定と言えるだろう. 第3章では状態空間モデルを用いた運動適応過程のモデル化を, 第7章では状態空間モデルのシステム同定を議論したが, 素朴ではあるが本質的に同じ方法がすでに 19 世紀のヘルムホルツやドンダースにより行われていたのである. この例からわかるように, 巧妙にデザインされた心理物理実験は脳に電極を刺さなくても脳内の処理についての深い理解を与えるということである.

Crombie, A. C. (1958). Helmholtz. *Scientific American*, 198(3), 94–103.

Schmidgen, H. (2002). Of frogs and men: the origins of psychophysiological time experiments, 1850-1865. *Endeavour*, 26(4), 142–148.

第 10 章

小脳の計算論モデル

> 人間の小脳は諸動物のそれと比べてみて，甚だよく發達しているものに属する．曲藝のできる動物，たとえばアシカや象や猿などでは何れも小脳の發達がよいことは小脳のはたらきがそこにあるかを示すものとおもう．
>
> ——小川鼎三（1950）

　小脳は脳全体の 1/10 程度の大きさであるが，ヒトの場合脳に含まれる 860 億の神経細胞のうち小脳は 690 億もの神経細胞を擁する（Herculano-Houzel, 2009）．小脳は運動制御と運動学習に関与し，小脳が損傷を受けると多自由度の協調運動・運動予測・運動適応に障害が表れること（小脳失調）が知られている．小川鼎三が指摘したように，ゾウにおいては脳全体の神経細胞のなんと 97.5％までが小脳にあり，その発達した小脳が鼻の感覚処理と運動制御に関わっている可能性が示唆されている（Herculano-Houzel et al., 2014）．小脳の神経回路とその生理学的性質は 1950 年代から詳しく調べられ，中枢神経系において最も理解が進んだ部位である．小脳が運動制御と運動学習に重要であることには論を待たないが，では小脳が運動制御にどのように寄与しているか，そしてその神経メカニズムは何かという点に関しては現在でも結論が出ていない．小脳研究の歴史を振り返ると，1960 年代までに解明された小脳神経回路の解剖構造に触発されて計算論モデルが考案され，その計算論モデルに着想を得て可塑性の生理学実験が実施された．この点で，小脳は計算論の果たした役割が特に大きい分野だと言える．本章前半では小脳の代表的な計算論モデルであるパーセプトロンモデルを紹介し，小脳の理解に関する計算論の貢献を概観しよう．そして，後半では筆者の研究を紹介し，大脳皮質と小脳の計算論的関係に関して考察を行う．

10.1　小脳の神経回路

　小脳は解剖学的に片葉・前葉・後葉に分かれ，後者はさらに虫部・中間部・半球部に

分かれる（図10.1A）．虫部は姿勢や歩行といった身体全体の運動制御を，半球部は四肢の巧緻運動や言語といった高次認知機能を，それぞれ司る．機能的には，系統発生的に古い順に前庭小脳，脊髄小脳，大脳小脳に大きく分かれ，それぞれ大まかに片葉，虫部，半球の解剖学的構造と対応している．前庭小脳，脊髄小脳，大脳小脳は，その名の示すとおりそれぞれ前庭系，脊髄，大脳から主たる入力を受けるが，その入力はそれらに限定されるのではなく，小脳のどの部位もさまざまな入力を広く受けている．また小脳の各部位は，小脳の表面全体を覆っている三層（顆粒細胞層・プルキンエ細胞層・分子層）からなる**小脳皮質**（cerebellar cortex）と，内部の深いところにある**小脳核**（cerebellar nucleus）に分類される．

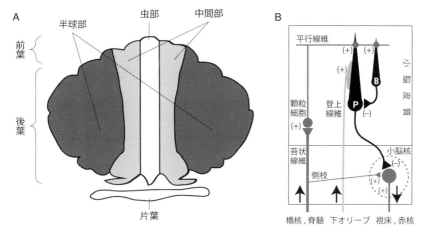

図 10.1 小脳の解剖学的構造の模式図．（A）小脳を背側から見たときの解剖学的構造．実際の片葉は後葉に隠れて背側からは見えないが，ここでは図示のため，後葉の下に示した．（B）小脳皮質の模式図．図中の P はプルキンエ細胞を，B はバスケット細胞を，それぞれ示している．シナプス結合における符号は，興奮性（＋）もしくは抑制性（−）の結合を表している．簡略化のため，各細胞を一つずつ図示しているが，実際の個数は細胞種により大きく異なる（表 10.1 参照）．筧＆石川（2014）の図 1 と図 3 を，著者の承諾を得て改変．

小脳を理解するうえでまず押さえるべき大きな特徴は，入力と出力が明確であることである．大脳小脳の場合，入力は大脳皮質Ⅴ層から脳幹の一部である橋核を通して苔状線維となり，苔状線維とその側枝は小脳皮質の顆粒細胞と小脳核細胞に投射する．一方，出力は小脳核細胞から視床を通して大脳皮質に戻るものと赤核に投射するものがある．したがって，小脳は入出力の明確な**順向的な神経回路**（feedforward neural circuit）をもつと言える．しかも小脳皮質の解剖学的構造はどの部位でも一様で規則的である（図10.1B）．このように明確に定義された入出力と規則的な皮質の解剖学的構造から，小脳は与えられた入力を望ましい出力に変換する計算処理を行っているのではないかと考え

られた．以下では，小脳皮質の計算論モデル，特にパーセプトロンモデルを紹介しよう．

10.2　小脳皮質の計算論モデル

　上で説明した小脳全体の順向的な解剖学的構造に加えて，小脳皮質では数十万もの平行線維がたった一つのプルキンエ細胞に投射されるという顕著な特徴がある．これは，マカロックとピッツの神経細胞モデル（McCulloch & Pitts, 1943）や，ローゼンブラットのパーセプトロンモデル（Rosenblatt, 1958）の構造とよく似ている．その類似性から，小脳皮質がパーセプトロンとして機能しているのではないかと考えられている．ここでは，小脳の計算論モデルとして代表的なパーセプトロンモデルとその時間的な拡張版である適応フィルタモデルを紹介する．

パーセプトロンモデル★

　小脳皮質の解剖学的構造は規則的でかつ一様であることから，何らかの統一的な機能があることが考えられる．1960 年代に飛躍的に進んだ小脳研究にちょうど歩調を合わせるように発展したのが，ニューラルネットワークの第一次ブームである．その中心的な研究は，これから説明する**パーセプトロン**（**perceptron**）という線形分類器である（Rosenblatt, 1958）．パーセプトロンとは，n 次元のベクトル $\mathbf{x} = (x_1 \ \cdots \ x_n)^\top \in \mathbb{R}^n$ を入力としたとき，ある与えられた重み係数 $\mathbf{w} = (w_1 \ \cdots \ w_n)^\top \in \mathbb{R}^n$ に対して，

$$y = \mathrm{sgn}\left(\sum_{i=1}^n w_i x_i\right) = \mathrm{sgn}(\mathbf{w}^\top \mathbf{x}) \tag{10.1}$$

なる二値の y を出力とする関数である[†]．すなわち，入力ベクトル $\mathbf{x}$ が重み係数 $\mathbf{w}$ と同じ方向を向いていれば $y = 1$，そうでなければ $y = -1$ である．式（10.1）においてパーセプトロンを特徴づけるのは，入力の重み係数 $\mathbf{w}$ である．パーセプトロンでは，重み係数 $\mathbf{w}$ を何か明確な規則で決めるのではなく，与えられた正解の入出力から学習する．いま，P 個の入力ベクトル $\{\hat{\mathbf{x}}^1, \cdots, \hat{\mathbf{x}}^P\}$ があるとき，それらに対応して望ましい出力の値 $\{\hat{y}^1, \cdots, \hat{y}^P\}$ が与えられているとする．$\hat{y}$ とハットをつけたのは，これはパーセプトロンの出力ではなく，外部から与えられる教師信号であることを強調するためである．この入力ベクトルと望ましい出力の値の組をパーセプトロンの訓練セットと呼ぶ．ある組 $(\hat{\mathbf{x}}^p, \hat{y}^p)$ が正しく分類されているとすると，$\mathbf{w}^\top \hat{\mathbf{x}}^p$ と $\hat{y}^p$ が同符号であ

[†]　一般にパーセプトロンでは，閾値 θ を導入して $y = \mathrm{sgn}(\mathbf{w}^\top \mathbf{x} - \theta)$ とすることが多いが，$\bar{\mathbf{w}} = (\mathbf{w}^\top \ -\theta)^\top$ と $\bar{\mathbf{x}} = (\mathbf{x}^\top \ 1)^\top$ なる $n+1$ 次元ベクトルを導入すると，$y = \mathrm{sgn}(\bar{\mathbf{w}}^\top \bar{\mathbf{x}})$ と書ける．したがって，閾値を陰に含めた形で書くのが便利である．

り，$\hat{y}^p \mathbf{w}^\top \hat{\mathbf{x}}^p > 0$ である．反対に正しく分類されていないとすると，$\mathbf{w}^\top \hat{\mathbf{x}}^p$ と $\hat{y}^p$ の符号が逆であり，$\hat{y}^p \mathbf{w}^\top \hat{\mathbf{x}}^p < 0$ である．したがってパーセプトロンの評価関数は

$$-\sum_{p=1}^{P} \hat{y}^p \,\mathrm{sgn}(\mathbf{w}^\top \hat{\mathbf{x}}^p) \tag{10.2}$$

であり，これを最小化することで訓練セットの入出力関係を近似できる．ある $\mathbf{w}$ が与えられたとき，すでに正しく分類できている組に関しては変更の必要がないが，正しく分類できていない組に関しては

$$\Delta \mathbf{w} = \eta \hat{y}^p \hat{\mathbf{x}}^p \tag{10.3}$$

とすると，$\hat{y}^p (\mathbf{w} + \Delta \mathbf{w})^\top \hat{\mathbf{x}}^p = \hat{y}^p \mathbf{w}^\top \hat{\mathbf{x}}^p + \eta \|\hat{\mathbf{x}}^p\|^2$ となり，正しい分類ができる方向に $\mathbf{w}$ を変更できる．訓練セットが線形分離可能である場合には，パーセプトロンの学習則 (10.3) は有限回の反復で訓練セットのすべての組を正しく分類する重み係数 $\mathbf{w}$ を学習できることが知られている（ノビコフ（Novikoff）のパーセプトロン収束定理）．まとめると，ある重み係数 $\mathbf{w}$ が与えられたとき，パーセプトロンの入出力は式 (10.1) で決まる．また，間違えて分類した際に，重み係数は式 (10.3) のように変更すればよい．したがって，パーセプトロンには出力 y を計算するために入力ベクトル $\mathbf{x}$，重み係数の学習のために教師信号 $\hat{y}$ という，2 種類の入力が必要となる（図 10.2A）．

マー（David Marr）とアルブス（James Albus）は，小脳皮質の解剖構造とパーセプトロンの類似性に着目し，小脳皮質は一般の入出力関数を近似するパーセプトロンと

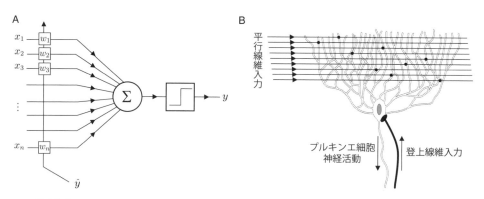

図 10.2　パーセプトロンモデルと小脳皮質プルキンエ細胞の対応．(A) パーセプトロンは n 個の入力 $\{x_i\}$ の重み付け和を閾値処理したものを，出力 y に変換する．また，教師信号 $\hat{y}$ により，適切な重み付け係数が学習される．(B) プルキンエ細胞は平行線維と登上線維からの入力を受ける．パーセプトロンの入力と出力は平行線維入力とプルキンエ細胞神経活動，また教師信号は登上線維入力に対応する．

して機能していると提唱した（Marr, 1969; Albus, 1971）．小脳皮質の出力細胞である
プルキンエ細胞は扇状に広がった樹状突起を分子層に伸ばし，直交する平行線維と興奮
性結合をもつ（図 10.2B）．平行線維は苔状線維から入力を受けた顆粒細胞が分子層に伸
ばす軸索で，平行線維から十分な興奮性入力を受けたプルキンエ細胞は単純スパイクと
呼ばれる活動電位を発生する．プルキンエ細胞にはもう一つ登上線維と呼ばれる入力が
ある．登上線維は下オリーブ核から発し，プルキンエ細胞の細胞体に巻き付くように興
奮性結合を作る．登上線維によって生じる活動電位は複雑スパイクと呼ばれる．平行線
維入力と登上線維入力の大きな違いはその数である．一つのプルキンエ細胞に対し，平
行線維入力は 10 万とも推定されるが，登上線維はたった一つである．異なる 2 種類の
入力があり，しかもその数が 10 万対 1 と不均等である点は，プルキンエ細胞とパーセ
プトロンの強い類似性を感じさせる．この対比を精緻化したのが，マー–アルブスの小
脳パーセプトロン仮説（perceptron hypothesis of the cerebellum）である．この仮説
が提唱された 1960 年代後半以降，この仮説は小脳計算論モデルの模範となり，また幾
多の生理学実験の指導原理となった．実際，登上線維からの入力で平行線維のシナプス
強度の長期抑圧が起こること（Ito & Kano, 1982），また登上線維活動に運動誤差の情
報が含まれていること（Kitazawa et al., 1998）といった，パーセプトロンが予言する
性質が生理学的に報告されている．小脳パーセプトロン仮説とその実験的検証は，神経
科学における理論の重要性を物語っている．

カバーの数え上げ定理と小脳の記憶容量

　ここで，小脳皮質の計算容量を評価してみよう．一つのパーセプトロンモデルが与え
られたとき，そのパーセプトロンモデルで分離可能なパターンはいくつあるだろうか．P
個の入力ベクトル $\{\hat{\mathbf{x}}^1, \cdots, \hat{\mathbf{x}}^P\}$ が与えられたとき，それぞれの入力ベクトルに ± 1 の
出力を指定することができるから，出力 $\{\hat{y}^1, \cdots, \hat{y}^P\}$ のとりうる値は 2^P 個である．対
となる入出力 $(\hat{\mathbf{x}}^P, \hat{y}^P)$ をパターンと呼ぼう．すべての可能なパターンをパーセプトロ
ンの式（10.1）で表現できるわけではない．幾何学的には，パーセプトロンは入力ベクト
ルの張る n 次元の空間を $n-1$ 次元の超平面で分割していると解釈できる．したがって，
超平面で分割できるようなパターンであれば，重み係数を適切に学習することで，パーセ
プトロンで実現できる．このようなパターンを**線形分離可能**（linearly separable）と言
う．一方，超平面で分離できない，すなわち線形分離不可能なパターンも存在する．こ
こでは，入力の次元 n と訓練セットの個数 P が与えられたとき，線形分離可能な入出力
の組はいくつかという問題を考える．訓練セットの個数 P を固定したとき，入力の次元
n が大きくなればなるほど，パターンの入力ベクトル同士には広い隙間ができる．した
がって，直感的には，n が大きいほど弁別できるパターンの個数も増えそうである．ま

た，入力の次元 n を固定したとき，訓練セットの個数 P を大きくすると，パターンの入力ベクトルが隣り合って込み合ってくることから，線形分離不可能な入出力が増えることも予想される．このような幾何学的な直感を定式化したのが，以下で説明するカバー (Cover) の**数え上げ定理**（counting theorem）である（Cover, 1965）．

入力ベクトルを $\mathbf{x} \in \mathbb{R}^n$ として，P 個の入力ベクトルの組 $\{\mathbf{x}^1, \cdots, \mathbf{x}^P\}$ がある条件 (general position と呼ばれる) を満たすとき，線形パーセプトロンにより分類可能なパターンは

$$C(P, n) = 2 \sum_{k=0}^{n-1} \binom{P-1}{k} \tag{10.4}$$

である．たとえば $n=2$, $P=3$ の場合，$C(3, 2) = 6$ 通りであることがわかる．証明は幾何学的な関係式

$$C(P+1, n) = C(P, n) + C(P, n-1) \tag{10.5}$$

を導けば，式 (10.4) を帰納的に証明できる．証明の詳細は Hertz et al. (2018) の 5.7 節を参照されたい．ここでは数え上げ定理の意味するところを見てみよう．まず，入力ベクトルの個数 P を固定したまま，入力の次元 n を大きくしてみよう．まず $\sum_{k=0}^{P-1} \binom{P-1}{k} = 2^{P-1}$ であることに注意すれば，$n < P$ の場合には $C(P, n) < 2^P$ であり，線形分離不可能なパターンが生じる．一方，$n \geq P$ であれば $C(P, n) = 2^P$ となり，すべてのパターンは線形分離可能である．このように，入力の次元を高くすることで，パーセプトロンが分類できるパターンの個数を増やすことができるのである．後

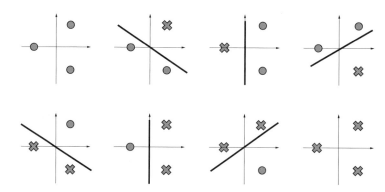

図 10.3 数え上げ定理の一例（$n = 2$, $P = 3$ の場合）．○と×の配置のうち，原点を通る直線（太線）で分離可能なものは 6 通りである．すべて $+1$ またはすべて -1 の出力をもつものは，原点を通る直線では分離可能でないことに注意．

に，小脳における苔状線維から膨大な数の顆粒細胞への信号の変換が，まさにこの計算に対応していることを見る．

この定理を使って，パーセプトロンで分類可能なパターンの数を評価してみよう．$\alpha \equiv P/n$ を固定しながら入力ベクトルの次元 n と P を大きくした極限での式 (10.4) の近似を求めてみよう．ド・モアブル–ラプラスの定理

$$\binom{n}{k} p^k q^{n-k} \simeq \frac{1}{\sqrt{2\pi npq}} e^{-\frac{(k-np)^2}{2npq}} \tag{10.6}$$

を用いて二項係数を指数関数で近似する．ここで p と q は $p+q=1$ を満たす．この定理を用いると，式 (10.4) は，

$$\frac{C(P,\,n)}{2^P} \simeq \frac{1}{2}\left\{1 + \mathrm{erf}\left((2-\alpha)\sqrt{\frac{n}{2\alpha}}\right)\right\} \tag{10.7}$$

と書き換えられる．これはパーセプトロンで分類可能なパターンの数 $C(P,\,n)$ をすべての可能なパターンの数 2^P で割ったものだから，式 (10.7) は分類可能なパターンの確率である．ここで**誤差関数**（error function）

$$\mathrm{erf}(x) = \frac{2}{\sqrt{\pi}} \int_0^x e^{-t^2}\mathrm{d}t \tag{10.8}$$

を導入した．式 (10.7) を見ると $\alpha = 2$ を境界に異なる振る舞いをすること，つまり $\alpha < 2$ では $+1$，$\alpha = 2$ では $1/2$，$\alpha > 2$ では 0 となることがわかる．すなわち，分類可能な確率が $P < 2n$ のときに 1，$P > 2n$ のときに 0 となる．したがって，n が十分大きい場合，パーセプトロンが弁別可能なパターンは $2n$ であることがわかる．これをプルキンエ細胞に適用すると，入力の次元は一個のプルキンエ細胞が受け取る平行線維の本数とすれば $n = 10^5$ であるから，10^5 個程度の入力パターンを弁別できることになる．パーセプトロンの容量に関しては，スピングラスという物性物理学のモデルのために開発された統計力学の手法（ガードナーの方法）を用いて詳細な（そして込み入った計算を伴う）解析がなされている．その方法で得られた結果では，プルキンエ細胞の容量は 4×10^4 とされており（Brunel et al., 2004），ここで導いた結果とそれほどは変わらない．結論として，入力の次元である平行線維の本数程度のパターンを弁別する計算容量を，一個のプルキンエ細胞はもちうることがわかる．

小脳パーセプトロン仮説

ここでは，マーが精緻化した小脳皮質の神経回路構造とパーセプトロンの対応の概略を

244 | 第 10 章 小脳の計算論モデル

見てみよう（Marr, 1969）．パーセプトロンの式 (10.1) はどのような小脳神経回路で実現されるのだろうか．小脳の入力である苔状線維は顆粒細胞に投射し，さらに顆粒細胞は平行線維を通してプルキンエ細胞に投射する．苔状線維と顆粒細胞の個数の比は 1000倍程度とされ，苔状線維から顆粒細胞への段階で入力が飛躍的に高次元化されることになる．数え上げ定理から入力の次元を上げると線形分離可能なパターンが増えることがわかるとおり，入力の次元を上げることは異なるパターンの重なりを少なくすることでパターン間の直交化[†]を促す働きをする．顆粒細胞の機能は，苔状線維入力を高次元化・直交化することだと考えられる．ゴルジ細胞は苔状線維と平行線維から入力を受け，顆粒細胞の活動を抑制する．顆粒細胞の余剰な活動を抑制するから，平行線維活動を一定の度合いに抑え，スパース化[‡]するのに役立つ．スパース化も異なるパターンの重なりを少なくするから，パーセプトロンの分類成績向上に役立つ．

　平行線維活動をパーセプトロンの入力ベクトル $\mathbf{x}$ だと考えれば，プルキンエ細胞はパーセプトロンの式（10.1）を計算しているとみなせる．ただし平行線維は興奮性なので，重み係数が正の場合しか表現できない．そこで，平行線維を入力としてプルキンエ細胞を抑制するバスケット細胞や星状細胞が必要となる．平行線維とプルキンエ細胞の間に，これらの抑制性細胞が入ることで，平行線維の興奮性入力をプルキンエ細胞への抑制性入力に変換することができ，パーセプトロンへの負の重みの入力を表現できる．このようにして，苔状線維・顆粒細胞・ゴルジ細胞・バスケット細胞・星状細胞・プルキンエ細胞がパーセプトロンの各要素にそれぞれ対応づけられるのである（表 10.1）．

表 10.1 小脳神経回路の構成要素とパーセプトロンとの対応．右列の個数比は主にネコのデータを採用した（Ito, 1984）．

小脳の神経細胞	パーセプトロンにおける役割	プルキンエ細胞との個数比
苔状線維	入力の前段階	2　（Palkovits et al., 1972）
顆粒細胞	入力の直交化・スパース化	1600　（Palkovits et al., 1971a）
ゴルジ細胞	平行線維の活動の正規化	0.33　（Palkovits et al., 1971a）
バスケット細胞	負の重み付け	6　（Eccles, Ito & Szentagothai, 1967）
星状細胞	負の重み付け	16　（Palkovits et al., 1971b）
プルキンエ細胞	パーセプトロンからの出力	1
小脳核細胞	—	0.038　（Palkovits et al., 1977）
平行線維	パーセプトロンへの入力	1600　（Palkovits et al., 1971a）
登上線維	教師信号	1

[†] あらためてになるが，二つの入力ベクトル $\mathbf{x}^1$ と $\mathbf{x}^2$ が与えられ，$(\mathbf{x}^1)^\top \mathbf{x}^2 = 0$ が成り立つとき，これらのベクトルは直交しているという．

[‡] 入力ベクトル $\mathbf{x}$ がスパースであるとは，その n 成分のうち，ほとんどの成分が 0 であることを指す．特に n 成分のうち K 個の成分のみが 0 でない値をもつとき，K スパースと言う．

学習則 (10.3) についても見てみよう．この式は出力を間違えたときに，入力と正しい出力の積に比例するように重み付け係数を変化させる．この式から重要な予言が二つ導かれる．まず一つの予言は，教師信号が与えられたとき（つまり出力が間違えたとき）に，入力があったシナプスの重み係数が変更を受けるということである．これは小脳皮質で言えば，登上線維からの入力と同時に入ってきた平行線維入力が修正を受けることに相当する．マーはパーセプトロンの学習則どおりに，平行線維入力からプルキンエ細胞のシナプス強度が増強するという説を提案した．一方アルブスは，登上線維入力が誤差信号を表すのであれば，その誤差を引き起こす原因となった入力の影響を減らしているはずだと考えて，学習則として平行線維入力からプルキンエ細胞へのシナプス強度の減弱を唱えた．伊藤らによる実験的検証 (Ito & Kano, 1982) で軍配が上がったのはアルブスの説であった．前庭動眼反射の運動適応において，ウサギ小脳片葉で平行線維と登上線維が同時に入力すると，平行線維とプルキンエ細胞のシナプス強度が低下し，この低下は数時間続く．このシナプス強度の低下は長期抑圧（long-term depression, LTD）と呼ばれる．

もう一つの予言は，重み付け係数の変化の符号は入力の符号によるということである．マーは興奮性シナプスの可塑性のみを考えたのに対し，アルブスは興奮性・抑制性両方のシナプス可塑性を考えた．プルキンエ細胞に興奮性の入力を伝えるシナプスの強度と，抑制性の入力を伝えるシナプスの強度は，片方が増強されれば他方は抑圧されるということである．平行線維→プルキンエ細胞の興奮性シナプスと介在抑制細胞（バスケット細胞・星状細胞）→プルキンエ細胞の抑制性シナプスは，反対向きの可塑性を示すのである (Jörntell & Ekerot, 2002)．このようにマーとアルブスでは詳細が異なるが，マーの論文は先駆者たる迫力にあふれ，アルブスの論文からは緻密な論理構成が読み取れる．小脳の解剖構造は解明されていたが，覚醒時の動物からの単一細胞記録データがほとんどなかった 1960 年代末から 1970 年代初頭に，現代でも通用する小脳の計算モデルが提案されたことに驚きを禁じ得ない．どちらの論文も，読むたびに発見がある．まさに計算論的神経科学の金字塔である．

適応フィルタモデル

パーセプトロンは静的なパターン分類器であり，時刻 t の出力は同じ時刻 t の入力にのみ依存する．一方，小脳は多自由度の協調運動に関係することが知られており，時系列を扱える機構が必要である．パーセプトロンを時間パターンが生成できるように拡張したのが，以下で見る**適応フィルタモデル**（adaptive filter model）である (Fujita, 1982)（図 10.3）．適応フィルタモデルでは，顆粒細胞とゴルジ細胞の作る再帰的結合に着目する．入力である苔状線維がパルス的に活動したとすると，その活動は顆粒細胞の出力で

ある平行線維を介してゴルジ細胞を興奮させる．そのゴルジ細胞は顆粒細胞に抑制性の入力を加えることで，顆粒細胞とゴルジ細胞は再帰的結合を形成する．顆粒細胞は自身の過去の活動を入力として再び受け取ることで，反響的な応答を生成できる．この応答は，システム工学でいうインパルス応答に相当する．さまざまなインパルス応答をもつ顆粒細胞とゴルジ細胞の反響回路を用意しておけば，時系列を近似する基底関数となることがわかる．この基底関数を適応に重み付けすることで多様な時系列を生成できるというのが，適応フィルタモデルのアイディアである．適応フィルタモデルの考えをさらに推し進めて，小脳がリキッド・ステート・マシン（liquid state machine）[†]として機能するという提案もある（Yamazaki & Tanaka, 2007）．このモデルでは，ある入力を受け取った後，決められた時刻の後に応答を出すという遅延課題が正しく学習できることが示されている．適応フィルタモデルやリキッド・ステート・マシンモデルは，小脳で計算できる関数の自由度を大きく広げるものである．

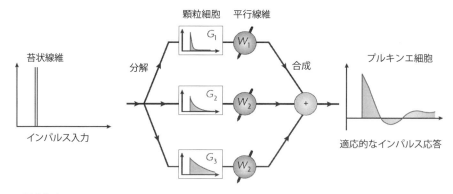

図 10.4　適応フィルタモデルの模式図．苔状線維のパルス的入力を受けると（左図），顆粒細胞とゴルジ細胞の反響回路でさまざまな有限インパルス応答が生成される（中図）．そのインパルス応答を調節可能な重み係数で和をとると，プルキンエ細胞の活動が望ましい時間波形を近似することができる（右図）．

10.3　内部順モデルと内部逆モデルに関する論争再考

いままで見てきたパーセプトロンや適応フィルタモデルは小脳皮質の解剖構造に基づいたモデルである．これらは特定の計算に特化したものというより，さまざまな入出力

[†] リキッド・ステート・マシンは回帰結合型ニューラルネットワークの一種である（Maass et al., 2002）．パルス的な入力を受けた後，回帰結合によってユニット同士が反響的で持続的な活動を行うことにより，さまざまな時系列を近似することができる．パルス的な入力を反響活動に変換する様子が，池に投げ入れた小石が水面に波を起こす様子に似ていることから，この名前がつけられた．同様のニューラルネットワークとして，エコー・ステート・ネットワーク（echo state network）が知られている（Jaeger & Haas, 2004）．

を近似できる一般的な計算機構と考えることができる．一方，身体制御の計算理論では，小脳は身体の力学を模擬する内部モデルを表現していると考えられている．パーセプトロンや適応フィルタモデルといった小脳の計算モデルと身体制御の内部モデルは，それぞれ独立した文脈で語られることが多く，両者がどのような関係にあるかという点は明確にされていない．

　ここでは，小脳が内部順モデル計算を行っているとする立場と，内部逆モデル計算を行っているとする立場の研究事例をそれぞれ紹介しよう．以下はいずれも単一細胞記録による研究である．小脳が逆モデル計算を行っていることを支持する初期の報告は，プルキンエ細胞の活動が眼球運動に必要なトルクを表現しているとする研究である（Shidara et al., 1993）．動いている物体を追うような眼球運動を追跡眼球運動（smooth pursuit）と言う．大脳視覚連合野から入力を受け眼球運動を司る前庭核に投射する前庭小脳は，この追跡眼球運動の制御に関与している．設楽らは，前庭小脳である傍片葉のプルキンエ細胞が眼球運動をどのように制御するかを調べるため，プルキンエ細胞の単純スパイクの発火率と眼球運動のキネマティクスの関係を調べた．プルキンエ細胞の発火率は，眼球運動の加速度・速度・位置の重み付け和でよく再構成できることが示された．これらの重み付け和は眼球運動に必要なトルクの計算に対応しているので，プルキンエ細胞は逆モデル計算を行っていると解釈できる．すでに述べたとおり小脳皮質の回路は一様であるのだが，小脳が順逆どちらの内部モデル計算を行っているかを判定するには，小脳の出力がどの部位に繋がっているか，出力部位でどのように処理されるかを考えなくてはならない．前庭小脳の出力部位である前庭核は眼球運動を直接制御する部位であるので，前庭小脳が逆モデル計算を行っているというのはもっともらしい．

　では四肢の運動を制御する大脳小脳（大脳と閉ループ構造を形成する小脳部位）に関してはどうだろうか．これに関しては，同じような実験で正反対の結論を報告している二つの論文がある（Pasalar et al., 2006; Yamamoto et al., 2007）．これらの実験では，サルに上腕の運動を行わせる際，外力場を掛ける．すると同じ運動軌道でも異なる動かし方により必要となる筋活動が変化し，これにより運動のキネマティクスと筋活動のダイナミクスが分離できる．これはもともとエヴァーツが第一次運動野の神経活動表現を調べる際に用いた実験パラダイムである（コラム 7 参照）．プルキンエ細胞の発火率が外力の条件にかかわらず同じであれば，運動のキネマティクスを表現していると考えられ，順モデル仮説が支持される．一方，発火率が外力の条件に応じて変化するのであれば，筋活動を表現していると考えられ，逆モデル仮説が支持される．二つのグループが同じような実験を行ったのであるが，パサラーらは前者の順モデル仮説を（Pasalar et al., 2006），山本らは後者の逆モデル仮説を支持するデータを（Yamamoto et al., 2007），それぞれ報告した．大脳小脳が順逆どちらの内部モデル計算を行っているかと

いう論争に関して，まだ結論は出ていないようである．

小脳失調と内部順モデル

　小脳が損傷を受けると運動制御と運動学習に障害が起こることが知られており，その障害を総じて小脳失調と称する．小脳失調は，協調性の障害，予測性の障害，そして適応性の障害の三つに大分される（三苫，2009）．小脳失調の代表的なテストとして，指鼻試験が知られている．これは，検者は患者の顔の前に指を突き出し，患者は自分の鼻と検者の指を自分の指で交互に触らせて，指運動の軌道を調べるという課題である．小脳に障害があると，滑らかで素早い運動は損なわれ，目標の検者の指に触った後でそこに止まることができずに通り越してしまい，フラフラと振動的な運動となる．この現象をバビンスキー（Joseph Babinski, 1857–1932）は測定障害（dysmetria）と名付けた．この測定障害が，予測性の障害とみなせることを見てみよう．

　すでに見てきたように，内部順モデルは現在の身体の状態と運動制御信号から，未来の身体の状態を予測する．ではどうして予測が必要かといえば，神経伝達速度が有限なため，脳に伝えられる感覚信号には常に遅れが伴うからである．言うなれば，「脳は常に過去の身体の状態を見ている」わけである[†]．固有受容感覚では数十ミリ秒，視覚では100ミリ秒程度の時間が大脳皮質領域で処理するのに必要と言われる．この遅れは，数百ミリ秒程度の速い運動を行う際には無視できない．これを簡単な運動方程式の例で見てみよう（図10.5）．

　$x(t)$ を指の位置として，時刻 $t = 0$ で $x(0) = 1$ から出発して，原点に指を運ぶ運動を考える．簡単のため，指の運動を時定数 τ の臨界減衰として，外力 $f(t)$ を加えたとき，運動方程式は

$$\ddot{x}(t) + \frac{2}{\tau}\dot{x}(t) = \frac{1}{\tau^2}f(t) \tag{10.9}$$

とモデル化できる．

　もし現在の状態 $x(t)$ を知っているのなら，$f(t) = -x(t)$ と外力を与えることによりフィードバック制御をすればよい．一方，過去の状態 $x(t - t_\mathrm{d})$ しか知らないのなら，$f(t) = -x(t - t_\mathrm{d})$ とするしかない．この場合で数値計算してみると，$t_\mathrm{d} \geq \tau$ のとき，つまり制御対象の時間スケールに比べて時間遅れが無視できないときには，運動が振動的になる．小脳の内部順モデルが正常に働き現在の状態 $x(t)$ が得られているのであれば

[†] 反射運動において感覚フィードバックにどれくらいの遅れがあるか，さまざまな大きさの動物で調べた貴重な研究がある（More & Donelan, 2018）．その研究では，時間遅れの要素として，感覚受容器・シナプス伝達・神経伝達・神経筋接合・筋張力生成の遅れ時間を定量評価し，神経伝達と筋張力生成が主な寄与をしていることを報告している．

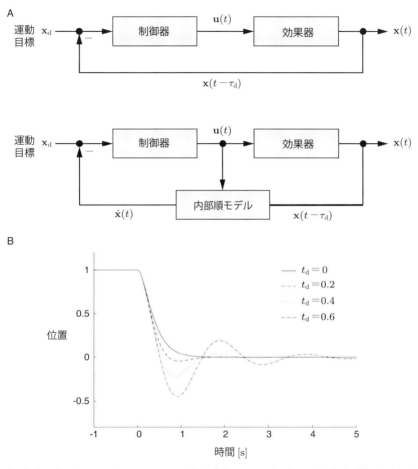

図 10.5 順モデル予測と小脳失調の関係.（A）感覚フィードバック信号には遅れが伴う（上図）が, 順モデルが予測することで現在の状態をフィードバックできる（下図）.（B）フィードバック制御に遅れがある場合. 式 (10.9) で $\tau = 0.2\,\mathrm{s}$ とし, $t_\mathrm{d} = 0, 0.2, 0.4, 0.6\,\mathrm{s}$ と変化させたときの指軌道.

（図 10.5A 下）, 指の位置は原点に振動することなく到達する（図 10.5B, $t_\mathrm{d} = 0$ の場合）. 一方小脳に障害があり内部順モデルが働かない場合, 感覚フィードバックから得られる過去の状態 $x(t - t_\mathrm{d})$ に頼るしかなく（図 10.5A 上）, その場合指先は原点の周りをフラフラと振動することになる（図 10.5B, $t_\mathrm{d} = 0.6$ の場合）. このように予測の成分に障害があると, 速い運動が振動的になるのである. 小脳失調の測定障害は予測成分の障害として解釈できる.

小脳が順モデルの予測計算を行っているとする直接的な実験証拠には, マイアルらが行った運動中の経頭蓋磁気刺激（transcranial magnetic stimulation, TMS）実験が

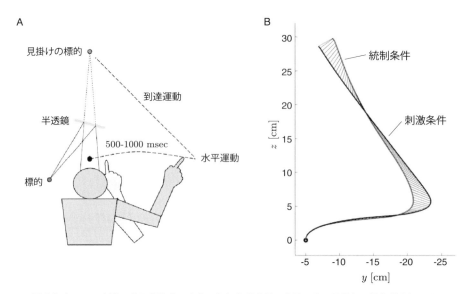

図 10.6　TMS 刺激に伴う指軌道の変化．(A) 行動実験．上腕の水平運動中に標的が現れ，その標的に到達運動を行う．標的が現れる直前に小脳に磁気刺激を行う．(B) 統制条件の軌道（灰色）と刺激条件の軌道（黒）．条件間で運動方向に差が出るのは，刺激条件では実際の手の位置ではなく，過去の手の位置から標的に向かうためと解釈できる．Miall et al.（2007）より（© Miall et al. CC-BY ライセンス）．

ある（Miall et al., 2007）．TMS とは，頭皮上の電磁石により生成される急激な磁場変化が脳組織内に誘導電流を引き起こす刺激のことで，頭皮上から非侵襲的に神経細胞の活動を操作することができるため，心理物理実験でよく使われる．マイアルらの実験では，被験者は指の水平方向運動中に現れる標的に到達運動を行うように指示される．標的が現れる直前に TMS で小脳活動を抑制すると，統制条件に比べて指の運動方向にずれが生じる（図 10.6）．これは小脳の内部モデル予測が一時的に障害を受けるため，自分の現在の指の位置が正しく推定できず，感覚入力による過去の指の位置を用いて到達運動を制御することに起因すると考えられる．統制条件と刺激条件でどれくらい運動方向がずれたかを調べることで，小脳がどれくらい未来を予測しているかが推測できる．この論文によると，小脳は 200 ミリ秒程度の予測計算を行っているようである．

次に疑問となるのは，小脳のどのような神経メカニズムが予測計算を可能としているのだろうか，ということである．その疑問に答えるため，以下ではサルの手首運動課題中の小脳神経活動を解析した研究を紹介しよう（Tanaka et al., 2019）．

10.4 小脳のカルマンフィルタモデル

上記で述べた順モデルと逆モデルの論争は、小脳皮質のプルキンエ細胞がキネマティクスとダイナミクスのどちらを表現しているかという、表現のレベルの問題である。しかし、順モデルと逆モデルはキネマティクスとダイナミクスの両方を含んでいるし、小脳全体の出力はプルキンエ細胞ではなく小脳核細胞である。順逆モデルの検証は、「小脳回路において神経活動がどのように変換されるか」、さらには「小脳の出力である小脳核細胞の活動がどのような計算を行えるか」というアルゴリズムの観点から行うべきであろう。そこで、ひとまず、「プルキンエ細胞の神経活動が何を表現しているか」の問題を棚上げして、アルゴリズムの問題に取り組むのがよいだろう。筆者は都立医学総合研究所の筧慎治・石川享宏両博士と共同で、サルが手首運動課題を行っている際の大脳小脳の苔状線維（小脳への入力）・プルキンエ細胞（小脳皮質から小脳核への出力）・小脳核細胞（小脳からの出力）から記録した神経活動を解析した（Tanaka et al., 2019）。筆者の知る限り、一つの課題中のサルから、小脳の入力から出力まで、ここまで網羅的に神経活動データが記録されたのは初めてのことである。解析に用いた神経活動のデータセットには、苔状線維（mossy fiber, MF）・プルキンエ細胞（Purkinje cell, PC）・小脳核細胞（dentate cell, DC）がそれぞれ、94個、83個、73個含まれている。

図 10.1B の小脳皮質解剖図にならい、苔状線維からプルキンエ細胞へ、そして苔状線維とプルキンエ細胞から小脳核細胞への変換を見てみよう。プルキンエ細胞は苔状線維から入力を受けるので、プルキンエ細胞活動を苔状線維活動から再構成することを試みる。$\mathrm{MF}_i(t)$ を i 番目の苔状線維活動、$\mathrm{PC}(t)$ をプルキンエ細胞活動としたとき、苔状線維からプルキンエ細胞への変換は、線形の重み付け和

$$\mathrm{PC}(t) = \sum_{i=1}^{N_{\mathrm{MF}}} w_i^{\mathrm{MF} \to \mathrm{PC}} \mathrm{MF}_i(t) \tag{10.10}$$

でデータを説明できることがわかった（図 10.7A）。また、小脳核細胞は苔状線維の側枝とプルキンエ細胞から入力を受けるから、小脳核細胞活動を苔状線維活動とプルキンエ細胞活動から再構成するのが適切だろう。$\mathrm{DC}(t)$ を小脳核細胞活動としたとき、苔状線維とプルキンエ細胞から小脳核細胞への変換も重み付け和

$$\mathrm{DC}(t) = \sum_{i=1}^{N_{\mathrm{MF}}} w_i^{\mathrm{MF} \to \mathrm{DC}} \mathrm{MF}_i(t) + \sum_{j=1}^{N_{\mathrm{PC}}} w_j^{\mathrm{PC} \to \mathrm{DC}} \mathrm{PC}_j(t) \tag{10.11}$$

でデータをよく再現する（図 10.7B）。これは非線形性をもつパーセプトロンモデルや、過去の入力に依存する適応フィルタモデルに比較して、より簡単な瞬時的な線形モデル

で神経活動が説明できるということである．苔状線維からプルキンエ細胞の間には，顆粒細胞・ゴルジ細胞・バスケット細胞・星状細胞といった神経細胞があるにもかかわらず，プルキンエ細胞活動は苔状線維活動の線形和として特徴づけられる．

ここで，式 (10.10) の右辺と式 (10.11) の右辺にはどちらも苔状線維活動が含まれてい

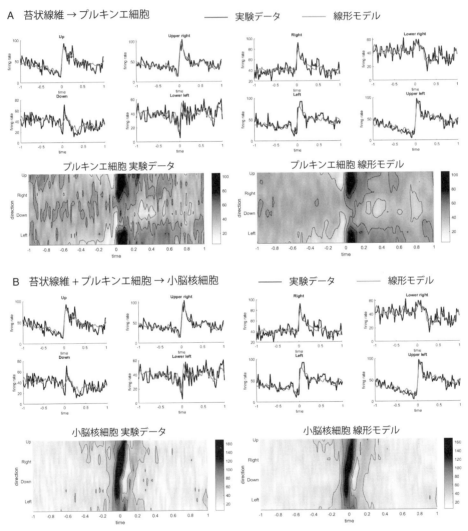

図 10.7 （A）苔状線維活動を用いたプルキンエ細胞活動の再構成．8 個の時系列は 8 運動方向に対応する発火率で，黒線と灰色線はプルキンエ細胞活動とその再構成である．下左図と下右図はプルキンエ細胞とその再構成の等高線図である．（B）苔状線維活動とプルキンエ細胞活動からの小脳核細胞活動の再構成．A と同じ形式である．Tanaka et al. (2019) より．

る．プルキンエ細胞と小脳核細胞に同じ苔状線維の集団活動が投射されているのか，それとも異なる集団活動が投射されているのかを調べた．式 (10.10) の重み係数 $w^{\mathrm{MF}\to\mathrm{PC}}$ と式 (10.11) の重み係数 $w^{\mathrm{MF}\to\mathrm{DC}}$ を統計検定したところ，両者には有意差があった．この結果から，プルキンエ細胞に投射する苔状線維と小脳核細胞に投射する苔状線維は異なる集団に属すること，そして異なる機能をもつことが示唆される．

図 10.5A の内部順モデルの図式にあるように，内部順モデルの出力は未来の入力を予測するものである．したがって，小脳の内部順モデル仮説が正しいとすると，「小脳の現在の出力から小脳の未来の入力を予測できる」はずである．このように考えて，小脳神経活動を解析した．具体的には，時刻 t の小脳核神経活動から，少し未来の時刻 $t + t_1$ の苔状線維活動 $\mathrm{MF}(t + t_1)$ を現在の時刻 t での小脳核活動 $\mathrm{DC}(t)$ で予測できるかどうかを調べた．その結果，

$$\mathrm{MF}(t + t_1) = \sum_{i=1}^{N_{\mathrm{DC}}} w_i^{\mathrm{DC}\to\mathrm{MF}} \mathrm{DC}_i(t) \tag{10.12}$$

のように，またも線形で予測できるのである（図 10.8）．時間進みのパラメタ t_1 を 40 ミリ秒（図 10.8A）と 80 ミリ秒（図 10.8B）とした場合，再構成の成績は緩やかに減少する．この解析から，現在の小脳出力活動を用いて，100 ミリ秒程度の未来の小脳入力活動を線形予測できることが明らかになった．これは，小脳が内部順モデル計算を行う能力があることを示している．

ここまでの解析から，(1) プルキンエ細胞活動は苔状線維活動の重み付け和で再構成できること，(2) 小脳核細胞活動は苔状線維活動とプルキンエ細胞活動の重み付け和で再構成できること，(3) プルキンエ細胞活動に寄与する苔状線維活動と小脳核細胞活動に寄与する苔状線維活動は異なるものであること，(4) 小脳核細胞活動が未来の苔状線維活動を線形予測できること，という 4 点が明らかになった．結果 (3) から，苔状線維活動が二つの成分に分かれることがわかった．そこで，状態予測と感覚フィードバックを表現する二群に分けられるとして，

$$\mathrm{MF}_t = \begin{pmatrix} \hat{\mathbf{x}}_{t|t} \\ \mathbf{z}_t \end{pmatrix} \tag{10.13}$$

と仮定してみよう．プルキンエ細胞活動が状態予測に対応すること，すなわち $\mathrm{PC}_t = \hat{\mathbf{x}}_{t+1|t}$ を仮定し，また歯状核神経細胞活動が状態のフィルタ値に対応すること，すなわち $\mathrm{DC}_t = \hat{\mathbf{x}}_{t+1|t+1}$ と仮定すると，式 (10.10) と式 (10.11) はカルマンフィルタの予測ステップとフィルタリングステップにそれぞれ対応することがわかる．この結果から，

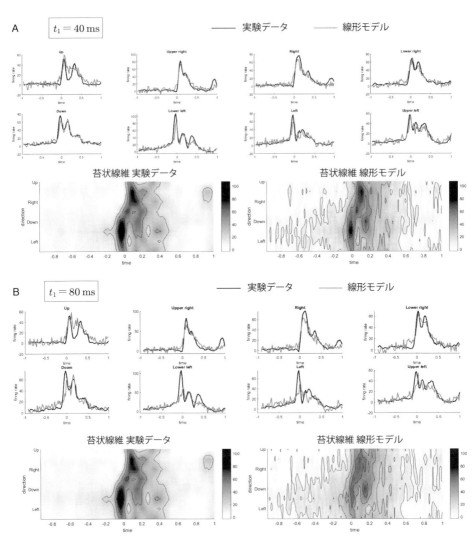

図 10.8 時刻 t の小脳核神経活動からの時刻 $t+t_1$ の苔状線維活動の予測の一例．(A) $t_1 = 40\,\mathrm{ms}$ および (B) $t_1 = 80\,\mathrm{ms}$ の場合．Tanaka et al. (2019) より．

苔状線維からプルキンエ細胞の小脳皮質で状態予測を，その状態予測と苔状線維からの感覚情報を統合して小脳核細胞では状態のフィルタリングを行っているとみなせる（図10.9）．したがって，小脳は内部順モデル計算をカルマンフィルタの式に従って行っていると考えられる．

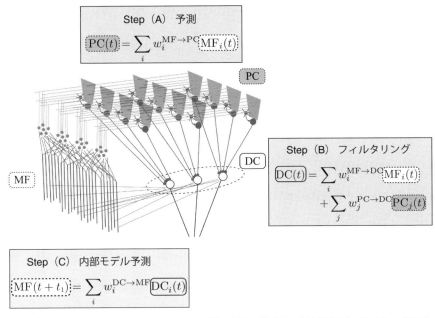

図 10.9　小脳神経回路とカルマンフィルタ計算の対応の模式図．苔状線維からプルキンエ細胞では予測のステップを，苔状線維・プルキンエ細胞から小脳核細胞ではフィルタリングのステップを計算している．

10.5　なぜ脳は大脳皮質と小脳という異なる構造を必要としたか

　小脳神経回路が基本的に入力と出力の向きが明確な**順向的結合**（feedforward）の神経回路であるのに対して，大脳皮質の回路では神経細胞同士が**再帰的結合**（recurrent connection）をなしている．大脳皮質の出力は，脳幹の一部である橋核を介して苔状線維として小脳皮質と小脳核に投射され，逆に小脳の出力は小脳核から視床を介して大脳皮質に投射されるという，**大脳小脳連関**（cerebro-cerebellar loop）と呼ばれる閉ループ構造が形成されている．比較神経解剖学の研究で哺乳類の大脳皮質と小脳の体積はほぼ比例関係にあること，その傾きは 1 より幾分大きいことが報告されている（Rilling & Insel, 1998）．これらのことから，大脳皮質と小脳は互いに協力して発達してきたこと，そして霊長類において小脳は大脳皮質を上回る速度で拡大してきたことがわかる．神経系が大脳皮質と小脳という異なる構造を必要としたことには，何らかの計算論的な必要性があったのだろう．以下では，順向的回路と再帰的回路が計算論的に補完的な役割をもちうることを見てみよう．

　まず，再帰的結合と順向的結合のニューラルネットワークの関係を見てみよう（Goldman,

2009）．n 個の集団神経活動を $\mathbf{r} = (r_1 \ \cdots \ r_n)^\top$，それらの再帰的結合を $W_{ij} = (\mathbf{W})_{ij}$ とすると，一般の再帰的結合のニューラルネットワークの時間発展は，

$$\dot{\mathbf{r}} = -\mathbf{r} + \boldsymbol{\sigma}(\mathbf{Wr}) \tag{10.14}$$

という方程式で書ける（図 10.10A）．ここで，$(\mathbf{Wr})_i$ は i 番目の神経細胞が受ける入力，$\boldsymbol{\sigma}$ は神経細胞の入出力を記述する非線形関数である．話を簡単にするために，非線形項を線形近似して

$$\dot{\mathbf{r}} = (-\mathbf{I} + \mathbf{W})\mathbf{r} \tag{10.15}$$

としてみよう．ここで再帰的結合行列 $-\mathbf{I} + \mathbf{W}$ は $\mathbf{QUQ}^\top$ と直交行列 $\mathbf{Q}$ と上三角行列 $\mathbf{U}$ の積として分解できる（これをシュール分解と呼ぶ）ので，新たな変数 $\bar{\mathbf{r}}$ を $\bar{\mathbf{r}} = \mathbf{Q}^\top \mathbf{r}$ として導入すると，$\bar{\mathbf{r}}$ の時間発展は

$$\dot{\bar{\mathbf{r}}} = \mathbf{U}\bar{\mathbf{r}} \tag{10.16}$$

と書き換えられることがわかる．上三角行列 $\mathbf{U}$ では $U_{ij} = 0$ $(i > j)$ だから，$i > j$ の場合には i 番目の成分と j 番目の成分では結合がない．したがって，再帰的結合のニューラルネットワーク (10.14) は，適切な変数変換で順向的結合のニューラルネットワークとして変換できるのである（図 10.10B）．

　神経科学での応用例として，作業記憶課題中の持続的活動のモデルがある．これまで作業記憶課題時に見られる前頭葉の持続的活動は再帰的結合ネットワークでモデル化されてきたが，ゴールドマンはシュール分解を用いて順向的結合ネットワークでも持続的活動をモデル化できることを示した（Goldman, 2009）．再帰的結合と順向的結合のネットワークは一見まったく異なる構造に思えるが，適切な変換のもとでは等価な機能を担うことができるのである．

　再帰的結合と順向的結合のニューラルネットワークの関係のもう一つの例として，再帰的結合ネットワークの学習時に使われる backpropagation-through-time (BPTT) というアルゴリズムが知られている（Werbos, 1990）．再帰的結合ニューラルネットワークでは，ネットワークの現在の活動が入力だけでなく過去の活動にも依存するため，出力の誤差が与えられたとき，その誤差はどの活動から生じたのか，そして誤差を減らすにはどのような学習が必要かという，credit assignment と呼ばれる問題が生じる[†]．再

[†]　現在得られた出力の誤差が過去のどの活動から生じたのかという credit assignment 問題は，強化学習の文脈で議論されることが多い（p.105 参照）．強化学習において，現在の行動が未来に得られる報酬に影響を与えるため，どのような行動が報酬に繋がったのかを知る必要がある．同様に，再帰的結合のニューラルネットワークでも過去の活動が現在の出力に影響を与える．このように，過去の活動により現在の出力が決まる状況での学習においては，credit assignment 問題が生じる．

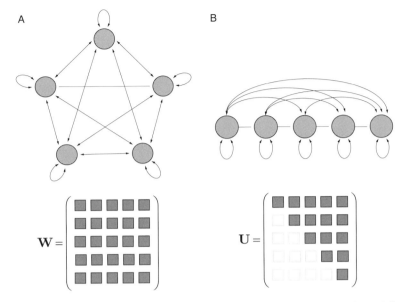

図 10.10 シュール分解による再帰的結合ネットワークから順向性結合ネットワークへの変換．再帰的結合ネットワーク（A）は適切な直交変換を用いて機能的に等価な順向的結合ネットワーク（B）に置き換えることができる．

帰的結合ネットワークを学習する際，そのネットワークを時間的に展開し実効的に順向的結合ネットワークに置き換えて，通常のバックプロパゲーションを適用する．このような時間的な展開（temporal unfolding と呼ばれる）を用いれば，再帰的結合を順向的結合に変換することができるのである．

このように，再帰的結合ネットワークを順向的結合ネットワークに置き換えることができる．一般に再帰的なネットワークの学習は時間が掛かり，かつ難しい．しかし，ひとたび再帰的なネットワークの学習ができてしまえば，それを順向的結合ネットワークに置き換えればよい．一つのアイディアとして，大脳皮質が時間を掛けて獲得したものを，順向的結合ネットワークに置き換えてコピーするのが小脳の役割だと考えられないだろうか．さらに順向的結合ネットワークの利点として，計算速度の向上が挙げられる．再帰的結合ネットワークではある初期状態 $\mathbf{x}_t$ から最終的な状態 $\mathbf{x}_{t+t_1}$ に移るのに t_1 ステップ必要だったとする．順向的結合ネットワークでは，状態 $\mathbf{x}_t$ を入力としたとき，状態 $\mathbf{x}_{t+t_1}$ を出力とするようにネットワークを学習すれば，一度の計算で最終的な状態を計算することが可能である．運動学習において，大脳皮質の再帰的結合ネットワークが時間を掛けて運動学習を行い，その学習した結果を小脳にコピーすれば，運動は速く正確になる．これは一つの運動記憶の神経メカニズムの候補として考えられる．

A 再帰的結合ネットワーク

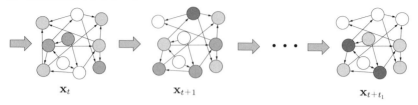

B 順向結合ネットワーク

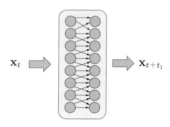

図 10.11　再帰的結合ネットワークと順向的結合ネットワークの計算の概念図．（A）再帰的結合ネットワークでは，初期状態 $\mathbf{x}_t$ から望ましい最終的な状態 $\mathbf{x}_{t+t_1}$ に遷移するのにいくつかの時間ステップが必要である．（B）一方，順向的結合ネットワークでは，入力と出力を学習してしまえば，繰り返し計算をすることなく，一発で望ましい出力を計算することができる．

表現と計算のトレードオフ

　小脳の解剖構造で注目に値するのは，苔状線維・顆粒細胞・プルキンエ細胞・小脳核細胞の個数比である（表 10.1）．個々の顆粒細胞は 4, 5 個程度の苔状線維入力を受け，また顆粒細胞は苔状線維と比して 1000 倍程度もあり，苔状線維から顆粒細胞で表現が高次元化されている．また，個々のプルキンエ細胞は 10 万個程度の平行線維入力を受け，顆粒細胞での高次元表現がグッと圧縮された形になる．さらに，小脳の最終出力である小脳核細胞はプルキンエ細胞の 100 分の 1 程度の個数であり，ここでもさらなる情報の圧縮が行われている．まとめると，小脳の入力（苔状線維）と出力（小脳核細胞）の比は 100 分の 1 程度であり，その途中で顆粒細胞が爆発的に表現を高次元化している．このような小脳の解剖学的構造の機能的役割は一体何だろうか．その一つの仮説を，10.2 節のパーセプトロンモデルが与えている．このモデルに顆粒細胞による表現の高次元化は，複数のパターンの重なり具合を減らし，なるべく直交化することで，分類性能を上げるためと考えられている．ここでは力学の計算においても同様の考察ができることを紹介しよう．

　一般に表現の次元を上げると，その後の計算が単純化されることが知られている．これを分類問題の例で見てみよう（Cortes & Vapnik, 1995）．二次元の入力ベクトル

$\mathbf{x} = (x_1 \ x_2)^\top$ があって，それらに二値のラベル（± 1）をつけて分類するとして，単位円のなかにある入力ベクトルにはラベル -1，外にある入力ベクトルには $+1$ をつけるとすると，ラベルは $2\Theta(\|\mathbf{x}\|^2 - 1) - 1$ と書ける．ここで $\Theta(\cdot)$ はヘビサイド関数（Heaviside function）[†] である．ヘビサイド関数の中身は $\|\mathbf{x}\|^2 - 1 = x_1^2 + x_2^2 - 1$ であり，$\mathbf{x}$ の非線形関数になっている．ここで，$\mathbf{x}$ の非線形関数である 5 次元ベクトルを

$$\mathbf{y} = (y_1 \ y_2 \ y_3 \ y_4 \ y_5)^\top = \boldsymbol{\varphi}(\mathbf{x}) = (x_1 \ x_2 \ x_1^2 \ x_2^2 \ 2x_1x_2)^\top \tag{10.17}$$

と導入しよう．新しく定義したベクトル $\mathbf{y}$ を使えば，ラベルは $2\Theta(\mathbf{w}^\top \mathbf{y} - 1) - 1 = 2\Theta(y_3 + y_4 - 1) - 1$ と，ヘビサイド関数の中身は $\mathbf{y}$ の線形関数になる．つまり，非線形性を表現に押し付けてしまえば，後の分類計算が簡単になるというわけである．教訓的なのは，低次元の表現は簡潔であるが後の計算が非線形になり，高次元の表現は非線形であるが後の計算が単純化される，という点である．この性質を**表現と計算のトレードオフ**と呼ぶことにしよう．画像の分類課題において，サルの前頭葉神経活動が課題のパラメタの線形関数ではなく，非線形の関数（mixed selectivity と呼ばれる）であることが報告されており，その非線形性のおかげで分類問題が単純化されることが示されている（Rigotti et al., 2013）．

　力学計算においても，同様のトレードオフが生じることが知られている．有限次元の状態変数ベクトル $\mathbf{x}$ が非線形の運動方程式

$$\frac{d\mathbf{x}}{dt} = \mathbf{F}(\mathbf{x}) \tag{10.18}$$

を満たしていたとしよう．ここで $\mathbf{F}$ はある非線形関数とする．$\mathbf{x}$ をある高次元（一般には無限次元）の非線形写像を用いて変換し，新たなベクトル $\mathbf{y} = \boldsymbol{\varphi}(\mathbf{x})$ を導入すると，

$$\frac{d\mathbf{y}}{dt} = \mathcal{K}\mathbf{y} \tag{10.19}$$

と線形化できることが知られている．ここで線形演算子 $\mathcal{K}$ は提案者の名前からクープマン（Koopman）演算子と呼ばれるものである（Koopman, 1931）．運動制御において，関節角や重心位置といった身体の自由度は数十程度であり，高度に非線形な運動方程式で記述される．一方，小脳において，顆粒細胞は 100 億個程度と膨大であり，先に見たように小脳の計算は線形方程式で記述される．このことから，小脳は，「顆粒細胞で高次元化した表現を用いて運動方程式を線形化することで，身体運動の非線形運動方程式を解くのと同等の計算をしている」と考えることができる．運動方程式を線形化するのに

[†] ヘビサイド関数とは，$x \geq 0$ で 1，$x < 0$ で 0 の値をとる関数である．関数のグラフの形から，ヘビサイドの階段関数（Heaviside step function）とも呼ばれる．

必要な高次元非線形表現を生成するのが，小脳が膨大な数の顆粒細胞を必要とする理由ではないかと筆者は考えている．とはいえ，本当に小脳がこのような計算をしているのかどうか，そもそもどうすれば実験的に検証できるのか，今後の課題は山ほどある．また，顆粒細胞で膨張した表現をプルキンエ細胞と小脳核細胞で極度に圧縮する計算論的理由に関して，定説はない．小脳の構造は多様な動物種の間で驚くほど一定に保たれている．しかし，その計算論的原理の理解には我々は達していないようである．

まとめ

小脳，とりわけ小脳皮質の解剖学的構造から着想を得たパーセプトロンモデルは，その後の小脳研究に対して指導的な役割を果たし，平行線維－プルキンエ細胞間のシナプス可塑性や登上線維の誤差信号などといった発見に繋がった．一方，小脳の障害は小脳失調と呼ばれる特徴的な運動障害を引き起こすことから，運動制御や運動学習に重要な役割を果たすことが知られているが，小脳が運動指令を計算する逆モデル計算を行うのか，運動の結果を予測する順モデル計算を行うのかに関しては，結論が出ていない．小脳は解剖構造が規則的で，その電気生理学的性質は1950年代から詳しく調べられている．しかし，小脳が身体制御や運動学習の何をどのように処理しているかという具体的なメカニズムに関しては，まだ一致した意見を見ないようである．本章では小脳の計算論モデルの代表例としてパーセプトロンモデルを紹介し，電気生理学実験によるパーセプトロンモデルの検証を通して，小脳の計算論的理解が深まってきたことを見た．しかしながら，パーセプトロンモデルの予言に反して，顆粒細胞の活動はスパースではないこと（Gilmer & Person, 2018）や，登上線維活動が必ずしも誤差信号に対応しないこと（Catz et al., 2005）が報告されており，パーセプトロンモデルで小脳の機能がすべて説明できるわけではなさそうである．一つの提案として，小脳神経活動の解析から，小脳はカルマンフィルタとして状態予測を行うとするモデルを紹介した．進展が目覚ましい小脳の神経細胞記録を理解するためにも，パーセプトロンモデルを超える新たな計算モデルが望まれる．

参考文献

Albus, J. S. (1971) A theory of cerebellar function. *Mathematical Biosciences* 10:25–61.

Brunel, N., Hakim, V., Isope, P., Nadal, J. P., Barbour, B. (2004) Optimal information storage and the distribution of synaptic weights: perceptron versus Purkinje cell. *Neuron* 43:745–757.

Catz, N., Dicke, P. W., & Thier, P. (2005). Cerebellar complex spike firing is suitable to induce as well as to stabilize motor learning. *Current Biology*, 15(24), 2179–2189.

Cortes, C., & Vapnik, V. (1995). Support-vector networks. *Machine Learning*, 20(3), 273–297.

Cover, T. M. (1965) Geometrical and statistical properties of systems of linear inequalities with applications in pattern recognition. *IEEE Transactions on Electronic Computers*:326–334.

Dean, P., Porrill, J., Ekerot, C. F., Jörntell, H. (2010) The cerebellar microcircuit as an adaptive filter: experimental and computational evidence. *Nature Reviews Neuroscience* 11:30–43.

Eccles, J. C., Ito, M., & Szentagothai, J. (1967). *The Cerebellum as a Neuronal Machine*. Springer-Verlag.

Fujita, M. (1982) Adaptive filter model of the cerebellum. *Biological Cybernetics* 45:195–206.

Gilmer, J. I., & Person, A. L. (2018). Theoretically Sparse, Empirically Dense: New Views on Cerebellar Granule Cells. *Trends in Neurosciences*, 41(12), 874–877.

Goldman, M. S. (2009) Memory without feedback in a neural network. *Neuron* 61:621–634.

Herculano-Houzel, S. (2009) The human brain in numbers: a linearly scaled-up primate brain. *Frontiers in Human Neuroscience* 3:31.

Herculano-Houzel, S., Avelino-de-Souza, K., Neves, K., Porfirio, J., Messeder, D., Mattos Feijo, L., Maldonado, J., Manger, P. R. (2014) The elephant brain in numbers. *Frontiers in Neuroanatomy* 8:46.

Hertz, J. A. (2018) *Introduction to the theory of neural computation*. CRC Press. (旧版の邦訳)：呉 勇（ほか訳）（1994）『ニューラルコンピュータ──統計物理学からのアプローチ』，トッパン．

Ito, M., Kano, M. (1982) Long-lasting depression of parallel fiber-Purkinje cell transmission induced by conjunctive stimulation of parallel fibers and climbing fibers in the cerebellar cortex. *Neuroscience Letters* 33:253–258.

Ito, M. (1984) *The Cerebellum and Neural Control*. New York: Raven Press.

Jaeger, H., & Haas, H. (2004). Harnessing nonlinearity: Predicting chaotic systems and saving energy in wireless communication. *Science*, 304(5667), 78–80.

Jörntell, H., Ekerot, C. F. (2002) Reciprocal bidirectional plasticity of parallel fiber receptive fields in cerebellar Purkinje cells and their afferent interneurons. *Neuron* 34:797–806.

Kitazawa, S., Kimura, T., Yin, P. B. (1998) Cerebellar complex spikes encode both destinations and errors in arm movements. *Nature* 392:494–497.

Koopman, B. O. (1931) Hamiltonian systems and transformation in Hilbert space. *Proceedings of the National Academy of Sciences* 17:315–318.

Maass, W., Natschläger, T., & Markram, H. (2002). Real-time computing without stable states: A new framework for neural computation based on perturbations. *Neural Computation*, 14(11), 2531–2560.

Marr, D. (1969) A theory of cerebellar cortex. *The Journal of Physiology* 202:437–470.

More, H. L., & Donelan, J. M. (2018). Scaling of sensorimotor delays in terrestrial mammals. *Proceedings of the Royal Society B: Biological Sciences*, 285(1885), 20180613.

McCulloch, W. S., Pitts, W. (1943) A logical calculus of the ideas immanent in nervous activity. *The Bulletin of Mathematical Biophysics* 5:115–133.

Miall, R. C., Christensen, L. O., Cain, O., Stanley, J. (2007) Disruption of state estimation in the human lateral cerebellum. *PLoS Biology* 5:e316.

Palkovits, M., Magyar, P., & Szentágothai, J. (1971). Quantitative histological analysis of the cerebellar cortex in the cat: II. Cell numbers and densities in the granular layer. *Brain research*, 32(1), 15–30.

Palkovits, M., Magyar, P., & Szentágothai, J. (1971). Quantitative histological analysis of the cerebellar cortex in the cat. III. Structural organization of the molecular layer. *Brain Research*, 34(1), 1–18.

Palkovits, M., Magyar, P., & Szentágothai, J. (1972). Quantitative histological analysis of the cerebellar cortex in the cat. IV. Mossy fiber-Purkinje cell numerical transfer. *Brain research*, 45(1), 15–29.

Palkovits, M., Mezey, É., Hamori, J., & Szentagothai, J. (1977). Quantitative histological analysis of the cerebellar nuclei in the cat. I. Numerical data on cells and on synapses. *Experimental Brain Research*, 28(1–2), 189–209.

Pasalar, S., Roitman, A. V., Durfee, W. K., Ebner, T. J. (2006) Force field effects on cerebellar Purkinje cell discharge with implications for internal models. *Nature Neuroscience* 9:1404–1411.

Rigotti, M., Barak, O., Warden, M. R., Wang, X. J., Daw, N. D., Miller, E. K., Fusi, S. (2013) The importance of mixed selectivity in complex cognitive tasks. *Nature* 497:585–590.

Rilling, J. K., Insel, T. R. (1998) Evolution of the cerebellum in primates: differences in relative volume among monkeys, apes and humans. *Brain, Behavior and Evolution* 52:308–314.

Rosenblatt, F. (1958) The perceptron: a probabilistic model for information storage and organization in the brain. *Psychological Review* 65:386.

Shidara, M., Kawano, K., Gomi, H., Kawato, M. (1993) Inverse-dynamics model eye movement control by Purkinje cells in the cerebellum. *Nature* 365:50–52.

Tanaka, H., Ishikawa, T., & Kakei, S. (2019). Neural Evidence of the Cerebellum as a State Predictor. *The Cerebellum*, 1–23.

Yamamoto, K., Kawato, M., Kotosaka, S., Kitazawa, S. (2007) Encoding of movement dynamics by Purkinje cell simple spike activity during fast arm movements under resistive and assistive force fields. *Journal of Neurophysiology* 97:1588–1599.

Yamazaki, T., Tanaka, S. (2007) The cerebellum as a liquid state machine. *Neural Networks* 20:290–297.

Werbos, P. J. (1990). Backpropagation through time: what it does and how to do it. *Proceedings of the IEEE*, 78(10), 1550–1560.

小川鼎三（1950）「脳の解剖學（第5講）─小脳」．脳と神経，2巻5号，291–297．

筧慎治，石川享宏（2014）「小脳の神経回路」．理学療法ジャーナル，48(12), 1135–1143．

三苫博（2009）「小脳症候の病態生理」．臨床神経学，49:401–406．

コラム 11 ：**脳機能イメージング**

　　脳活動として測定可能な信号は，神経細胞が引き起こす電気変動（活動電位・膜電位・シナプス電位）を一次信号，神経活動に伴う代謝活動（酸素代謝・糖代謝）を二次信号，そして代謝活動に伴う血流の変化を三次信号と，定義して整理することができる（宮内，2013）．どの研究手段がどのレベルの信号を計測しているか，そしてそれらがどのような関係にあるか正しく理解し，可能性と限界を知ることは重要である．これらの信号のうち最終的に知りたいのは一次信号の神経活動であるが，二次信号と三次信号は一次信号と関係があることが知られている．特に，一次信号と三次信号の相関は神経血管結合（neurovascular coupling）として知られており，血流の変化を調べることで神経活動を推定することができる．非侵襲（脳に非可逆的なダメージを与えない）方法でヒト脳活動を計測する方法として，脳波（electroencephalography, EEG），脳磁図（magnetoencephalography, MEG），機能的磁気共鳴イメージング（functional magnetic resonance imaging, fMRI），近赤外分光スペクトロスコピー（near infrared spectroscopy, NIRS）などがよく使われる．

　脳機能イメージングはドイツのベルガー（Hans Berger, 1873-1941）が 1929 年に行ったヒト脳波の報告に始まる（原論文第一報の日本語訳として山口佳良（1981））．すでにイギリスのケイトン（Richard Caton），オーストリアのフォン・マルクソウ（Ernst von Marxow），そしてポーランドのシブルスキ（Napoleon Cybulski）らにより，動物実験では脳波（EEG）が存在することは知られていた．ベルガーは，脳腫瘍の除去のため頭蓋骨が一部欠損した患者に対して，皮下に挿入した電極で脳波計測を行った．その脳波には 90 ミリ秒の周期をもつ第一級の波と 35 ミリ秒の周期をもつ第二級の波が含まれることを報告し，それぞれアルファ波とベータ波と名付けた．興味深いのは，ベルガーの第一報で「恒常的に存在する電流」と「末梢刺激によるそれらの変化」を区別することの重要性をすでに述べていることである．現代的な用語では「自発活動電位」と「感覚誘発電位」であり，すでにこの時点でこれらの区別を意識していることに驚かされる．また，脳波が全身性活動から由来するものではないことを示すために，イヌの心臓を一時的に止めても脳波が出続けることを確認している．

　第二報では，骨欠損のない被験者からの脳波計測を示すため，自身の息子を被験者にして頭皮脳波を報告している．ベルガーの報告は当初疑いの目で見られたらしいが，イギリスのエイドリアンとマシューズが追試成功の報告を行うに至って，ヒト脳波の発見は認められるところとなった（Adrian & Matthews, 1934）．ちなみに，最初の日本人脳波研究者は当時エイドリアンの研究室に留学していた山極一三であり，アルファ波が脳全体から生じると主張したベルガーに対し，山極とエイドリアンはアルファ波は後頭葉から生じるという論文を 1935 年に発表している（Adrian & Yamagiwa, 1935）．

　脳波発生のメカニズムは，大脳皮質錐体細胞のシナプス後電位の集団的同期活動だと考えられている．ヒト脳波信号は頭皮上でマイクロボルトの大きさであり，この大きさの脳波信号が頭皮上で生じるためには，6 cm^2 ほどの局在した部位に 10^8 個の同期シナプス活動が必要と概算されている．そのため，単一細胞記録とは比べものとならない低い空間解像度ではあるが，非侵襲的に脳活動が測れることから，癲癇や睡眠障害の臨床診断や心理学の分野で主に使われている．また，非侵襲性と携帯性から，最近では工学の分野でブレイン・コンピュータ・インターフェイスの信号源としても応用の場を広げている．

　脳機能イメージングでもう一つ重要なモダリティは，機能的磁気共鳴イメージング（fMRI）である．神経活動（一次信号）に伴う血中酸素濃度の変化（三次信号）を計測することで脳活動を推定する方法である．神経活動が起きた脳部位に酸素を供給するためにその周囲の毛細血管の局所血流量が増大し，その結果脱酸素化ヘモグロビンが灌流されて濃度が減少する．脱酸素化ヘモグロビンが常磁性であるため，脱酸素化ヘモグロビンを含む組織の近傍では磁場の均一度が低下し，水素原子の横磁化成分の緩和時間が減少する．したがって，水素原子の緩和時間の変化を調べることで，脱酸素化ヘモグロビンの濃度を推定できる．fMRI で計測できる信号は，血液酸素化依存性信号（blood oxygen-level dependent（BOLD）signal）と呼ばれる．脳の各部位の緩和時間を計測することで，脱酸素化ヘモグロビンの濃度変化を推定し，さらにその濃度変化の原因となった神経活動を推定する．上記の機構でヒト脳活動を非侵襲に推定できるというのは驚くべきことである．fMRI は空間解像度に優れることや，脳の深部位も浅部位と同様に計測できることと

いった利点がある．一方，血流の酸素濃度変化を見るため時間解像度が数秒程度と遅いことや，計測機器自体が大きく備え付けのため体動のアーティファクトに弱いことといった問題点もある．BOLD 信号の原理は 1992 年に二つのグループから発表され，瞬く間に脳機能イメージングの標準的方法として確立した．フリストン（Karl Friston）らによる標準的 fMRI 解析法の開発と普及も fMRI 研究を大いに加速した．上記に述べたように，脳波と fMRI は脳活動を異なる側面から計測しており，補完的な役割を果たす．

Adrian, E. D., & Matthews, B. H. (1934). The Berger rhythm: potential changes from the occipital lobes in man. *Brain*, 57(4), 355–385.

Adrian, E. D., & Yamagiwa, K. (1935). The origin of the Berger rhythm. *Brain*, 58(3), 323–351.

宮内哲（2018）「Hans Berger の夢—How did EEG become the EEG?—補遺」．臨床神経生理学，46(4)，153–165.

山口成良．(1981). Hans Berger 著「ヒトの脳波について」(*Arch. Psychiat. Nervenkr.*, 87; 527–570, 1929)-1．精神医学，23(8)，p829–838.

コラム 12 : 認知神経科学—神経活動から心を測る—

　　先に述べたように，1950 年代から 60 年代にかけてヒューベルとウィーゼルは第一次視覚野の神経活動が線分の方位に選択性をもつこと（コラム 6）を，1960 年代にエヴァーツは第一次運動野の神経活動が筋活動と相関していること（コラム 7）をそれぞれ報告した．これらの研究では神経活動と外界の物理量（視覚刺激や運動出力など）の間の関係を明らかにしたわけである．しかし，動物，特に霊長類では，複雑でダイナミックな環境に対応するために，注意・作業記憶・意思決定などといった認知機能が発達している．このような脳機能は直接外界の物理量と対応しないが，うまく動物を訓練して課題を行わせることで，認知機能と相関する神経活動が調べられる．このように神経活動の観点から認知機能のメカニズムを研究する分野を認知神経科学（cognitive neuroscience）と言う．

　　代表的な研究を三つ紹介しよう．一つ目は，眼球運動を制御する中脳蓋の上丘（superior colliculus）における神経活動と注意の関係である．ゴールドバーグとウルツは，物理的には同じ視覚刺激でも，サルがその視覚刺激に注意を向けているときと向けていないときで神経活動が異なることを報告した（Goldberg & Wurtz, 1972）．上丘の神経細胞は視覚刺激と眼球運動に反応性をもつ．一つの神経細胞の受容野に視覚刺激を呈示し，ある試行ではその刺激を受動的に見せ，また他の試行ではその刺激に眼球運動を行わせる課題をさせた．すると，視覚刺激に対して眼球運動を行う試行では，受動的に見せた試行と比較して，神経活動が増加していることが発見された．どちらの試行でも呈示した刺激はまったく同じなので，神経活動の増加は眼球運動の準備に伴う注意であると考えられる．

　　二つ目は前頭葉の神経活動と作業記憶の関係である．ファスターは，一瞬だけ提示された直後に覆いで隠されるエサの場所を覚えさせる作業記憶課題をサルに行わせた（Fuster

& Alexander, 1971). その際, エサの場所が見えない遅延期間中の前頭葉と視床の神経活動を記録し, その間でもあたかも見えないエサが見えているかのように, 神経活動が増加したままであることを報告し, 作業記憶に関するものと考えた. 遅延期間中の持続的な神経活動は, ほぼ同時期に久保田と二木によっても報告されている (Kubota & Niki, 1971).

三つ目は知覚的意思決定と MT 野の神経活動の関係である. ニューサムらは, サルにランダムドット運動刺激を見せて, 運動方向を二者択一で決めさせる知覚的意思決定課題を訓練した (Newsome et al., 1989). ランダムドット刺激では, 同一方向に動くドットの割合を系統的に変化させることで, 課題の難易度を連続的に調整できる. この実験により, 彼らはサルの行動から得られた心理測定関数 (psychometric function) と, MT 野神経活動から信号検出理論を用いて計算した神経測定関数 (neurometric function) が一致することを報告した. これは, サルの知覚的意思決定は MT 野の神経活動をもとに計算されていることを示唆する.

ここで紹介した研究などにより, 神経活動から注意・作業記憶・意思決定といった高次脳機能を調べる方法が確立されたのである.

Fuster, J. M., & Alexander, G. E. (1971). Neuron activity related to short-term memory. *Science*, 173(3997), 652–654.

Goldberg, M. E., & Wurtz, R. H. (1972). Activity of superior colliculus in behaving monkey. II. Effect of attention on neuronal responses. *Journal of Neurophysiology*, 35(4), 560–574. doi:10.1152/jn.1972.35.4.560

Kubota, K., & Niki, H. (1971). Prefrontal cortical unit activity and delayed alternation performance in monkeys. *Journal of Neurophysiology*, 34(3), 337–347. doi:10.1152/jn.1971.34.3.337

Newsome, W. T., Britten, K. H., & Movshon, J. A. (1989). Neuronal correlates of a perceptual decision. *Nature*, 341(6237), 52–54. doi:10.1038/341052a0

付録

記号法は，ちょうど顕微鏡や望遠鏡が肉眼の制限を取り除いて視力を拡張させるように，形象的思考の制限を取り去るものだ.
——ゴットフリード・W・ライプニッツ[†]

Appendix A　変分法入門

ここでは汎関数の極値を求める方法として，**変分法**（calculus of variation）について簡単にまとめる. ある関数からある数への写像を**汎関数**（functional）と呼ぶ. 具体的には，手先の軌道 $x(t)(t_0 \leq t \leq t_1)$ に対応する数を $f[x(t)]$ と書き，f を x の汎関数と呼ぶ. 関数の微分に対応するものが汎関数の変分である. ある関数の極値を求めるにはその微分が 0 になる変数の値を求めればよいのと同様に，ある汎関数の極値を求めるには変分が 0 になる関数を求めればよい. ある時間の関数 $q(t)$ とその導関数 $\dot{q}(t)$ を引数とする関数 $\mathcal{L}[q(t),\ \dot{q}(t)]$ を時刻 $t_0 \leq t \leq t_1$ で積分したものは，

$$S[q,\ \dot{q}] = \int_{t_0}^{t_1} \mathcal{L}[q(t),\ \dot{q}(t)]\mathrm{d}t \tag{A.1}$$

という汎関数であり，特に**作用**（action）と呼ばれる. 作用を最小化する関数 q と $\dot{q}$ に関する必要条件を導出しよう. いま関数 q と $\dot{q}$ が与えられているとして，これらの関数に微小変化 $\delta q(t)$ と $\delta \dot{q}(t)$ を加えることを考えよう. この微小変化は変分と呼ばれる. このとき作用の微小変化は

$$\begin{aligned}
\delta S[q,\ \dot{q}] &= S[q + \delta q,\ \dot{q} + \delta \dot{q}] - S[q,\ \dot{q}] \\
&= \int_{t_0}^{t_1} \mathrm{d}t (\mathcal{L}[q(t) + \delta q(t),\ \dot{q}(t) + \delta \dot{q}(t)] - \mathcal{L}[q(t),\ \dot{q}(t)]) \\
&= \int_{t_0}^{t_1} \mathrm{d}t \left(\frac{\partial \mathcal{L}}{\partial q(t)} \delta q(t) + \frac{\partial \mathcal{L}}{\partial \dot{q}(t)} \delta \dot{q}(t) \right) \\
&= \left[\frac{\partial \mathcal{L}}{\partial \dot{q}(t)} \delta q(t) \right]_{t_0}^{t_1} + \int_{t_0}^{t_1} \mathrm{d}t \left\{ \frac{\partial \mathcal{L}}{\partial q(t)} \delta q(t) - \frac{\mathrm{d}}{\mathrm{d}t} \left(\frac{\partial \mathcal{L}}{\partial \dot{q}(t)} \right) \delta q(t) \right\}
\end{aligned} \tag{A.2}$$

と計算できる. 任意の変分 δq に対して変化が 0 になる条件は，被積分関数の括弧のなかが 0 になることであるから，$t_0 \leq t \leq t_1$ に対して

$$\frac{\partial \mathcal{L}}{\partial q(t)} - \frac{\mathrm{d}}{\mathrm{d}t} \left(\frac{\partial \mathcal{L}}{\partial \dot{q}(t)} \right) = 0 \tag{A.3}$$

[†]　永井博（1966）「ライプニッツの生涯と業績 250 年忌によせて」. 数学セミナー 1966 年 11 月号，12–18 より引用.

が得られる。この方程式は作用が極小値をとるための必要条件であり、**オイラー−ラグランジュ方程式**（Euler-Lagrange equation）と呼ばれる。また端点に対しては式 (A.2) の第一項から，

$$
\frac{\partial \mathcal{L}}{\partial \dot{q}} \delta q \bigg|_{t=t_0} = \frac{\partial \mathcal{L}}{\partial \dot{q}} \delta q \bigg|_{t=t_1} = 0 \tag{A.4}
$$

が要請される。特に端点を固定する場合は $\delta q(t_0) = \delta q(t_1) = 0$ なので，端点条件は満たされている。与えられた初期条件 $q(t_0) = q_0$, $\dot{q}(t_0) = \dot{q}_0$ に対して，オイラー−ラグランジュ方程式を解くことで，最適な関数 $q(t)$ を求めることができる。上記の導出から明らかなように，オイラー−ラグランジュ方程式は最適性の必要条件である。

Appendix B　拘束条件のある場合の最適化問題

B.1　等式拘束条件とラグランジュ未定乗数法

$\mathbf{x} \in \mathbb{R}^n$ を引数とする関数 $f(\mathbf{x})$ が極値をとるための条件は，偏微分が 0，すなわち $\dfrac{\partial f(\mathbf{x})}{\partial \mathbf{x}} = \mathbf{0}$ であった。この問題では変数 $\mathbf{x}$ を自由に変化させることができるので，拘束条件なしの最適化問題と呼ばれる。ここでは，ある拘束条件 $g(\mathbf{x}) = 0$ のもとで評価関数 $f(\mathbf{x})$ を最小化する問題，すなわち

$$
\text{minimize} f(\mathbf{x}) \text{ such that } g(\mathbf{x}) = 0 \tag{A.5}
$$

という問題を考える。一つのやり方としては，まず拘束条件を解き $\mathbf{x}$ の自由度を一つ落とした後，$n-1$ 次元の自由度のもとで $f(\mathbf{x})$ を最小化する方法が考えられる。しかし，一般には $g(\mathbf{x}) = 0$ の解を求めてから $f(\mathbf{x})$ の最小化問題を解くのは難しい。

　もう一つのやり方として，$\mathbf{x}$ の自由度を保ったまま，拘束条件を課す新たな変数を導入する**ラグランジュ未定乗数法**（Lagrange multiplier method）がある。拘束条件に未定乗数 λ を掛けたものともともとの評価関数の和

$$
J(\mathbf{x},\, \lambda) = f(\mathbf{x}) + \lambda g(\mathbf{x}) \tag{A.6}
$$

を考えよう。この関数は**ラグランジュ関数**（Lagrange function），そして λ は**ラグランジュ未定乗数**（Lagrange multiplier）と呼ばれる変数である。変数 $\mathbf{x}$ と未定乗数 λ に関するラグランジュ関数の偏微分を 0 とおくことで，拘束条件付きの最小化問題に関する必要条件が以下のように得られる。

$$
\begin{aligned}
0 &= \frac{\partial J(\mathbf{x},\, \lambda)}{\partial \mathbf{x}} = \frac{\partial f(\mathbf{x})}{\partial \mathbf{x}} + \lambda \frac{\partial g(\mathbf{x})}{\partial \mathbf{x}} \\
0 &= \frac{\partial J(\mathbf{x},\, \lambda)}{\partial \lambda} = g(\mathbf{x})
\end{aligned} \tag{A.7}
$$

ラグランジュ未定乗数の偏微分から，拘束条件が要請される。n 次元の変数 $\mathbf{x}$ と 1 次元の変数 λ で $n+1$ 次元の自由度に対して，式 (A.7) には $n+1$ 個の条件があるので，解ける問題である。また，式 (A.7) は最適解の必要条件であることに注意しよう。

条件 (A.7) の第一式の幾何学的な解釈を考えよう（図 A.1）．まず拘束条件から，解は $g(\mathbf{x}) = 0$ の超平面内に拘束される．たとえば，いま点 A にいたとすると，評価関数 $f(\mathbf{x})$ の勾配は拘束条件 $g(\mathbf{x})$ の勾配に平行な方向と垂直な方向に分解することができて

$$-\nabla f = (-\nabla f)_{\parallel} + (-\nabla f)_{\perp} = \left(-\nabla f - \frac{-\nabla f \cdot \nabla g}{\|\nabla g\|^2}\nabla g\right) + \frac{-\nabla f \cdot \nabla g}{\|\nabla g\|^2}\nabla g \tag{A.8}$$

と与えられる．拘束平面の超平面に沿う方向，すなわち $(-\nabla f)_{\parallel}$ の方向には動くことができて，評価関数を減らすことができる．点 B でも同様である．このようにして点を動かしていくと，$-\nabla f$ と $-\nabla g$ が平行になる点 C が現れる．この点では，$(-\nabla f)_{\parallel} = 0$ となるため，拘束平面内で動いて $f(\mathbf{x})$ の値を減らすことができない．したがって，$g(\mathbf{x}) = 0$ の拘束平面中で関数 $f(\mathbf{x})$ が極小値をとるためには，$-\nabla f$ と $-\nabla g$ が平行，すなわち $\nabla f + \lambda \nabla g = 0$ が成立すればよい．これは，ラグランジュ未定乗数法の条件 (A.7) の第一式と同じである．

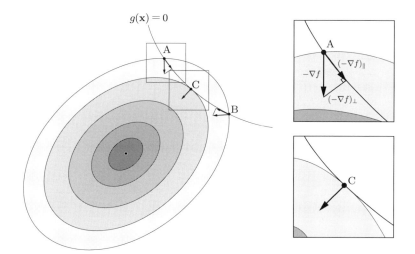

図 A.1　ラグランジュ未定乗数法の幾何学的解釈．（左）各楕円は最適化すべき関数 $f(\mathbf{x})$ の値の等高線を示している．拘束条件がない場合，関数 $f(\mathbf{x})$ の最小値を与えるのは図中央の黒点であるが，ここでは拘束条件 $g(\mathbf{x}) = 0$ が課される．（右）点 A では $-(\nabla f)_{\parallel}$ に沿う方向が関数の値を減少させる方向である．一方，点 C では $(\nabla f)_{\parallel} = \mathbf{0}$ であるから，どちらの方向に動いても関数の値が増加してしまう．つまり，点 C は関数の極小値を与える点である．

上記では拘束条件が一つ課されている場合を考えたが，複数の拘束条件 $g_i(\mathbf{x}) = 0\ (i = 1, \cdots, m)$ がある場合に拡張するのは簡単である．m 次元のラグランジュ未定乗数のベクトル $\boldsymbol{\lambda} = (\lambda_1\ \cdots\ \lambda_m)^\top$ を導入して，ラグランジュ関数

$$J(\mathbf{x}, \boldsymbol{\lambda}) = f(\mathbf{x}) + \sum_{i=1}^{m} \lambda_i g_i(\mathbf{x}) = f(\mathbf{x}) + \boldsymbol{\lambda}^\top \mathbf{g}(\mathbf{x}) \tag{A.9}$$

を導入する．ここで $\mathbf{g}(\mathbf{x}) = (g_1(\mathbf{x}) \ \cdots \ g_m(\mathbf{x}))^\top$ である．式 (A.7) を導いたときと同様に，ラグランジュ関数を $\mathbf{x}$ と $\boldsymbol{\lambda}$ で偏微分した式

$$
\begin{aligned}
0 &= \frac{\partial J(\mathbf{x},\, \boldsymbol{\lambda})}{\partial \mathbf{x}} = \frac{\partial f(\mathbf{x})}{\partial \mathbf{x}} + \boldsymbol{\lambda}^\top \frac{\partial \mathbf{g}(\mathbf{x})}{\partial \mathbf{x}} \\
0 &= \frac{\partial J(\mathbf{x},\, \boldsymbol{\lambda})}{\partial \boldsymbol{\lambda}} = \mathbf{g}(\mathbf{x})
\end{aligned}
\tag{A.10}
$$

を解けばよい．拘束条件が一つの場合と同様に，複数の拘束条件がある場合の最適性が条件 (A.10) になることは，幾何学的にも明らかだろう．

B.2 不等式制約条件とカルーシュ–クーン–タッカー条件

ラグランジュ未定乗数法では等式拘束条件 $g(\mathbf{x}) = 0$ を考えてきた．ここでは，不等式拘束条件 $g(\mathbf{x}) \le 0$ が課された場合の関数 $f(\mathbf{x})$ の最適化問題，すなわち

$$
\text{minimize} \, f(\mathbf{x}) \ \text{such that} \ g(\mathbf{x}) \le 0
\tag{A.11}
$$

を考える．不等式拘束条件のもとでの最適化問題の必要条件として，カルーシュ–クーン–タッカー条件を導いてみよう．まずラグランジュ未定乗数法のときと同様に，ラグランジュ関数

$$
J(\mathbf{x},\, \lambda) = f(\mathbf{x}) + \lambda g(\mathbf{x})
\tag{A.12}
$$

を導入する．この問題を二つの場合 ($g(\mathbf{x}) < 0$ もしくは $g(\mathbf{x}) = 0$) に分けて考えよう．まず，$f(\mathbf{x})$ の極小値を与える $\mathbf{x}$ が拘束条件 $g(\mathbf{x}) \le 0$ を満たす領域の内部にある場合 (図 A.2A)，つまり $g(\mathbf{x}) < 0$ の場合には，極小解の必要条件は $f(\mathbf{x})$ の導関数が 0 になることである．したがって，この場合の極小値の条件は

$$
0 = \frac{\partial f(\mathbf{x})}{\partial \mathbf{x}}, \quad g(\mathbf{x}) < 0, \quad \lambda = 0
\tag{A.13}
$$

となる．一方，$f(\mathbf{x})$ の最小値を与える $\mathbf{x}$ が拘束条件 $g(\mathbf{x}) \le 0$ を満たす領域の外にある場合 (図 A.2B)，最適解は境界 $g(\mathbf{x}) = 0$ のどこかにあるはずである．この場合，解くべき問題は等式拘束条件 $g(\mathbf{x}) = 0$ のもとでの $f(\mathbf{x})$ の極小化となり，先ほどのラグランジュ未定乗数法の問題に帰着される．したがって，この場合の極小値の条件は

$$
0 = \frac{\partial f(\mathbf{x})}{\partial \mathbf{x}} + \lambda \frac{\partial g(\mathbf{x})}{\partial \mathbf{x}}, \quad g(\mathbf{x}) = 0, \quad \lambda > 0
\tag{A.14}
$$

となる．ここで $\lambda > 0$ の条件は $\dfrac{\partial f(\mathbf{x})}{\partial \mathbf{x}}$ と $\dfrac{\partial g(\mathbf{x})}{\partial \mathbf{x}}$ が逆方向を向いているという幾何学的な要請から出る．二つの場合で，λ もしくは $g(\mathbf{x})$ が 0 でなくてはならないから，必要条件 (A.13) と (A.14) をまとめると

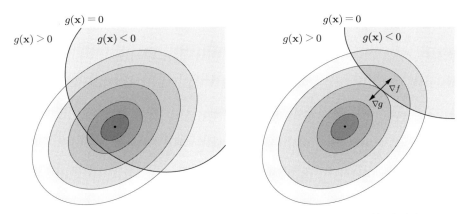

図 A.2 KKT 条件の幾何学的解釈．(A) $f(\mathbf{x})$ の最小値を与える $\mathbf{x}$（図中央の黒点）が $g(\mathbf{x}) < 0$ に含まれる場合，極小解の必要条件は $\dfrac{\partial f(\mathbf{x})}{\partial \mathbf{x}} = 0$ である．(B) $f(\mathbf{x})$ の最小値を与える $\mathbf{x}$ が $g(\mathbf{x}) < 0$ に含まない場合，極小解は等式拘束条件 $g(\mathbf{x}) = 0$ 上にあり，極小解の必要条件は $\dfrac{\partial f(\mathbf{x})}{\partial \mathbf{x}} + \lambda \dfrac{\partial g(\mathbf{x})}{\partial \mathbf{x}} = 0$ となる．

$$\begin{aligned}
0 &= \frac{\partial J(\mathbf{x}, \mu)}{\partial \mathbf{x}} = \frac{\partial f(\mathbf{x})}{\partial \mathbf{x}} + \lambda \frac{\partial g(\mathbf{x})}{\partial \mathbf{x}} \\
0 &= \lambda g(\mathbf{x}) \\
\lambda &\geq 0, \quad g(\mathbf{x}) \leq 0
\end{aligned} \tag{A.15}$$

となる．この条件は提案者の名前から**カルーシュ–クーン–タッカー**（Karush-Kuhn-Tucker, KKT）**条件**と呼ばれる．

一般に m 個の等式条件 $g_i(\mathbf{x}) = 0$ ($i = 1, \cdots, m$) と p 個の不等式拘束条件 $h_j(\mathbf{x}) \leq 0$ ($j = 1, \cdots, p$) がある場合，対応するラグランジュ未定乗数 λ_i ($i = 1, \cdots, m$) と μ_j ($j = 1, \cdots, p$) として，最適解の必要条件は

$$\begin{aligned}
0 &= \frac{\partial f(\mathbf{x})}{\partial \mathbf{x}} + \sum_{i=1}^{m} \lambda_i \frac{\partial g_i(\mathbf{x})}{\partial \mathbf{x}} + \sum_{j=1}^{p} \mu_j \frac{\partial h_j(\mathbf{x})}{\partial \mathbf{x}} \\
g_i(\mathbf{x}) &= 0 \quad (i = 1, \cdots, m) \\
\mu_j h_j(\mathbf{x}) &= 0, \quad \mu_j \geq 0, \quad h_j(\mathbf{x}) \leq 0 \quad (j = 1, \cdots, p)
\end{aligned} \tag{A.16}$$

となる．

Appendix C 力学的拘束条件のある場合の最適化：ポントリャーギンの最小原理

いままで見てきたラグランジュ未定乗数法や KKT 条件は，静的な変数に関する制約条件付き最

適化問題を解く方法であった．制御問題では，運動方程式に従う時間変化する系の最適化問題を考える必要がある．ここでは動的制約条件，すなわち運動方程式により可能な運動に制約を受ける系の最適化問題を考えよう．ポントリャーギンの最小原理（Pontryagin's minimum principle）[†] は，ラグランジュ未定乗数法を動的制約条件に拡張したもの，つまり運動方程式を満たしながら評価関数を最小化する方法である．状態変数を $\mathbf{q}(t) \in \mathbb{R}^n$，制御変数を $\mathbf{u}(t) \in \mathbb{R}^m$ と書くこととし，運動方程式は

$$\dot{\mathbf{q}} = \mathbf{f}(\mathbf{q},\ \mathbf{u}) \tag{A.17}$$

で与えられるとする．この運動方程式を満たしつつ以下の評価関数

$$J[\mathbf{u}] = \Psi(\mathbf{q}_{\mathrm{f}}) + \int_0^{t_{\mathrm{f}}} g(\mathbf{q},\ \mathbf{u})\mathrm{d}t \tag{A.18}$$

を最小化する問題を考えよう．第一項は終端における評価関数，第二項は運動中に関する評価関数である．運動方程式はすべての時刻で満たされていないといけないので，ラグランジュ未定乗数も各時刻で導入する必要がある．動的なラグランジュ未定乗数 $\mathbf{p} = \mathbf{p}(t) \in \mathbb{R}^n$ を導入して

$$
\begin{aligned}
\tilde{J}[\mathbf{q},\ \mathbf{u},\ \mathbf{p}] &= \Psi(\mathbf{q}_{\mathrm{f}}) + \int_0^{t_{\mathrm{f}}} g(\mathbf{q},\ \mathbf{u})\mathrm{d}t - \int_0^{t_{\mathrm{f}}} \mathbf{p}^{\top}(\dot{\mathbf{q}} - \mathbf{f}(\mathbf{q},\ \mathbf{u}))\mathrm{d}t \\
&= \Psi(\mathbf{q}_{\mathrm{f}}) + \int_0^{t_{\mathrm{f}}} (g(\mathbf{q},\ \mathbf{u}) + \mathbf{p}^{\top}\mathbf{f}(\mathbf{x},\ \mathbf{u}) - \mathbf{p}^{\top}\dot{\mathbf{q}})\mathrm{d}t \\
&= \Psi(\mathbf{q}_{\mathrm{f}}) + \int_0^{t_{\mathrm{f}}} (\mathcal{H}(\mathbf{q},\ \mathbf{u},\ \mathbf{p}) - \mathbf{p}^{\top}\dot{\mathbf{q}})\mathrm{d}t
\end{aligned} \tag{A.19}
$$

と制約条件を含んだラグランジュ関数を導入する．ここで変数 $\mathbf{p}$ は共状態変数（costate variable）や随伴変数（adjunct variable）と呼ばれる．評価関数 (A.19) において，ハミルトニアン関数（Hamiltonian）

$$\mathcal{H}(\mathbf{q},\ \mathbf{u},\ \mathbf{p}) \equiv g(\mathbf{q},\ \mathbf{u}) + \mathbf{p}^{\top}\mathbf{f}(\mathbf{q},\ \mathbf{u}) \tag{A.20}$$

を導入した[‡]．極値条件を求めるため変分 $(\delta\mathbf{q},\ \delta\mathbf{u},\ \delta\mathbf{p})$ を考えると

$$
\begin{aligned}
&\delta\tilde{J}[\mathbf{q},\ \mathbf{u},\ \mathbf{p}] \\
&= \tilde{J}[\mathbf{q}+\delta\mathbf{q},\ \mathbf{u}+\delta\mathbf{u},\ \mathbf{p}+\delta\mathbf{p}] - \tilde{J}[\mathbf{q},\ \mathbf{u},\ \mathbf{p}] \\
&= \Psi(\mathbf{q}_{\mathrm{f}}+\delta\mathbf{q}_{\mathrm{f}}) - \Psi(\mathbf{q}_{\mathrm{f}}) \\
&\quad + \int_0^{t_{\mathrm{f}}} \{\mathcal{H}(\mathbf{q}+\delta\mathbf{q},\ \mathbf{u}+\delta\mathbf{u},\ \mathbf{p}+\delta\mathbf{p}) - \mathcal{H}(\mathbf{q},\ \mathbf{u},\ \mathbf{p}) - (\mathbf{p}+\delta\mathbf{p})^{\top}(\dot{\mathbf{q}}+\delta\dot{\mathbf{q}}) + \mathbf{p}^{\top}\dot{\mathbf{q}}\}\mathrm{d}t
\end{aligned}
$$

[†] ポントリャーギンの最大原理（Pontryagin's maximum principle）とも呼ばれるが，それは評価関数を最大化する場合である．評価関数の符号を変えれば最小化問題になるので，ここでは評価関数を最小化する慣習を採用し，最小原理の呼称で統一する．

[‡] 物理の力学の定義とは符号が異なるが，制御理論ではこのように定義するのが一般的のようであるので，制御理論の慣習に従うことにする．

$$
= \left(\frac{\partial \Psi}{\partial \mathbf{q}} - \mathbf{p} \right)^{\top} \delta \mathbf{q} \bigg|_{t=t_{\mathrm{f}}} + \int_0^{t_{\mathrm{f}}} \left\{ \left(\frac{\partial \mathcal{H}}{\partial \mathbf{q}} + \dot{\mathbf{p}} \right)^{\top} \delta \mathbf{q} + \left(\frac{\partial \mathcal{H}}{\partial \mathbf{p}} - \dot{\mathbf{q}} \right)^{\top} \delta \mathbf{p} + \left(\frac{\partial \mathcal{H}}{\partial \mathbf{u}} \right)^{\top} \delta \mathbf{u} \right\} \mathrm{d}t
$$

$$(A.21)$$

となる. 任意の変分 $\delta \mathbf{p}$, $\delta \mathbf{q}$, $\delta \mathbf{u}$ に対しての積分の停留条件から

$$
\begin{aligned}
\dot{\mathbf{q}} &= \frac{\partial \mathcal{H}}{\partial \mathbf{p}} = \mathbf{f}(\mathbf{q}, \ \mathbf{u}) \\
\dot{\mathbf{p}} &= -\frac{\partial \mathcal{H}}{\partial \mathbf{q}} = -\frac{\partial g}{\partial \mathbf{q}} - \left(\frac{\partial \mathbf{f}}{\partial \mathbf{q}} \right)^{\top} \mathbf{p} \\
0 &= \frac{\partial \mathcal{H}}{\partial \mathbf{u}}
\end{aligned}
$$

$$(A.22)$$

という条件が得られる. この方程式は極小解が満たすべき必要条件である. また式 (A.21) の第一項において, 終端での停留条件から,

$$
\mathbf{p}(t_{\mathrm{f}}) = \frac{\partial \Psi}{\partial \mathbf{q}} \bigg|_{t_{\mathrm{f}}}
$$

$$(A.23)$$

が導かれる.

　ここで $\mathbf{q}(t)$ に関しては初期条件 $\mathbf{q}(0)$ から時間前向きに, $\mathbf{p}(t)$ に関しては終端条件 $\mathbf{p}(t_{\mathrm{f}})$ から時間に関して後ろ向きに解く. 通常考える初期条件問題では $\mathbf{q}(0)$ と $\mathbf{p}(0)$ が与えられていて時間前向きに積分するのだが, この問題は $\mathbf{q}(0)$ と $\mathbf{p}(t_{\mathrm{f}})$ が与えられている**境界値問題** (boundary-value problem) である. また変分の一次しか用いていない導出から明らかなように, ポントリャーギンの最小化原理から導かれた微分方程式系 (A.22) は最適解の必要条件であり, 必ずしも十分条件ではない. したがって, 得られた解は極値解であって大域的最小解ではないことに留意しよう. 以下では躍度最小モデル, トルク変化最小モデル, そして線形ダイナミクスの系がどのように解かれるのか, 具体的に少し計算してみよう.

C.1　躍度最小モデル

　まず, ハミルトニアン $\mathcal{H}(\mathbf{q}, \ \mathbf{u}, \ \mathbf{p}) \equiv g(\mathbf{q}, \ \mathbf{u}) + \mathbf{p}^{\top} \mathbf{f}(\mathbf{x}, \ \mathbf{u})$ は時間に依存しない運動の保存量であることを見てみよう. ハミルトニアンの時間変化を計算してみると

$$
\begin{aligned}
\frac{\mathrm{d}\mathcal{H}}{\mathrm{d}t} &= \frac{\partial \mathcal{H}}{\partial t} + \left(\frac{\partial \mathcal{H}}{\partial \mathbf{q}} \right)^{\top} \frac{\mathrm{d}\mathbf{q}}{\mathrm{d}t} + \left(\frac{\partial \mathcal{H}}{\partial \mathbf{p}} \right)^{\top} \frac{\mathrm{d}\mathbf{p}}{\mathrm{d}t} + \left(\frac{\partial \mathcal{H}}{\partial \mathbf{u}} \right)^{\top} \frac{\mathrm{d}\mathbf{u}}{\mathrm{d}t} \\
&= \frac{\partial \mathcal{H}}{\partial t} + \left(\frac{\partial \mathcal{H}}{\partial \mathbf{q}} \right)^{\top} \frac{\partial \mathcal{H}}{\partial \mathbf{p}} - \left(\frac{\partial \mathcal{H}}{\partial \mathbf{p}} \right)^{\top} \frac{\partial \mathcal{H}}{\partial \mathbf{q}} \\
&= \frac{\partial \mathcal{H}}{\partial t}
\end{aligned}
$$

$$(A.24)$$

となり, ハミルトニアンが時間に陽に依存しない場合は時間変化は 0, すなわちハミルトニアンは保存量である. 2 番目の等式では式 (A.22) を用いた. ハミルトニアンが保存量ということは, エネル

ギー保存の法則に他ならない.

　以下では，躍度最小モデルの場合に具体的にハミルトニアンを計算して，保存量であることを見てみよう．手先位置を x としたとき，状態ベクトルを位置・速度・加速度を成分にもつ三次元のベクトル，それに対応する共状態ベクトルを

$$
\mathbf{q} = \begin{pmatrix} q_1 \\ q_2 \\ q_3 \end{pmatrix} = \begin{pmatrix} x \\ \dot{x} \\ \ddot{x} \end{pmatrix}, \quad \mathbf{p} = \begin{pmatrix} p_1 \\ p_2 \\ p_3 \end{pmatrix} \tag{A.25}
$$

のように導入する．制御変数 u としたとき，運動方程式は線形になり，

$$
\dot{\mathbf{q}} = \begin{pmatrix} \dot{q}_1 \\ \dot{q}_2 \\ \dot{q}_3 \end{pmatrix} = \mathbf{A}\mathbf{q} + \mathbf{B}u = \begin{pmatrix} 0 & 1 & 0 \\ 0 & 0 & 1 \\ 0 & 0 & 0 \end{pmatrix} \begin{pmatrix} q_1 \\ q_2 \\ q_3 \end{pmatrix} + \begin{pmatrix} 0 \\ 0 \\ 1 \end{pmatrix} u \tag{A.26}
$$

で与えられる．躍度最小モデルの評価関数は $\dddot{x}^2/2$ であること，また $u = \dddot{x}$ であることから，ハミルトニアンは

$$
\mathcal{H} = \frac{1}{2}u^2 + \begin{pmatrix} p_1 & p_2 & p_3 \end{pmatrix} \begin{pmatrix} q_2 \\ q_3 \\ u \end{pmatrix} = \frac{1}{2}u^2 + p_1 q_2 + p_2 q_3 + p_3 u \tag{A.27}
$$

となる．この式に含まれる $\mathbf{p}$ を $\mathbf{q}$ の式として表そう．まず u の条件

$$
\frac{\partial \mathcal{H}}{\partial u} = u + p_3 = 0 \tag{A.28}
$$

および $\mathbf{p}$ の運動方程式

$$
\dot{\mathbf{p}} = \begin{pmatrix} \dot{p}_1 \\ \dot{p}_2 \\ \dot{p}_3 \end{pmatrix} = -\frac{\partial \mathcal{H}}{\partial \mathbf{q}} = \begin{pmatrix} 0 \\ -p_1 \\ -p_2 \end{pmatrix} \tag{A.29}
$$

から $\mathbf{p}$ は

$$
\mathbf{p} = \begin{pmatrix} p_1 \\ p_2 \\ p_3 \end{pmatrix} = \begin{pmatrix} -x^{(5)} \\ x^{(4)} \\ -\dddot{x} \end{pmatrix} \tag{A.30}
$$

と書き表せることがわかる．ここで，$\mathbf{q}$ の運動方程式から $u = \dddot{x}$ であることを用いた．これをハミルトニアンの定義に代入すると

$$\mathcal{H} = -\frac{1}{2}\ddot{x}^2 - \dot{x}x^{(5)} + \ddot{x}x^{(4)} = -\frac{1800(x_{\mathrm{f}} - x_0)^2}{t_{\mathrm{f}}^6} \tag{A.31}$$

となる．最後の等式では躍度最小モデルの軌道を代入した．これは 2.2 節で導入したドライブ（の符号を反転したもの）である．ドライブは運動の振幅 $x_{\mathrm{f}} - x_0$ と運動時間 t_{f} の関数であるから，時刻 t によらない保存量であることがわかる．

C.2　トルク変化最小モデル

トルク変化最小モデルにおいて，関節角 $\boldsymbol{\theta} = (\theta_1\ \theta_2)^\top$ と関節角速度 $\dot{\boldsymbol{\theta}} = (\dot{\theta}_1\ \dot{\theta}_2)^\top$ に関節トルク $\boldsymbol{\tau} = (\tau_1\ \tau_2)^\top$ を加えて，6 次元の状態ベクトル $\mathbf{q}$ を作り，それに対応する共状態ベクトル $\mathbf{p}$ を以下のように導入する．

$$\mathbf{q} = \begin{pmatrix} \boldsymbol{\theta} \\ \dot{\boldsymbol{\theta}} \\ \boldsymbol{\tau} \end{pmatrix} \in \mathbb{R}^6, \quad \mathbf{p} = \begin{pmatrix} \mathbf{p}_{\boldsymbol{\theta}} \\ \mathbf{p}_{\dot{\boldsymbol{\theta}}} \\ \mathbf{p}_{\boldsymbol{\tau}} \end{pmatrix} \in \mathbb{R}^6 \tag{A.32}$$

第 1 章で導いたように，状態ベクトルの運動方程式は

$$\dot{\mathbf{q}} = \begin{pmatrix} \dot{\boldsymbol{\theta}} \\ \ddot{\boldsymbol{\theta}} \\ \dot{\boldsymbol{\tau}} \end{pmatrix} = \begin{pmatrix} \dot{\boldsymbol{\theta}} \\ \mathbf{I}(\boldsymbol{\theta})^{-1}(\boldsymbol{\tau} - \mathbf{B}(\boldsymbol{\theta},\,\dot{\boldsymbol{\theta}})) \\ \mathbf{u} \end{pmatrix} \tag{A.33}$$

となるから，対応するハミルトニアンは

$$\mathcal{H} = \frac{1}{2}\mathbf{u}^\top\mathbf{u} + \mathbf{p}_{\boldsymbol{\theta}}^\top\dot{\boldsymbol{\theta}} + \mathbf{p}_{\dot{\boldsymbol{\theta}}}^\top\mathbf{I}(\boldsymbol{\theta})^{-1}(\boldsymbol{\tau} - \mathbf{B}(\boldsymbol{\theta},\,\dot{\boldsymbol{\theta}})) + \mathbf{p}_{\boldsymbol{\tau}}^\top\mathbf{u} \tag{A.34}$$

となる．式 (A.22) の第一式は具体的に式 (A.33) で，第二式は

$$\dot{\mathbf{p}} = -\frac{\partial\mathcal{H}}{\partial\mathbf{q}} = -\begin{pmatrix} \dfrac{\partial\mathcal{H}}{\partial\boldsymbol{\theta}} \\[4pt] \dfrac{\partial\mathcal{H}}{\partial\dot{\boldsymbol{\theta}}} \\[4pt] \dfrac{\partial\mathcal{H}}{\partial\boldsymbol{\tau}} \end{pmatrix} = \begin{pmatrix} -\dfrac{\partial}{\partial\boldsymbol{\theta}}\{\mathbf{I}(\boldsymbol{\theta})^{-1}(\boldsymbol{\tau} - \mathbf{B}(\boldsymbol{\theta},\dot{\boldsymbol{\theta}}))\}^\top\mathbf{p}_{\dot{\boldsymbol{\theta}}} \\[6pt] -\mathbf{p}_{\boldsymbol{\theta}} + \dfrac{\partial}{\partial\dot{\boldsymbol{\theta}}}(\mathbf{B}(\boldsymbol{\theta},\,\dot{\boldsymbol{\theta}})^\top\mathbf{I}(\boldsymbol{\theta})^{-\top})\mathbf{p}_{\dot{\boldsymbol{\theta}}} \\[6pt] -\mathbf{I}(\boldsymbol{\theta})^{-\top}\mathbf{p}_{\dot{\boldsymbol{\theta}}} \end{pmatrix} \tag{A.35}$$

で与えられる．また制御変数 $\mathbf{u}$ に関する式 $\mathbf{0} = \dfrac{\partial\mathcal{H}}{\partial\mathbf{u}} = \mathbf{u} + \mathbf{p}_{\boldsymbol{\tau}}$ より $\mathbf{u} = -\mathbf{p}_{\boldsymbol{\tau}}$ が導かれるので，これを式 (A.34) に代入すれば，式 (A.34) と式 (A.35) は $\mathbf{q}$ と $\mathbf{p}$ の閉じた微分方程式系となる．少々注意が必要なのは境界条件である．ヒトの二点到達運動の状況と合わせるために，始点と終点の状態ベクトル

$$\mathbf{q}(0) = \mathbf{q}_0, \quad \mathbf{q}(t_{\mathrm{f}}) = \mathbf{q}_{\mathrm{f}} \tag{A.36}$$

と定める．このような $\mathbf{q}$ の境界条件を満たすように，共状態ベクトルの初期条件 $\mathbf{p}(0) = \mathbf{p}_0$ を，ニュートン法などの数値的方法で求める必要がある．このような初期条件で微分方程式系 (A.34) と (A.35) を解けば，トルク変化最小モデルの与える最適軌道が得られる．以上，トルク変化最小モデルの最適解に関して数式を用いて説明してきたが，コードを書いて数値的に解いてみるのはとてもよい訓練である．これは演習問題として残しておこう．

C.3 線形ダイナミクス・二乗コスト関数とリッカチ方程式

上記のトルク変化最小モデルでは，運動方程式が非線形であるため，最適解を求める際に数値的方法に頼らざるを得ない．一方，運動方程式が線形かつコスト関数が二乗の場合，すなわち

$$
\begin{aligned}
\mathbf{f}(\mathbf{q},\ \mathbf{u}) &= \mathbf{A}\mathbf{q} + \mathbf{B}\mathbf{u} \\
g(\mathbf{q},\ \mathbf{u}) &= \frac{1}{2}(\mathbf{q}^\top \mathbf{Q}\mathbf{q} + \mathbf{u}^\top \mathbf{R}\mathbf{u}) \\
\Psi(\mathbf{q}_{\mathrm{f}}) &= \frac{1}{2}\mathbf{q}_{\mathrm{f}}^\top \mathbf{Q}_{\mathrm{f}}\mathbf{q}_{\mathrm{f}}
\end{aligned}
\tag{A.37}
$$

の場合には，解析的に閉じた解を得ることができる．このときハミルトニアンは定義に従い

$$
\mathcal{H}(\mathbf{q},\ \mathbf{u},\ \mathbf{p}) = \frac{1}{2}(\mathbf{q}^\top \mathbf{Q}\mathbf{q} + \mathbf{u}^\top \mathbf{R}\mathbf{u}) + \mathbf{p}^\top(\mathbf{A}\mathbf{q} + \mathbf{B}\mathbf{u})
\tag{A.38}
$$

となる．これから $\mathbf{q}$ と $\mathbf{p}$ に関する微分方程式は，式 (A.22) から以下のように求まる．

$$
\begin{pmatrix} \dot{\mathbf{q}} \\ \dot{\mathbf{p}} \end{pmatrix} = \begin{pmatrix} \mathbf{A} & -\mathbf{B}\mathbf{R}^{-1}\mathbf{B}^\top \\ -\mathbf{Q} & -\mathbf{A}^\top \end{pmatrix} \begin{pmatrix} \mathbf{q} \\ \mathbf{p} \end{pmatrix}
\tag{A.39}
$$

ここで $\mathbf{p} = \mathbf{P}\mathbf{q}$ の形，すなわち状態変数 $\mathbf{q}$ と共状態変数 $\mathbf{q}$ が比例していると仮定して，式 (A.39) を式変形すると，係数行列 $\mathbf{P}$ は以下のリッカチ方程式（Riccati equation）

$$
\dot{\mathbf{P}}(t) = -\mathbf{A}^\top \mathbf{P}(t) - \mathbf{P}(t)\mathbf{A} - \mathbf{Q} + \mathbf{P}(t)\mathbf{B}\mathbf{R}^{-1}\mathbf{B}^\top \mathbf{P}(t)
\tag{A.40}
$$

を満たすことがわかる．係数行列 $\mathbf{P}(t)$ の終端条件は式 (A.23) から

$$
\mathbf{P}(t_{\mathrm{f}}) = \mathbf{Q}_{\mathrm{f}}
\tag{A.41}
$$

である．したがって，終了時刻 t_{f} から時間的に後ろ向きに解いて係数行列 $\mathbf{P}(t)(0 \le t \le t_{\mathrm{f}})$ が決定できれば，制御信号は

$$
\mathbf{u}(t) = -\mathbf{R}^{-1}\mathbf{B}\mathbf{P}(t)\mathbf{q}(t)
\tag{A.42}
$$

というフィードバック制御の形として求められる．

もし終了時刻が無限未来（$t_{\mathrm{f}} \to \infty$）の場合，リッカチ方程式は時間によらず

$$0 = \mathbf{A}^\top \mathbf{P} + \mathbf{P}\mathbf{A} + \mathbf{Q} - \mathbf{P}\mathbf{B}\mathbf{R}^{-1}\mathbf{B}^\top \mathbf{P} \tag{A.43}$$

という代数方程式となり，係数行列も時間によらない定数となる．この式は**代数的リッカチ方程式**（algebraic Riccati equation）と呼ばれる．この場合，制御信号は

$$\mathbf{u} = -\mathbf{R}^{-1}\mathbf{B}^\top \mathbf{P}\mathbf{q}(t) \equiv -\mathbf{L}\mathbf{q}(t) \tag{A.44}$$

となるから，$\dot{\mathbf{q}}(t) = (\mathbf{A} - \mathbf{B}\mathbf{L})\mathbf{q}(t)$ から $\mathbf{q}(t) = e^{(\mathbf{A}-\mathbf{B}\mathbf{L})t}\mathbf{q}_0$ となり，これを用いて制御信号は

$$\mathbf{u} = -\mathbf{L}e^{(\mathbf{A}-\mathbf{B}\mathbf{L})t}\mathbf{q}_0 \tag{A.45}$$

とも書ける．式 (A.44) は状態ベクトルの関数でありフィードバック制御の形をしているのに対し，式 (A.45) は時間の関数でありフィードフォワード制御の形をしている．すなわち，決定論的制御ではフィードバック制御とフィードフォワード制御は等価である．これは状態ベクトルの時間発展が一意に決まるからである．一方，後で見る確率論的制御では，フィードバック制御とフィードフォワード制御は異なる．これは決定論的制御と確率論的制御が概念的に大きく異なる点である．

Appendix D　クラメール–ラオの下限

ここでは推定量の分散の下限である，クラメール–ラオの下限（Cramer-Rao lower bound）を導こう．まず，あるスカラーのパラメタ θ を推定する問題を考えよう．推定量は確率変数 X の関数であるので，推定量自体も確率変数となり，$\hat{\theta} = \hat{\theta}(X)$ と書ける．パラメタの真の値を θ_0 としたとき，$\hat{\theta} = \hat{\theta}(X)$ は不変推定量，すなわち

$$\mathrm{E}[\hat{\theta}(X)] = \theta_0 \tag{A.46}$$

かつ正則性条件

$$\left.\frac{\partial}{\partial \theta} \log p(x|\theta)\right|_{\theta_0} = 0 \tag{A.47}$$

を満たしていると仮定しよう．このような不変推定量のうち，分散

$$\mathrm{Var}[\hat{\theta}(X)] = \mathrm{E}[(\hat{\theta}(X) - \theta)^2] \tag{A.48}$$

の最小値を与えるものがクラメール–ラオの下限である．以下では，クラメール–ラオの下限を導出してみよう．ここで，この不偏推定量 $\hat{\theta}(X)$ と $\dfrac{\partial \log p(X|\theta)}{\partial \theta}$ の共分散を計算してみると，

$$\begin{aligned}
\mathrm{Cov}\left[\hat{\theta}(X), \frac{\partial}{\partial \theta} \log p(X|\theta)\right] &= \int \mathrm{d}x\, p(x|\theta)(\hat{\theta}(X) - \theta)\frac{\partial}{\partial \theta} \log p(X|\theta) \\
&= \frac{\partial}{\partial \theta} \int \mathrm{d}x\, p(x|\theta)\hat{\theta}(X) - \theta\frac{\partial}{\partial \theta} \int \mathrm{d}x\, p(x|\theta) = 1 \quad (A.49)
\end{aligned}$$

のように, 1 になることがわかる. 一方, コーシー–シュワルツの不等式 (Cauchy-Schwarz inequality)
から

$$\mathrm{Var}[\hat{\theta}(X)]\mathrm{Var}\left[\frac{\partial}{\partial\theta}\log p(X|\theta)\right] \geq \mathrm{Cov}\left[\hat{\theta}(X), \frac{\partial}{\partial\theta}\log p(X|\theta)\right]^2 \tag{A.50}$$

であるので, 右辺に式 (A.49) を代入すると,

$$\mathrm{Var}[\hat{\theta}(X)] \geq \frac{1}{\mathrm{Var}\left[\dfrac{\partial}{\partial\theta}\log p(X|\theta)\right]} = \frac{1}{I(\theta)} \tag{A.51}$$

と, 不変推定量の分散の下限が求められる. したがって, 不変推定量の分散の下限は**フィッシャー
情報量**（Fisher information）$I(\theta)$ の逆数 $\dfrac{1}{I(\theta)}$ で与えられ, この分散の下限を満たすような推定量
を**最適推定量**（optimal estimator）と呼ぶ. クラメール–ラオの下限は理論的に達成しうる推定量分
散の最小値を与える一方, 具体的にどのように最適推定量を作るべきかの指針を与えない. またこ
こでは議論を簡単にするため, スカラー量のパラメタの推定問題を考えたが, ベクトル量のパラメ
タ θ に対しても同様に

$$\mathrm{Cov}[\hat{\theta}(X)] \geq \mathbf{I}(\theta)^{-1} \tag{A.52}$$

が成立することを述べておく（Kay, 1993）. ここで $\mathbf{I}(\theta)$ は**フィッシャー情報行列**（Fisher information
matrix）である.

　一般の場合には最適推定量を構築するのは難しいが, 十分な量のデータサンプルがある場合, 最
尤推定量はクラメール–ラオの下限を満たすことを以下で見よう. すなわち, 最尤推定量は漸近的に
最適である. まず, 尤度関数をパラメタの真の値 θ_0 の周りで展開すると

$$\frac{1}{N}\sum_{i=1}^{N}\log p(x_i|\hat{\theta}_{\mathrm{ML}}) = \frac{1}{N}\sum_{i=1}^{N}\log p(x_i|\theta_0) + \frac{1}{N}\sum_{i=1}^{N}\frac{\mathrm{d}\log p(x_i|\theta)}{\mathrm{d}\theta}\bigg|_{\theta_0}(\hat{\theta}_{\mathrm{ML}} - \theta_0)$$
$$+ \frac{1}{N}\sum_{i=1}^{N}\frac{1}{2}\frac{\mathrm{d}^2\log p(x_i|\theta)}{\mathrm{d}\theta^2}\bigg|_{\theta_0}(\hat{\theta}_{\mathrm{ML}} - \theta_0)^2 + \cdots \tag{A.53}$$

となる. また中心極限定理からサンプル数 N が十分大きいとき, $\hat{\theta}_{\mathrm{ML}} - \theta_0$ はガウス分布に従い, そ
の分散はサンプル数の逆数に比例するから,

$$\hat{\theta}_{\mathrm{ML}} - \theta_0 = \frac{\varepsilon}{\sqrt{N}} \tag{A.54}$$

とおくのがよいだろう. この式を式 (A.53) に代入した際, 一次の項は最尤法の定義から消えること,
三次以上の高次の項はサンプル数が大きい極限で無視できることに注意すると, サンプル数が大き
い極限で

$$\frac{1}{N}\sum_{i=1}^{N}\log p(x_i|\hat{\theta}_{\mathrm{ML}}) = \frac{1}{N}\sum_{i=1}^{N}\log p(x_i|\theta_0) + \frac{1}{N}\left(\frac{1}{2N}\sum_{i=1}^{N}\left.\frac{\mathrm{d}^2\log p(x_i|\theta)}{\mathrm{d}\theta^2}\right|_{\theta_0}\right)\varepsilon^2 \tag{A.55}$$

となることがわかる. ε^2 の係数から, ε の分散の逆数は

$$-\frac{1}{N}\sum_{i=1}^{N}\left.\frac{\mathrm{d}^2\log p(x_i|\theta)}{\mathrm{d}\theta^2}\right|_{\theta_0} \underset{N\to\infty}{\to} \mathrm{E}\left[\frac{\mathrm{d}^2\log p(X|\theta)}{\mathrm{d}\theta^2}\right] = I(\theta) \tag{A.56}$$

となり, これはフィッシャー情報量である. したがって,

$$\sqrt{N}(\hat{\theta}_{\mathrm{ML}} - \theta_0) \sim \mathcal{N}(0,\, I^{-1}(\theta)) \tag{A.57}$$

となり, 最尤推定量はクラメール – ラオの下限を満たすことがわかる.

Appendix E　カルマンフィルタの連続時間極限

　本文中では, 離散時間でのカルマンフィルタを説明した. ここでは, 時間ステップが 0 となる極限をとって, 連続時間のカルマンフィルタの式を導こう. まず離散時間の運動方程式 $\mathbf{x}_{t+1} = \mathbf{A}\mathbf{x}_t + \mathbf{w}_t$ を対応する確率微分方程式

$$\mathrm{d}\mathbf{x} = \bar{\mathbf{A}}\mathbf{x}\mathrm{d}t + \mathrm{d}\mathbf{w}_t \tag{A.58}$$

に置き換えよう. ここで $\mathrm{d}\mathbf{w}_t$ はウィーナー過程であり, $\mathrm{E}[(\mathrm{d}\mathbf{w}_t)^2] = \bar{\mathbf{Q}}\mathrm{d}t$ とする. 一方, 観測方程式は

$$\mathbf{z}(t) = \mathbf{H}\mathbf{x}(t) + \mathbf{v}(t) \tag{A.59}$$

であり, 観測ノイズは白色雑音 $\mathrm{E}[\mathbf{v}(t)\mathbf{v}(t')] = \bar{\mathbf{R}}\delta(t - t')$ とする. 式 (A.58) と式 (A.59) から, 対応する離散時間のカルマンフィルタにおいて

$$\mathbf{A} = \mathbf{I} + \bar{\mathbf{A}}\Delta t, \quad \mathbf{H} = \bar{\mathbf{H}}, \quad \Omega^{\mathbf{w}} = \bar{\Omega}^{\mathbf{w}}\Delta t, \quad \Omega^{\mathbf{v}} = \frac{\bar{\Omega}^{\mathbf{v}}}{\Delta t} \tag{A.60}$$

と置き換え, さらに

$$\hat{\mathbf{x}}(t) = \hat{\mathbf{x}}_{k|k}, \quad \mathbf{\Sigma}(t) = \mathbf{\Sigma}_{k|k} \tag{A.61}$$

ととると, 連続時間でのカルマンフィルタは

$$\dot{\hat{\mathbf{x}}}(\mathbf{t}) = \bar{\mathbf{A}}\hat{\mathbf{x}}(\mathbf{t}) + \mathbf{K}(\mathbf{t})(\mathbf{z}(\mathbf{t}) - \mathbf{H}\mathbf{x}(\mathbf{t})) \tag{A.62}$$

$$\dot{\mathbf{\Sigma}}(t) = \bar{\mathbf{A}}\mathbf{\Sigma}(t) + \mathbf{\Sigma}(t)\bar{\mathbf{A}}^{\top} + \bar{\mathbf{Q}} - \mathbf{\Sigma}(t)\mathbf{H}^{\top}\bar{\mathbf{R}}^{-1}\mathbf{H}\mathbf{\Sigma}(t) \tag{A.63}$$

と導ける．ここでカルマンゲインは $\mathbf{K}(t) = \mathbf{\Sigma}(t)\mathbf{H}^\top \bar{\mathbf{R}}^{-1}$ である．

Appendix F　連続時間のハミルトン–ヤコビ–ベルマン方程式

本文では離散時間での最適化法としてダイナミックプログラミングを解説したが，これはもちろん連続時間の最適化法としても使える．連続時間でダイナミックプログラミングの方程式を導くと，それは物理でよく知られるハミルトン–ヤコビ（–ベルマン）方程式となることを見てみよう．議論を簡単にするために，終時間を無限未来にとることにしよう．こうすることで終条件を考えなくてよくなる．制御理論での評価関数に対応するものとして，物理では作用

$$S = \int_0^\infty \mathrm{d}\tau g[\mathbf{x}(\tau),\, \mathbf{u}(\tau)] \tag{A.64}$$

を用いる．記号 S は物理の慣習に従った．この評価関数を連続時間の運動方程式

$$\dot{\mathbf{x}} = \mathbf{f}(\mathbf{x},\, \mathbf{u}) \tag{A.65}$$

の拘束条件のもと，最適化する問題を考えよう．離散時間の場合と同様に，cost-to-go 関数（物理ではハミルトンの主関数と呼ばれる）を

$$S(\mathbf{x},\, t) = \min_{u(\tau), \tau \in [t, \infty]} \int_t^\infty \mathrm{d}\tau g[\mathbf{x}(\tau),\, \mathbf{u}(\tau)] \tag{A.66}$$

と導入して，$\mathbf{u}(\tau)(\tau \in [t,\, \infty])$ の最適化を $[t,\, t+\Delta t]$ の $\mathbf{u}(\tau)(\tau \in [t,\, t+\Delta t])$ とそれ以降の $\mathbf{u}(\tau)(\tau \in [t+\Delta t,\, \infty])$ の最適化に分けると，

$$
\begin{aligned}
S(\mathbf{x},\, t) &= \min_{\mathbf{u}(\tau), \tau \in [t, t+\Delta t]} \left\{ \int_t^{t+\Delta t} \mathrm{d}\tau g[\mathbf{x}(\tau),\, \mathbf{u}(\tau)] + \min_{\mathbf{u}(\tau), \tau \in [t+\Delta t, \infty]} \int_{t+\Delta t}^\infty \mathrm{d}\tau g[\mathbf{x}(\tau),\, \mathbf{u}(\tau)] \right\} \\
&= \min_{\mathbf{u}(\tau), \tau \in [t, t+\Delta t]} \left\{ \int_t^{t+\Delta t} \mathrm{d}\tau g[\mathbf{x}(\tau),\, \mathbf{u}(\tau)] + S(\mathbf{x}+\Delta \mathbf{x},\, t+\Delta t) \right\}
\end{aligned} \tag{A.67}
$$

となる．右辺を微小時間 Δt で展開すると，

$$S(\mathbf{x},\, t) = \min_{\mathbf{u}} \left\{ g[\mathbf{x}, \mathbf{u}]\Delta t + S(\mathbf{x}, t) + \frac{\partial S(\mathbf{x}, t)}{\partial t}\Delta t + \left(\frac{\partial S(\mathbf{x}, t)}{\partial \mathbf{x}} \right)^\top \mathbf{f}(\mathbf{x}, \mathbf{u})\Delta t + \mathcal{O}((\Delta t)^2) \right\} \tag{A.68}$$

となるから，Δt の一次まで残すと

$$-\frac{\partial S(\mathbf{x}, t)}{\partial t} = \min_{\mathbf{u}} \left\{ g(\mathbf{x}, \mathbf{u}) + \left(\frac{\partial S(\mathbf{x}, t)}{\partial \mathbf{x}} \right)^\top \mathbf{f}(\mathbf{x}, \mathbf{u}) \right\} \tag{A.69}$$

なるハミルトン–ヤコビ方程式が得られる．

Appendix G　ダイナミックプログラミングとポントリャーギンの最小値原理の等価性

Appendix C で解説したポントリャーギンの最小値原理と第 5 章で解説したベルマン最適方程式は，同じ最適化問題を解いている．ここでは，これらが等価であること，しかし異なる物理的解釈を与えることを見てみよう．下記の一般的な評価関数

$$J[u] = \int_{t_0}^{t_{\mathrm{f}}} \mathrm{d}t\, g(\mathbf{x}(t),\, \mathbf{u}(t)) \tag{A.70}$$

を決定論的な連続時間ダイナミクス

$$\dot{\mathbf{x}} = \mathbf{f}(\mathbf{x}, \mathbf{u}) \tag{A.71}$$

のもとで最小化する最適制御問題を考えよう．ポントリャーギンの最小化原理から，ハミルトニアンを $\mathcal{H}(\mathbf{x}, \mathbf{p}, \mathbf{u}) \equiv g(\mathbf{x}, \mathbf{u}) + \mathbf{p}^\top \mathbf{f}(\mathbf{x}, \mathbf{u})$ として，最適性の必要条件として

$$\begin{aligned}
\dot{\mathbf{x}} &= \frac{\partial \mathcal{H}(\mathbf{x}, \mathbf{p}, \mathbf{u})}{\partial \mathbf{p}} \\
\dot{\mathbf{p}} &= -\frac{\partial \mathcal{H}(\mathbf{x}, \mathbf{p}, \mathbf{u})}{\partial \mathbf{x}} \\
\dot{\mathbf{0}} &= \frac{\partial \mathcal{H}(\mathbf{x}, \mathbf{p}, \mathbf{u})}{\partial \mathbf{u}}
\end{aligned} \tag{A.72}$$

という連立微分方程式が得られたのであった．一方，ダイナミックプログラミングでは，cost-to-go 関数を

$$S(\mathbf{x}, t) = \min_{u(\tau)} \int_{t_0}^{t_1} \mathrm{d}\tau g(\mathbf{x}(\tau),\, \mathbf{u}(\tau)) \tag{A.73}$$

と導入すると，

$$-\frac{\partial S(\mathbf{x}, t)}{\partial t} = \min_{\mathbf{u}} \left\{ g(\mathbf{x}, \mathbf{u}) + \left(\frac{\partial S(\mathbf{x}, t)}{\partial \mathbf{x}} \right)^\top \mathbf{f}(\mathbf{x}, \mathbf{u}) \right\} \tag{A.74}$$

と得られたのであった．以下では，ポントリャーギンの最小原理の式 (A.72) とベルマン方程式 (A.74) が等価であることを示そう．

ここで，ベルマン方程式 (A.74) の右辺の括弧内は，ポントリャーギンの最小原理で導入したハミルトニアンに似ている．したがって，ポントリャーギンの最小原理における共状態ベクトルを，ダイナミックプログラミングにおける cost-to-go 関数の状態ベクトル $\mathbf{x}$ に関する勾配と同一視して

$$\mathbf{p} = \frac{\partial S(\mathbf{x}, t)}{\partial \mathbf{x}} \tag{A.75}$$

としてみよう．すると，式 (A.74) の $\mathbf{x}$ に関する偏微分をとった式は

$$\dot{\mathbf{p}} = -\frac{\partial}{\partial \mathbf{x}} \min_{\mathbf{u}} \mathcal{H}(\mathbf{x}, \mathbf{p}, \mathbf{u}) \tag{A.76}$$

となるから，$\mathbf{p}$ のダイナミクスと $\mathbf{u}$ に関する最小化を分けて，

$$\dot{\mathbf{p}} = -\frac{\partial \mathcal{H}(\mathbf{x}, \mathbf{p}, \mathbf{u})}{\partial \mathbf{x}}$$
$$\mathbf{u} = \arg\min_{\mathbf{u}'} \mathcal{H}(\mathbf{x}, \mathbf{p}, \mathbf{u}') \tag{A.77}$$

が与えられる．2 番目の式はハミルトニアンが $\mathbf{u}$ に関して解析的な場合は偏微分を 0 とすることと等価なので，ポントリャーギンの式 (A.72) を得ることができた．すなわち，ベルマンの定式化では cost-to-go 関数 $S(\mathbf{x}, t)$ を，ポントリャーギンの定式化ではその勾配 $\mathbf{p} = \dfrac{\partial S(\mathbf{x}, t)}{\partial \mathbf{x}}$ を解いていることとなる．

　数式上は二つの定式化が等価であることを見たが，実は異なる物理的解釈をもつ．

　ポントリャーギンの定式化では状態変数 $\mathbf{x} = \mathbf{x}(t)$，共状態ベクトル $\mathbf{p} = \mathbf{p}(t)$ および制御信号 $\mathbf{u} = \mathbf{u}(t)$ を解くので，時間の関数としての各変数，すなわち状態空間での軌跡を与える．この場合，一つの境界条件に対して一つの軌跡が求まる．一方，ベルマンの定式化では，cost-to-go 関数の場 $S(\mathbf{x}, t)$ が主要な役割を果たす．この場が一体何であるかを理解するために，$\mathbf{f}(\mathbf{x}, \mathbf{u}) = \mathbf{u}$ および $g(\mathbf{x}, \mathbf{u}) = \dfrac{1}{2}\mathbf{u}^\top \mathbf{u} + V(\mathbf{x})$ としてみよう．ここで $V(\mathbf{x})$ は位置の関数としてのポテンシャル関数とする．このとき，ベルマン最適方程式から，状態ベクトルと共状態ベクトルの軌跡は

$$\dot{\mathbf{x}} = -\frac{\partial S(\mathbf{x})}{\partial \mathbf{x}}$$
$$\dot{\mathbf{p}} = -\frac{\partial V(\mathbf{x})}{\partial \mathbf{x}} + \frac{1}{2}\frac{\partial}{\partial \mathbf{x}}\left(\frac{\partial S(\mathbf{x})}{\partial \mathbf{x}}\right)^2 \tag{A.78}$$

という常微分方程式で与えられることがわかる．特に第一式から，状態変数の時間変化は cost-to-go 関数の状態関数に関する勾配として与えられることがわかるので，図 A.3 のように状態は cost-to-go 関数の勾配に沿って運動することがわかる．

　これまで見てきたように，ポントリャーギンの最小原理では最適解上の勾配 $\nabla S(\mathbf{x})$ を用いて最適解の軌道を導出するのに対し，ベルマンの最適方程式では（必ずしも最適解上でない）$\mathbf{x}$ の全空間に対して関数 $S(\mathbf{x})$ を計算する（図 A.3）．言うなれば，ポントリャーギンの方法では点粒子の描像に，ベルマンの方法では空間に広がった場の描像に基づいている．決定論的制御では運動は一意に決まるものなので，最適制御解から逸れることなく，二つの方法は等価である．一方，確率的最適制御では，運動は確率論的にしか決まらず，確率分布は雲のように広がりをもつものとなる．したがって，ベルマンの方法のほうが確率論的制御に適した定式化と考えられる．つまり，$S(\mathbf{x})$ は状態空間における「波面」として解釈でき，状態は「波面」の勾配方向に沿って運動するのである．ここで見たように，ハミルトン–ヤコビ–ベルマン方程式は粒子の運動を記述する一方，その背後に波の場を陰に

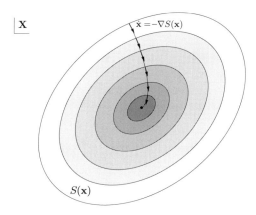

図 A.3　ポントリャーギンの最小原理とベルマンのダイナミックプログラミングの物理的解釈．最小化原理では最適な軌道の微分 $\dot{\mathbf{x}} = -\nabla S(\mathbf{x})$ を求めるのに対し，ダイナミックプログラミングでは全空間に広がった関数 $S(\mathbf{x})$ を求める．

含んでいるのである．量子力学を構築する際にシュレーディンガーがハミルトン–ヤコビ方程式から出発したのは，このような物理的描像によるものである[†]．

Appendix H　確率的力学のもとでのハミルトン–ヤコビ–ベルマン方程式

　上記で決定論的ダイナミクスの場合，ポントリャーギンとベルマンの定式化が等価であることを見た．ベルマンの定式化の強みは，ダイナミクスが確率的な場合にも容易に拡張できることである．変分法に基づくポントリャーギンの定式化では，容易ではない．しかし，ベルマンの定式化を用いれば，確率的な力学の場合にも拡張できるのである．ここではそれを見ていこう．まず，確率的な力学として，確率微分方程式

$$d\mathbf{X}(t) = \mathbf{f}(\mathbf{X}(t), \mathbf{u})dt + \sqrt{D}d\mathbf{W}_t \tag{A.79}$$

を考えよう．$\mathbf{W}(t)$ はウィーナー過程であり，$t \leq t'$ のとき $\mathbf{W}(t)$ と $\mathbf{W}(t')$ の差はガウス分布

$$\mathbf{W}(t') - \mathbf{W}(t) \sim \mathcal{N}(0, (t' - t)\mathbf{I}) \tag{A.80}$$

に従う確率過程で，これからその微分形

$$\mathrm{E}[d\mathbf{W}(t)d\mathbf{W}^\top(t)] = \mathbf{I}dt \tag{A.81}$$

であることがわかる．また，式 (A.79) において，D はウィーナー過程の大きさを決める拡散係数である．このとき cost-to-go 関数は

[†]　シュレーディンガーはノーベル賞受賞講演で，ここで説明したような波面の物理的描像を述べている．

$$S(\mathbf{x}, t) = \min_{\mathbf{u}} \mathrm{E}_{\mathbf{x}'|\mathbf{x}, \mathbf{u}}[g(\mathbf{x}, \mathbf{u})dt + S(\mathbf{x}', t + dt)] \tag{A.82}$$

なるベルマン最適方程式に従う．これに $\mathbf{x}' = \mathbf{x} + d\mathbf{x}$ を代入して，伊藤の公式で展開し dt の一次の項まで残すと

$$-\frac{\partial S(\mathbf{x}, t)}{\partial t} = \min_{\mathbf{u}} \left\{ g(\mathbf{x}, \mathbf{u}) + \left(\frac{\partial S(\mathbf{x}, t)}{\partial \mathbf{x}}\right)^{\top} \mathbf{f}(\mathbf{x}, \mathbf{u}) + \frac{D}{2} \mathrm{tr}\left(\frac{\partial^2 S(\mathbf{x}, t)}{\partial \mathbf{x}^2}\right) \right\} \tag{A.83}$$

が得られる．これが連続時間の確率論的な系に関するベルマン方程式である．右辺の最後の拡散項が確率ダイナミクスから出てくる拡散項である．

H.1　ベルマン方程式の線形ダイナミクスの解

ベルマン方程式 (A.83) が解ける一番簡単でありながら重要な系として，線形の確率微分方程式

$$d\mathbf{x} = (\mathbf{A}\mathbf{x} + \mathbf{B}\mathbf{u})dt + \sqrt{D}d\mathbf{w} \tag{A.84}$$

と二乗の評価関数

$$g(\mathbf{x}, \mathbf{u}) = \frac{1}{2}(\mathbf{x}^{\top}\mathbf{Q}\mathbf{x} + \mathbf{u}^{\top}\mathbf{R}\mathbf{u}) \tag{A.85}$$

の場合がある．cost-to-go 関数の関数形を

$$S(\mathbf{x}, t) = \frac{1}{2}\mathbf{x}^{\top}\mathbf{P}(t)\mathbf{x} + q(t) \tag{A.86}$$

と仮定して，ベルマン方程式 (A.83) に代入すると，行列 $\mathbf{P}$ はリッカチ方程式

$$-\dot{\mathbf{P}} = \mathbf{A}^{\top}\mathbf{P} + \mathbf{P}\mathbf{A} + \mathbf{Q} - \mathbf{P}\mathbf{B}\mathbf{R}^{-1}\mathbf{B}^{\top}\mathbf{P} \tag{A.87}$$

を満たすことがわかり，そして定数項 q は

$$\dot{q} = \mathrm{tr}(\mathbf{P}) \tag{A.88}$$

を満たすことが導ける．特別な場合として，評価関数における t_{f} が無限未来の場合には，行列 $\mathbf{P}$ は代数リッカチ方程式

$$0 = \mathbf{A}^{\top}\mathbf{P} + \mathbf{P}\mathbf{A} + \mathbf{Q} - \mathbf{P}\mathbf{B}\mathbf{R}^{-1}\mathbf{B}^{\top}\mathbf{P} \tag{A.89}$$

を満たし，時間によらない定数行列となる．

Appendix I　ハミルトン−ヤコビ−ベルマン方程式の線形化

一般にベルマン方程式を解くことは難しい．しかし，評価関数をある特定の形に制限することで，

ベルマン方程式を線形方程式に還元することができる．ここではカッペンの研究を簡単に紹介しよう（Kappen, 2005）．まず，瞬時評価関数を

$$g(\mathbf{x}, \mathbf{u}) = V(\mathbf{x}) + \frac{1}{2}\mathbf{u}^\top \mathbf{R}\mathbf{u} \tag{A.90}$$

と，状態 $\mathbf{x}$ と制御信号 $\mathbf{u}$ が分離しており，かつ $\mathbf{u}$ に関して二次という関数形をもつとする．このときベルマン方程式 (A.83) は制御信号 $\mathbf{u}$ に関する最適化が容易にできて，

$$-\frac{\partial S}{\partial t} = \min \left\{ \frac{1}{2}\mathbf{u}^\top \mathbf{R}\mathbf{u} + V(\mathbf{x}) + \left(\frac{\partial S}{\partial \mathbf{x}}\right)^\top \mathbf{u} + \frac{D}{2}\frac{\partial^2 S}{\partial \mathbf{x}^2} \right\}$$

$$= V(\mathbf{x}) - \frac{1}{2}\left(\frac{\partial S}{\partial \mathbf{x}}\right)^\top \mathbf{R}^{-1}\left(\frac{\partial S}{\partial \mathbf{x}}\right) + \frac{D}{2}\frac{\partial^2 S}{\partial \mathbf{x}^2} \tag{A.91}$$

となる．ここではまだ $\frac{\partial S}{\partial \mathbf{x}}$ の二乗項があるので，非線形変微分方程式である．主関数 $S(\mathbf{x}, t)$ を変数変換して

$$S(\mathbf{x}, t) = K \log \phi(\mathbf{x}, t) \tag{A.92}$$

なる変数 $\phi(\mathbf{x}, t)$ でベルマン方程式を書き換えてみると

$$-K\frac{1}{\phi}\frac{\partial \phi}{\partial t} = V(\mathbf{x}) - \frac{K^2}{2\phi^2}\left(\frac{\partial \phi}{\partial \mathbf{x}}\right)^\top \mathbf{R}^{-1}\left(\frac{\partial \phi}{\partial \mathbf{x}}\right) + \frac{KD}{2\phi^2}\left\{ \phi\frac{\partial^2 \phi}{\partial \mathbf{x}^2} - \left(\frac{\partial \phi}{\partial \mathbf{x}}\right)^\top\left(\frac{\partial \phi}{\partial \mathbf{x}}\right) \right\} \tag{A.93}$$

なる方程式を得る．これはまだ ϕ に関する非線形方程式である．式 (A.93) に含まれる非線形項である $\frac{\partial \phi}{\partial \mathbf{x}}$ の二乗項を消したいので，制御信号のコスト行列とノイズの強さに

$$K\mathbf{R}^{-1} + D\mathbf{I} = 0 \tag{A.94}$$

の関係があると仮定しよう．すると，ベルマン方程式は ϕ に関して線形となり，

$$-K\frac{\partial \phi(\mathbf{x}, t)}{\partial t} = \frac{KD}{2}\frac{\partial^2 \phi(\mathbf{x}, t)}{\partial \mathbf{x}^2} + V(\mathbf{x})\phi(\mathbf{x}, t) \tag{A.95}$$

が得られる．線形方程式に帰着されたので，一つの解 ϕ_1 ともう一つの解 ϕ_2 の重ね合わせ $\phi_1 + \phi_2$ もまた解である．線形方程式のよいところは，このようにすでに得られた解から重ね合わせで新しい解を作れることである．制御則に関しても，一つの制御則ともう一つの制御則を重ね合わせることができる．

　ベルマン方程式の線形化は制御工学で活発に研究が進んでいる分野である（たとえば Todorov (2009) など）．脳のなかで同じような計算が行われているのかどうか，もしくは異なる方法で最適制御の計算を単純化しているのかどうか，興味深いところである．

Appendix J　行列のクロネッカー積と関連する公式

最適制御や最適推定ではしばしば以下の形の行列方程式

$$\mathbf{AX} + \mathbf{XB} = \mathbf{C} \tag{A.96}$$

を解く必要がある．ここで $\mathbf{X} \in \mathbb{R}^{m \times n}$, $\mathbf{A} \in \mathbb{R}^{m \times m}$, $\mathbf{B} \in \mathbb{R}^{n \times n}$, $\mathbf{C} \in \mathbb{R}^{m \times n}$ である．この方程式はシルベスター方程式（Sylvester equation）と呼ばれる．特に，

$$\mathbf{A}^\top \mathbf{X} + \mathbf{XA} = \mathbf{C} \tag{A.97}$$

としたものはリアプノフ方程式（Lyapunov equation）と呼ばれ，安定性理論などで用いられる．これらの行列方程式は行列 $\mathbf{X}$ に関して線形であるが，単に $\mathbf{A}^{-1}$ や $\mathbf{B}^{-1}$ を掛けたのでは解けない．クロネッカー積（Kronecker product）はこのような行列方程式を解くのに便利である．

二つの行列 $\mathbf{A} \in \mathbb{R}^{m \times n}$ と $\mathbf{B} \in \mathbb{R}^{p \times q}$ が与えられたとき，これらのクロネッカー積は

$$\mathbf{A} \otimes \mathbf{B} = \begin{pmatrix} a_{11}\mathbf{B} & a_{12}\mathbf{B} & \cdots & a_{1n}\mathbf{B} \\ a_{21}\mathbf{B} & a_{22}\mathbf{B} & \cdots & a_{2n}\mathbf{B} \\ \vdots & \vdots & \ddots & \vdots \\ a_{m1}\mathbf{B} & a_{m2}\mathbf{B} & \cdots & a_{mn}\mathbf{B} \end{pmatrix} \in \mathbb{R}^{mp \times nq} \tag{A.98}$$

と定義される．成分で書くと次のようになる．

$$(\mathbf{A} \otimes \mathbf{B})_{(i-1)p+i',\,(j-1)q+j'} = A_{ij} B_{i'j'} \tag{A.99}$$

また，行列をベクトルに変換する演算子 $\mathrm{vec} : \mathbb{R}^{m \times n} \mapsto \mathbb{R}^{mn}$ を以下のように定義する．

$$\mathrm{vec}(\mathbf{X}) = (x_{11} \; \cdots \; x_{m1} \, x_{12} \; \cdots \; x_{m2} \; \cdots \; x_{1n} \; \cdots \; x_{mn})^\top \in \mathbb{R}^{mn} \tag{A.100}$$

クロネッカー積と演算子を用いると，シルベスター方程式 (A.96) は，

$$(\mathbf{I}_m \otimes \mathbf{A} + \mathbf{B}^\top \otimes \mathbf{I}_n)\mathrm{vec}(\mathbf{X}) = \mathrm{vec}(\mathbf{C}) \tag{A.101}$$

となる．したがって，シルベスター方程式が解をもつ条件は，$\mathbf{I}_m \otimes \mathbf{A} + \mathbf{B}^\top \otimes \mathbf{I}_n$ が非特異であることである．クロネッカー和（Kronecker sum）を

$$\mathbf{A} \oplus \mathbf{B} \equiv \mathbf{A} \otimes \mathbf{I}_n + \mathbf{I}_m \otimes \mathbf{B} \tag{A.102}$$

と定義すると，式 (A.101) は

$$\mathrm{vec}(\mathbf{X}) = (\mathbf{B}^\top \oplus \mathbf{A})^{-1}\mathrm{vec}(\mathbf{C}) \tag{A.103}$$

と解くことができる．この式から $\mathrm{vec}(\mathbf{X})$ が求められたので，シルベスター方程式 (A.96) の行列解 $\mathbf{X}$ も求められたことになる．

ここで $(\mathbf{B}^\top \oplus \mathbf{A})^{-1}$ は $mn \times mn$ の大きい次元の逆行列であるが,以下で見るように逆行列を陽に計算しないで済む方法がある.行列 $\mathbf{A}$ の右固有ベクトル $\mathbf{u}_k^{\mathbf{A}}$ と左固有ベクトル $\mathbf{v}_k^{\mathbf{A}}$ を

$$\mathbf{u}_k^{\mathbf{A}\top}\mathbf{A} = \lambda_k^{\mathbf{A}}\mathbf{u}_k^{\mathbf{A}\top}, \quad \mathbf{A}\mathbf{v}_k^{\mathbf{A}} = \lambda_k^{\mathbf{A}}\mathbf{v}_k^{\mathbf{A}}, \quad \mathbf{u}_k^{\mathbf{A}\top}\mathbf{v}_\ell^{\mathbf{A}} = \delta_{k,\ell} \tag{A.104}$$

同様に行列 $\mathbf{B}$ の右固有ベクトル $\mathbf{u}_k^{\mathbf{B}}$ と左固有ベクトル $\mathbf{v}_k^{\mathbf{B}}$ を

$$\mathbf{u}_k^{\mathbf{B}\top}\mathbf{B} = \lambda_k^{\mathbf{B}}\mathbf{u}_k^{\mathbf{B}\top}, \quad \mathbf{B}\mathbf{v}_k^{\mathbf{B}} = \lambda_k^{\mathbf{B}}\mathbf{v}_k^{\mathbf{B}}, \quad \mathbf{u}_k^{\mathbf{B}\top}\mathbf{v}_\ell^{\mathbf{B}} = \delta_{k,\ell} \tag{A.105}$$

として導入すれば,式 (A.103) は

$$\mathbf{X} = \sum_{k,\ell} \frac{\mathbf{v}_\ell^{\mathbf{A}}\mathbf{u}_\ell^{\mathbf{A}\top}\mathbf{C}\mathbf{v}_k^{\mathbf{B}}\mathbf{u}_k^{\mathbf{B}\top}}{\lambda_k^{\mathbf{B}} + \lambda_\ell^{\mathbf{A}}} \tag{A.106}$$

となり,$m \times m$ と $n \times n$ 行列の固有値問題に還元することができる.このように,クロネッカー積を用いると行列の代数方程式や微分方程式が見通しよく解けて便利であり,制御理論だけでなく信号処理や半正定値計画化法(semidefinite programming)でも使われることがあるので,馴染んでおくと便利である.式 (A.106) の導出やクロネッカー積の詳しい性質に関しては,Brewer(1978),Hom & Johnson(1991)を参照されたい.

参考文献

Brewer, J. (1978). Kronecker products and matrix calculus in system theory. *IEEE Transactions on Circuits and Systems*, 25(9), 772–781.

Horn, R. A., Horn, R. A., & Johnson, C. R. (1990). *Matrix Analysis*. Cambridge University Press.

Kappen, H. J. (2005). Linear theory for control of nonlinear stochastic systems. *Physical Review Letters*, 95(20), 200201.

Kay, S. M. (1993). *Fundamentals of Statistical Signal Processing, Volume I: Estimation Theory*, Prentice Hall.

Todorov, E. (2009). Efficient computation of optimal actions. *Proceedings of the National Academy of Sciences*, 106(28), 11478–11483.

英語索引

action 267
action value function 160
adaptive filter model 245
after effects 73
algebraic Riccati equation 165, 277

balanced truncation 207
Bayes' theorem 97
Bayesian estimation 91
blind source separation 196
body-centered coordinate 28
boundary-value problem 273

calculus of variation 46, 267
canonical form of control 174
catch trials 73
causal inference 103
cerebellar cortex 238
cerebellar nucleus 238
cerebro-cerebellar loop 255
classical estimation 91
classification problem 220
cognitive neuroscience 223
component decomposition 192
computational neuroanatomy 147
computational neuroscience 1
controllability condition 61
controllability Gramian 65
controllability matrix 65
controllable 64
convergent evolution 5
cost function 154
counting theorem 242
Cramer-Rao lower bound 277
curse of dimensionality 192

delay period 232
dimensional reduction 192
discount factor 156
discounted reward sum 156
discrete-time system 123

discriminative model approach 220
drive 51
dynamic programming 126

efference copy 170
efficient estimator 94
electroencephalogram, EEG 263
electromyogram, EMG 205
equilibrium-point control hypothesis 32
error function 243
Euler-Lagrange equation 268
Euler-Lagrange method 20
exploitation 160
exploration 160
external coordinate 28

factor analysis 211
feedback control 123
feedforward 255
feedforward control 122
feedforward neural circuit 238
filtering 107
Fisher information 278
Fisher information matrix 278
Fitts' law 44
flash-lag illusion 116
forward dynamics 22
forward kinematics 19
functional 267

generalization 175
generative model 220

Hadamard product 204
Hamiltonian 272
hand-centered coordinate 28
head-centered coordinate 28
Hebbian learning rule 195
hidden Markov model, HMM 69

ill-posed problem 20
independent component

analysis 196
infinite-horizon optimal control 143
infinite-horizon optimal control model 146
InfoMax 197
internal forward model 25
internal inverse model 26
internal model 25
internal-model hypothesis of the cerebellum 27
inverse dynamics 22
inverse kinematics 20
inverse temperature 159

Kalman filter 105
Kalman gain 108
Kalman smoothing 114
kinematic synergy 205
kinematics 18
Kronecker product 286
Kronecker sum 286
Kullback-Leibler divergence 93
kurtosis 198

Lagrange function 268
Lagrange multiplier 268
Lagrangian 20
learning rate 71
level of computational theory 7
level of hardware implementation 7
level of representation and algorithm 7
likelihood function 92
linear-quadratic-regulator, LQR 129
linear-time-invariant model, LTI 61
linearly separable 241
liquid state machine 246
log likelihood function 92
Lyapunov equation 286

maximum a posteriori (MAP) estimator 98
maximum information

preservation 196
maximum likelihood estimation 92
mental rotation process 224
minimum torque-change model 52
minimum-jerk model 47
minimum-variance model 123
motor adaptation 69
motor generalization 74
multiplicative update rule 204
multirate model 76
muscle synergy 205

natural gradient descent 199
neuron doctrine 190
Newton-Euler method 20
non-negative matrix factorization, NNMF 203

observability condition 61
observability Gramian 67
observability matrix 66
observable 66
observation variables 60
optimal estimator 278
optimal feedback model 137
optimal linear estimator

223
orientation selectivity 200
perceptron 239
perceptron hypothesis of the cerebellum 241
point estimation 91
point process filter 231
point-to-point reaching movement 47
policy 154
Pontryagin's minimum principle 53, 272
population vector 222
posterior probability 97
prediction 107
prediction error method 175
primary visual cortex 200
principal component analysis, PCA 193
prior probability 97
projection operator 183

Q learning 160

recurrent connection 255
regression problem 220
regressor 220
reinforcement learning 154
retention factor 71
retinal coordinate 28

Riccati equation 276
separability 136
signal-dependent noise 123
skill acquisition 69
smoothing 114
spike triggered average 207
state variables 60
state-space model 59
steepest gradient descent 199
steepest gradient descent method 81
subspace system identification method 182
Sylvester equation 286
synergy 205
system identification 173
systems neuroscience 2
time difference error 157
transition probability 154
tuning function 219
unscented filter 229
value function 154
via-point problem 48
virtual trajectory control hypothesis 33
Wiener filter 225

日本語索引

英数字

Actor-Critic 学習　158
cost-to-go 関数　127, 281
EM（Expectation-Maximization）法　177
HMM→ 隠れマルコフモデル
ICA→ 独立成分分析
InfoMax アルゴリズム　200
KL 距離　197
KL 情報量　93
LQG 制御問題　134
LQR→ 線形二次レギュレータ問題
NNMF→ 非負値行列因子分解
PCA→ 主成分分析
Q 学習　160
TD 誤差　157
unscented フィルタ　229

あ

アダマール積　204
後効果　73
アルバス（James Albus）　240
伊藤正男　163
井上達二　216
因果推定　103
因子分析　211
ウィーゼル（Torsten Wiesel）　151
ウィーナーフィルタ　225
ヴォルタ（Alessandro Volta）　42
運動学　18
運動適応　69
運動汎化　74
エイドリアン（Edgar D. Adrian）　151
エヴァーツ（Edward V. Evarts）　172
エンコーディング　219
遠心性コピー　170
オイラー－ラグランジュ法　20
オイラー－ラグランジュ方程式　268

か

外界中心座標系　28
回帰関数　220
回帰問題　220
可観測　66
可観測グラム行列　67
可観測性行列　66
可観測性条件　61
学習率　71
隠れマルコフモデル　69
可制御　64
可制御グラム行列　65
可制御性行列　65
可制御性条件　61
仮想軌道制御仮説　33
数え上げ定理　242
価値関数　154
ガレノス（Aelius Galenus）　16
カハール（Santiago Ramón y Cajal）　190
カルーシュ－クーン－タッカー条件　203, 270
ガルヴァーニ（Luigi Galvani）　41
カルバック－ライブラー情報量　93
カルマンゲイン　108
カルマンフィルタ　105
カルマン平滑化　114
患者 H. M.　216
観測過程　59
観測変数　60
記憶の保持率　71
キネマティクス　18
キネマティックシナジー　205
逆温度　159
逆キネマティクス　20
逆ダイナミクス　22
キャッチトライアル　73
境界値問題　273
強化学習　154
筋シナジー　205
筋電　205
クラメール－ラオの下限　277
クロネッカー積　286
クロネッカー和　286

計算理論のレベル

計算理論のレベル　7
計算論的神経解剖学　147
計算論的神経科学　1
経由点問題　48
行動価値関数　160
誤差関数　243
古典推定　91
ゴルジ（Camillo Golgi）　190

さ

再帰的結合　255
最急降下法　81
最急勾配法　199
最小分散モデル　123
最適推定量　278
最適線形推定量　223
最適フィードバックモデル　137
最尤推定法　92
最尤推定量　93
搾取　160
作用　267
時間差分誤差　157
時間発展過程　59
識別モデルのアプローチ　220
次元縮約　192
次元の呪い　192
事後確率　97
事後確率最大推定量　98
システム神経科学　2
システム同定　173
事前確率　97
自然勾配法　199
実装のレベル　7
シナジー　205
射影演算子　183
収斂進化　5
主成分分析　193
シュワン（Theodor Schwann）　190
順キネマティクス　19
順向的結合　255
順向的な神経回路　238
順ダイナミクス　22
状態空間モデル　59
状態変数　60
小脳核　238
小脳内部モデル仮説　27

日本語索引 291

小脳パーセプトロン仮説 241
小脳皮質 238
乗法的更新則 204
情報量保存最大化 196
シルベスター方程式 286
信号依存性ノイズ 123
身体中心座標系 28
心的回転過程 224
スキル獲得 69
スコヴィル（William Beecher Scoville） 216
スパイクトリガー平均 207
制御の正準形 174
生成モデル 220
生成モデルのアプローチ 220
成分分解 192
遷移確率 154
線形時不変モデル 61
線形二次レギュレータ問題 129
線形分離可能 241
尖度 198

た
第一次運動野 34
第一次視覚野 200
代数的リッカチ方程式 165, 277
対数尤度関数 92
ダイナミックプログラミング 126
大脳小脳連関 255
多時間モデル 76
探索 160
遅延期間 232
適応フィルタモデル 245
デコーディング 219
手先中心座標系 28
点過程フィルタ 231
点推定 91
頭部中心座標系 28
独立成分分析 196
ドライブ 51
トルク変化最小モデル 52

な
内部逆モデル 26
内部順モデル 25
内部モデル 25
二点間到達運動 47
ニュートン－オイラー法 20
ニューロン説 190
認知神経科学 223, 264

脳波 263

は
パーセプトロン 239
ハクスリー（Andrew Huxley） 88
ハミルトニアン関数 272
ヴァレンティン（Gabriel Valentinn） 190
汎化 175
汎関数 267
反応関数 219
ヒツィグ（Eduard Hitzig） 120
非負値行列因子分解 203
ヒューベル（David H. Hubel） 151
評価関数 154
表現とアルゴリズムのレベル 7
フィードバック制御 122
フィードフォワード制御 122
フィゾー（Armand Hippolyte Louis Fizeau） 57
フィッシャー情報行列 278
フィッシャー情報量 94, 278
フィッツの法則 44
フィルタリング 107
復号化 219
符号化 219
部分空間同定法 182
ブラインド信号源分離 196
フラッシュ・ラグ錯視 116
フリッシュ（Gustave Fritsch） 120
不良設定問題 20
プルキンエ（Jan Purkinje） 190
分離可能性 136
分類問題 220
平滑化 114
平衡点制御仮説 32
ベイズ推定 91, 97
ベイズの定理 97
ヘブ学習則 195
ベルガー（Hans Berger） 263
ベルマン（Richard Bellman） 126
ヘルムホルツ（Hermann von Helmholtz） 235
ベルンシュタイン（Julius Bernstein） 57

変分法 46, 267
方位選択性 200
ホームズ（Gordon M. Holmes） 216
ホジキン（Alan Hodgkin） 88
ホジキン－ハクスリー方程式 4, 88
ポピュレーションベクトル 222
ポリシー 154
ポントリャーギンの最小原理 53, 272

ま
マー（David Marr） 240
マーの計算レベル 7
マウントキャッスル（Vernon B. Mountcastle） 172
ミュラー（Johannes Müller） 235
ミルナー（Brenda Milner） 216
無限時間最適制御モデル 146
無限時間の最適制御 143
網膜中心座標系 28

や
躍度最小モデル 47
優ガウス分布 198
有効推定量 94
尤度関数 92
予測 107
予測誤差法 175

ら
ラグランジュ関数 20, 268
ラグランジュ未定乗数 268
リアプノフ方程式 286
リキッド・ステート・マシン 246
離散時間システム 123
離散時間の状態空間モデル 62
リスター（Joseph Jackson Lister） 190
リッカチ方程式 276
劣ガウス分布 198

わ
割引報酬和 156
割引率 156

著 者 略 歴

田中　宏和（たなか・ひろかず）

2000 年　京都大学大学院 理学研究科 博士（理学）取得
2000 年　理化学研究所 脳科学総合研究センター 研究員
2001 年　コロンビア大学 脳行動研究センター ポストドクトラルフェロー
2005 年　ソーク研究所 計算神経生物学研究室 リサーチスペシャリスト
2007 年　情報通信研究機構 専攻研究員
2009 年　日立製作所 基礎研究所 主任研究員
2012 年　北陸先端科学技術大学院大学 准教授
　　　　　現在に至る

編集担当　丸山隆一（森北出版）
編集責任　石田昇司（森北出版）
組　　版　藤原印刷
印　　刷　　同
製　　本　　同

計算論的神経科学
脳の運動制御・感覚処理機構の理論的理解へ　　　　　ⓒ 田中宏和　2019

2019 年 6 月 17 日　第 1 版第 1 刷発行　　　【本書の無断転載を禁ず】
2019 年 7 月 19 日　第 1 版第 2 刷発行

著　　者　田中宏和
発 行 者　森北博巳
発 行 所　森北出版株式会社
　　　　　東京都千代田区富士見 1-4-11（〒 102-0071）
　　　　　電話 03-3265-8341 ／ FAX 03-3264-8709
　　　　　https://www.morikita.co.jp/
　　　　　日本書籍出版協会・自然科学書協会　会員
　　　　　JCOPY ＜（一社）出版者著作権管理機構 委託出版物＞

落丁・乱丁本はお取替えいたします.

Printed in Japan ／ ISBN978-4-627-85161-0

MEMO